정밀의료 시대가 온다

PRECISION
MEDICINE

정밀의료 시대가 온다

◆ 강진형 지음 ◆

의학의 새로운 패러다임
'정밀의료'

딱 맞는 치료를, 딱 맞는 시점에, 딱 맞는 환자에게!
정밀의료로 확 달라질 미래의 진료실과 처방전

청년의사

이 책은 기록과 데이터의 중요성에 대한 깨달음에서 시작되었다. 그 깨달음은 10년 전 이집트 여행으로 거슬러 올라간다. 이집트 남부 아스완에서 차로 3시간여 달려 도착한 아부심벨 신전은 이집트를 상징하는 건축물로, 고대 이집트 제19왕조의 제3대 파라오이자 '태양왕'으로 불리는 람세스 2세가 세운 거대한 암벽 신전이다. 당시 람세스 2세는 이집트에 완전히 동화되지 못한 이집트 최남단 누비아 지방의 토착민들을 빠르게 동화시키기 위해 거대한 신전을 건설했고, 이를 통해 이집트의 국력과 경제력을 과시하고자 했다.

아부심벨 신전에서 나의 눈에 들어온 것은 신전 입구에 있던 4개의 거대한 조각상이 아니라 신전 외벽에 작게 새겨져 있던 벽화였다. 람세스 2세가 개최한 연회에 참석한 누비아 토착민들이 줄지어 있는 모습이 그려져 있었는데, 이 무리 중 부족장의 부인으로 추정되는 여인의 한쪽 다리가 통통 부어 있는 것이 눈에 띄었다. 순간 아부심벨 신전이 위치한 나일강 유역의 풍토병으로 잘 알려진 사상충 감염으로 인한 림프 부종이 번뜩 떠올랐다. 거의 30년 전 의과대학 학생이었을 때 배웠던 기억이 아부심벨 신전의 벽화를 통해 되살아나는 순간이었다.

고대 이집트에서 기생충 감염으로 인해 퉁퉁 부은 다리를 이끌고 연회에 참석했던 환자의 모습이 생생하게 기록되어 벽화의 형태로 보존되었고 그것이 수천 년이 지난 후 나의 눈에도 보였다는 사실은, 활자든 그림이든 형태에 상관없이 그 당시 사건에 대한 있는 그대로의 기록이 얼마나 중요한지를 다시 한번 상기시켜 주었다.

그런가 하면 카이로 박물관에 전시된 로제타석(Rosetta Stone)에는 프톨레마이오스 왕조의 프톨레마이오스 5세가 사제들에게 큰 은혜를 베푼 것을 찬양한다는 내용이 새겨져 있는데, 그리스어, 이집트 민중 문자, 상형문자 등 세 가지 문자로 기록되어 있어 이집트 상형문자를 해독할 수 있는 길을 열어주었다. 이 역시도 결국 석판에 새겨진 문자(데이터)를 통해 가능했던 것이다.

'기록'은 고대 이집트에서처럼 돌에 새긴 그림이나 문자에서 이후 목판, 종이, 금속활자, 컴퓨터와 태블릿에 이르기까지 그 형태와 방법이 진화했을 뿐 그 중요성은 수천 년이 흐른 오늘날에도 전혀 변하지 않았다.

병원에서는 수술 부위와 과정을 사진으로 찍어서 보관하고, 사진을 찍을 수 없으면 수술방에 들어갔던 의사가 손으로 차트에 그려서 기록하기도 했다. 진료와 처방 기록은 손 글씨로 종이차트에 써서 보관했었고, 전자차트가 도입된 후로는 컴퓨터에 입력하여 기록한다.

기록의 도구가 달라졌을 뿐 기본적인 양식이나 정확한 기록을 남긴다는 것은 수천 년 전 고대 이집트나 지금이나 차이가 없으며, 앞으로도 큰 변화 없이 지속될 것이다. 손으로 쓰거나 컴퓨터에 입력하는 대신 내가 말하는 음성이 AI를 통해 자동적으로 활자화되는 등 새로운 기술이 도입되기도 했지만, 어떤 현상이나 발견을 있는 그대로 기록으로 남긴다는 근본 자체는 변하지 않을 것이다. 달라지는 것은, 기록에 그치지 않고 그런 기록들이 쌓인 빅데이터를 저장하고 활용할 수 있는 여러 가지 방법이 개발되어 우리가 필요로 하는 유용한 정보를 다시 뽑아서 활용할 수 있다는 것 정도일 것이다.

이 책에서 다룰 '정밀의료(Precision Medicine)'라는 용어는 1997년 태국의 혈액학 전문의 '프라와세 와시(Prawase Wasi)'에 의해 처음 제안되었고[1], 1999년 미국의 종합 일간지 〈월스트리트 저널〉에 실린 "개인 맞춤 의학의 새로운 시대: 각 개인의 독특한 유전자를 표적으로 하는 약물들"이라는 기사[2]를 통해 대중들에게 처음 알려졌다. 이후, 이 책을 구상하기 시작한 2013년을 전후로 정밀의료는 폭발적으로 발전하기 시작했다.

의학의 새로운 치료 패러다임인 '정밀의료'는 학문적 성과와 기술

---

1   Wasi P, "Human genomics: Implications for health", *Southeast Asian J Trop Med Public Health*, 1997;28(suppl 2):19-24.

2   이 기사는 〈월스트리트 저널〉에 게재된 지 몇 달 후 〈The Oncologist〉에 재판됨. Langreth R & Waldholz M, "New era of personalized medicine: Targeting drugs for each unique genetic profile", *The Oncologist*, 1999;4:426-427.

적 발전의 융합으로 기틀을 마련했고, 이 과정에서 '기록'을 통해 쌓인 '데이터'가 정밀의료의 발전을 견인하고 있다.

제임스 왓슨과 프랜시스 크릭의 DNA 이중나선 구조 발견을 시작으로 DNA 중합효소(DNA polymerase)를 이용하여 아주 적은 양의 DNA만으로도 짧은 시간에 특정 부위의 유전자를 기하급수적으로 증폭시킬 수 있는 중합효소 사슬반응(polymerase chain reaction, PCR)과 분자유전학의 발전, 인간 게놈 프로젝트(Human Genome Project, HGP)의 성공적인 완료 그리고 이 프로젝트를 통해 얻어진 기술적인 발전들이 차세대 염기서열 분석(next generation sequencing, NGS)으로 상용화되어 진료 현장에까지 도입되었다.

이러한 과정을 지나오며 마치 작은 물줄기들이 강으로 합쳐지고 그 강들이 바다로 한데 모여 깊이와 넓이를 헤아릴 수 없는 '데이터'의 망망대해를 만들어낸 것과 같은 형국이 되었다. 이제는 이런 데이터들을 어떻게 잘 저장(아카이빙)하고 필요할 때 얼마나 효율적으로 활용할지가 중요한 시대다. 이 책을 통해 정밀의료는 어떻게 등장했으며 무엇이 중요하고 왜 중요한지, 앞으로의 의료와 제약산업, 그리고 우리의 삶 전반에 어떤 영향을 미칠지에 대해 나의 경험과 생각을 '기록'하고 나누고자 한다.

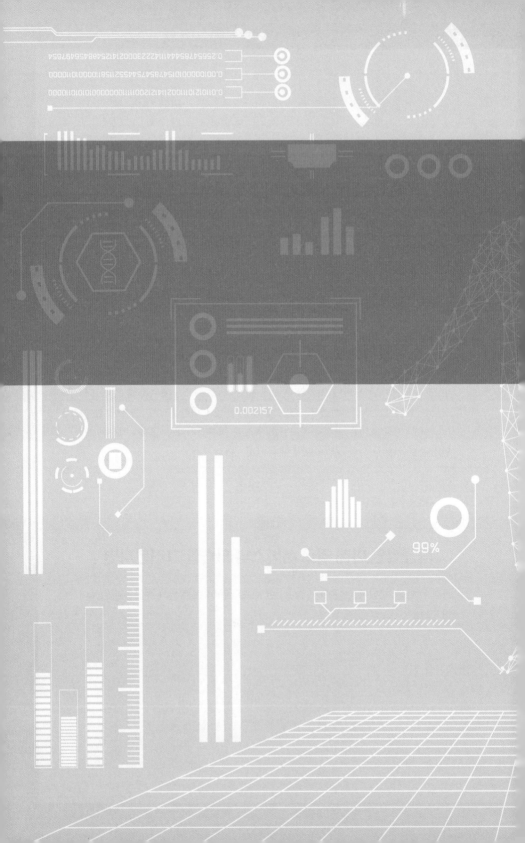

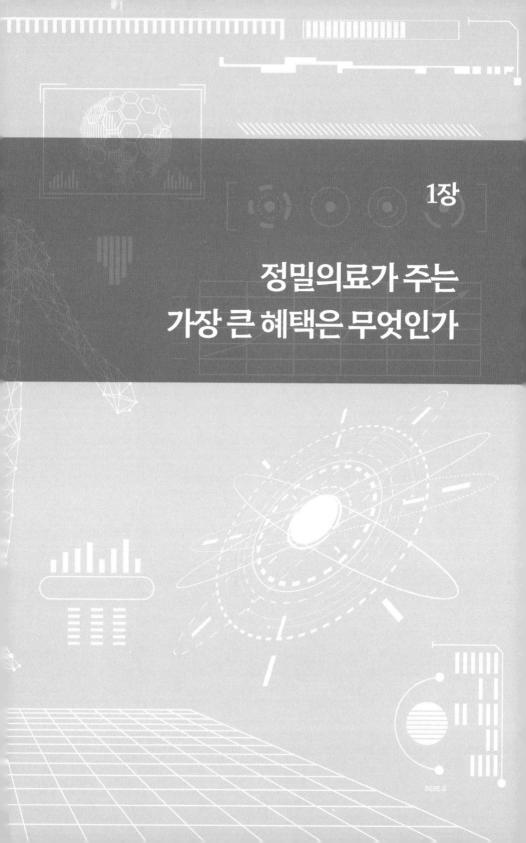

1장

정밀의료가 주는
가장 큰 혜택은 무엇인가

정밀의료 도입 후 달라진 진료실과 처방전, 그때의 환자를 지금 치료한다면

암은 인류 최대의 난제로 꼽히는 질병이다. 처음으로 암 환자를 진료한 지 30여 년이 흐른 지금, 그동안의 의학 및 과학의 발전으로 암의 중요한 발생 원인이 DNA로 이루어진 유전자의 돌연변이라는 사실이 밝혀졌으며 암 치료법 또한 몇 차례의 패러다임 전환기를 맞았다.

서울성모병원(당시 강남성모병원[3])에 임상 강사로 발령을 받고 내가 처음으로 암 환자를 진료한 것은 1991년이다. 혈액 검사, 흉부 X선 검사, 흉부 CT스캔 그리고 폐에서 암 조직을 떼어 내는 생검(biopsy) 등을 통해 폐암을 진단하고 백금 기반 항암제나 탁센 기반 항암제를 처방했던 기억이 생생하다. 32년이 지난 지금, 그 환자를 다시 진료한다면 무엇이 달라질까?

우선 암 진단을 위해 앞서 언급한 전통적인 검사 방법에 추가로 차세대 염기서열 분석(next generation sequencing, NGS)을 실시하고, 적합한 치료제를 선택하기 위해 이 환자의 암은 어떤 유전자가 어떤 유형의 돌연변이를 갖고 있는지를 파악할 것 같다. 그다음으로 환자의 유전정보에 혈액 검사 결과, 영상 검사 결과, 병리 검사 결과 및 환자가 어떤 환경에서 생활하는지, 직업적인 특성은 없는지, 흡연 음주 여

---

3   1980년 강남 지역 최초의 종합병원인 '강남성모병원'으로 개원함.

부 등에 대한 임상정보를 종합해서 폐암 중에서도 KRAS G12C 돌연변이를 갖고 있으며 뇌 전이를 동반하는 비소세포폐암 4기로 진단하고, 이 환자에게 딱 맞는 KRAS 저해 표적치료제로 치료를 시작할 것이다.

최근 4~5년 전부터는 실제로 이와 같이 '정밀의료'를 임상 진료 현장에 도입하여 암 환자를 진단하고 치료하고 있다. 2019년에 치료한 한 남성 환자는 과거 유방암과 위암으로 진단을 받고 완치된 상태였는데, 팔(전완부)에 악성흑색종이 발생하여 다시 진료실을 방문했다. 여러 차례 다른 유형의 암 질환을 진단받은 과거력이 있었기 때문에 직감적으로 암 조직에 대한 NGS 검사를 추천하였다. 처음에 종양 조직으로 NGS 검사를 하고 이후 생식세포 변이(germline mutation)를 확인하기 위해 액체생검을 추가 검사하고 가계도 조사까지 한 결과, 이 환자는 'BRCA2'라는 발암유전자를 갖고 있었고 형제들과 자녀들까지 이 유전자를 갖고 있다는 사실이 밝혀졌다. 이 환자에게 PARP 저해제(BRCA2 발암유전자를 타깃으로 하는 치료제) 투여가 가능했던 것도, BRCA2 유전자를 가진 자녀들의 경우 정기적인 추적관찰을 통해 암이 발생하지 않았는지 확인하고 미리 대비하는 것도 모두 '정밀의료'가 진료 현장에 도입되었기에 가능했다. 불과 10년 전에 진료했다면 이 환자를 위한 처방전은 완전히 달랐을 것이다.

그렇다면 무엇이 이런 변화를 일으켰는가?

가장 먼저 생각할 수 있는 것은 IT 기술의 발전이다. 나무로 된 진료 책상과 의자가 전부였던 단출한 진료실에서 의사가 직접 손으로 종이 처방전을 작성하고, 환자 등록 카드에 양각된 등록 번호를 종이에 대고 긁어서 환자 정보를 입력하던 시절은 머나먼 옛날 얘기처럼 들리게 되었다.

내가 재직 중인 서울성모병원은 1980년 개원 당시 국내 대형 종합 병원 중 최초로 원내 처방 전달 시스템(Air Shooter, 에어슈터)을 도입한 바 있다. 진료실에서 의사가 3개의 처방전을 발행하면 1부는 진료 부서에서 보관하고, 1부는 각 진료실과 원내 약국을 연결하는 투명관을 통해 원내 약국에 전달되어 조제가 시작된다. 그리고 나머지 1부는 원무과로 전달되어 약국 앞에서 번호표를 뽑고 대기하는 환자가 약봉지를 배부 받기 전이나 직후에 수납하는 시스템이었다.

이 당시만 해도 병원 1층의 진료 접수 등록대 뒤로는 두꺼운 책 수준의 환자 진료 봉투가 빽빽하게 꽂혀 있어, 마치 수십만 권의 장서를 소장한 대형 도서관을 방불케 하는 의무기록실이 있었다. 컴퓨터라는 연결 시스템이 없었기 때문에 환자 내원 시 그 환자의 진료 차트를 의무기록실 사원이 직접 찾아서 진료 부서에 진료 시간 전까지 전달해야만 했다.

예전에 해외 학회 참석을 위해 호텔에 투숙해보면 리셉션 데스크 뒤로 각 호실의 열쇠나 전보 등을 보관하는 공간이 꽤나 크게 자리 잡고 있었는데, 최근 미국에서 열린 학회 참석 차 LA에 있는 한 호텔에 투숙했을 때 보니 그런 공간은 사라지고 라운지의 소파에 앉아 태블릿으로 체크인하는 모습이 꽤나 인상적이었다.

요즈음 병원에서 외래 환자들이 키오스크에 개인정보를 입력한 후 대기표를 뽑고 대형 전광판을 보며 자기 순서를 기다리거나, 입원 환자들이 입원 병실 층에서 모든 퇴원 절차를 마치고 퇴원하는 모습을 보면 병원 접수 등록대도 그 규모가 점점 줄어들고 있다는 느낌이 든다.

이후 2000년도에 의약 분업이 시작되면서 입원 환자를 위한 처방 등 일부 특수한 경우를 제외하고 보편적인 원내 처방은 사라졌고, 병원에서 약물 처방을 팩스로 전송하면 원외 약국에서 약 조제를 시작하고 환자들은 의사가 발급한 처방전을 들고 병원 근처의 약국에서 약을 받게 되었다. 더불어 병원의 진료기록지가 디지털화됨에 따라 전자차트(Electronic Medical Record, EMR)가 대학 병원뿐만 아니라 동네 의원에까지 보급되면서 이제 손으로 종이 처방전을 작성하는 의사는 거의 찾아볼 수 없게 되었다.

자연스레 접수 등록대 뒤의 의무기록실은 사라졌고, 의무기록실 직원들은 전자차트를 통해 입력된 정보 관리나 보험 관리, 병원 콜센터 등 다른 부서로 유입되었으며, 전자차트 도입 이전의 의무기록들은 모두 스캔하여 마이크로필름 형태로 병원 내 컴퓨터 서버에 저장되었다.

요즘 대학 병원의 경우 환자가 예약된 일시에 도착하여 외래 도착 접수기와 같은 기기에 환자 등록번호 또는 주민등록번호를 입력하면 당일 진료가 예약된 의사의 진료실 컴퓨터에 환자에 대한 과거 병력, 치료력, 검사 결과 등이 모두 떠워져 있고, 의사는 당일 진료에 따른 소견과 처방전을 컴퓨터에 탑재된 전자차트에 입력한다. 그럼 환자는 진료 후 진료실 밖에 설치된 원외 처방전 발급기에서 처방전을 출력하거나 병원 인근 약국으로 전자 전송하여 빠른 시간 내에 처방된 약을 타서 집으로 갈 수 있다. 그뿐만 아니라 지금은 흉부 X선 검사 후 촬영 결과가 기록된 X선 사진(필름)이 검사실에서 진료실로 바로 전달되기 때문에 의사가 X선 뷰박스에 필름을 걸어 놓고 환자에게 설명하는 장면은 볼 수 없다. 2000년대 디지털화 컴퓨터 촬영 시스템이 도입되면서 X선 촬영 영상이나 CT, MRI 영상들은 모두 디지털로 전환되어 '의료영상저장전송장치(Picture Archiving and Communication System, PACS)'를 통해 진료실 컴퓨터로 전달되므로, 의사는 컴퓨터 모니터를 보면서 영상을 판독하고 환자에게 설명하는 것이 동네 병의원에서도 일반적이게 되었다.

정밀의료의 태동

본격적으로 '정밀의료'를 촉발시킨 것은 유전체 분석 기술의 발전이다. 미국, 영국, 독일, 프랑스, 중국, 일본 등의 국가가 1990년에 시작한 '인간 게놈 프로젝트'가 2003년 4월 완료되고 이후 최근까지 이어진 후속 연구를 통해 약 30억 개의 인간 DNA 염기서열 대부분이 확보되었으며 암을 포함한 수많은 질병과 관련된 유전자 돌연변이도 밝혀지고 있다. 유전체 분석 기술이 고도화되면서 '차세대 염기서열 분석'을 통해 이전보다 적은 돈을 지불하며 빠르게 유전자 돌연변이 분석 결과를 받아볼 수 있게 된 것이다. 우리나라에서도 2017년 3월부터 NGS 검사에 대한 건강보험 급여 적용이 시작되어 암 환자들이 50%의 본인부담금을 지불하고 검사를 받을 수 있게 되었다.[4]

차세대 염기서열 분석이란?[5]

차세대 염기서열 분석은 기존의 '직접 염기서열 분석법(Direct Sequencing)'이 가진 여러 단점들을 극복하기 위해 개발된 유전자 검사법이다. DNA 가닥을 각각 하나씩 분석하는 방식으로 기존의 직접 염기서열 분석법에 비해 매우 빠르고 저렴하게 DNA의 염기서열을 분석할 수 있다는 장점을 가지고 있어 '차세대' 염기서열 분석으로 불리고 있다.

NGS는 채취된 조직 검체에서 얻어진 DNA를 적당한 크기로 자른 후 양 끝에 장비가 인식할 수 있는 특정한 염기서열을 가진 올리고뉴클레오티드(oligonucleotide)를 붙여주어 DNA 라이브러리(library)를 제작하는 전처리 단계, 각 라이브러리 DNA 가닥의 염기서열을 장비에서 읽는 단계, 장비에서 생성된 데이터를 가공하여 알고리즘으로 분석하는 단계로 구성된다.

---

4   2017년 3월에 10개의 암 질환에 국한하여 NGS 검사가 보험급여 적용을 받아 암 환자들은 생애주기 1회에 한해 검사비의 50%만 본인이 부담하여 약 70만 원 정도를 지불하면 됐다. 2019년 5월부터는 전체 고형암 환자를 대상으로 NGS 검사의 보험급여가 확대되었고, 2023년 12월부터 진행성·전이성·재발성 비소세포폐암 환자의 경우에는 본인부담률 50%가 유지되나 그 외 고형암과 혈액암, 유전성 질환에 대해서는 본인부담률 80%로 상향 조정되었다.

5   식품의약품안전처, "NGS 기반 유전자검사의 이해(입문용)", 2020

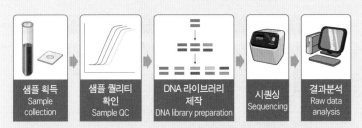

| 샘플 획득
Sample
collection | 샘플 퀄리티
확인
Sample QC | DNA 라이브러리
제작
DNA library preparation | 시퀀싱
Sequencing | 결과분석
Raw data
analysis |

〔그림 1-1〕 NGS 진행 과정(work flow)

전처리 단계에서 만들어진 라이브러리에 대해 추가 작업 없이 NGS 분석을 해서 모든 DNA의 데이터를 얻는 것을 '전장 유전체 시퀀싱(Whole Genome Sequencing, WGS)'이라고 하며, 모든 RNA의 정보를 분석하면 'whole RNA sequencing'이 된다. 전장 유전체 시퀀싱은 광범위한 영역을 분석하므로 비용이 크게 증가하며, 상대적으로 각 영역별 시퀀싱 깊이(depth)는 낮아지기 때문에 분석 정확도가 낮아진다. 대신 인트론(intron)과 비 번역 부위(untranslated region)를 분석할 수 있어 구조적 변이나 유전자 발현 조절과 관련된 변이를 검출할 수 있는 장점이 있다. 유전자에서 단백질을 직접 코딩하는 엑손(Exon) 부위는 전체 유전체의 1~2% 정도를 차지하는데, 이를 분석하는 것을 '엑솜 시퀀싱(Whole Exome Sequencing, WES)'이라고 한다. 대부분의 질환과 연관된 돌연변이는 엑손 부위에 위치하므로 엑솜 시퀀싱을 통해 효과적으로 검출이 가능하다. 엑솜 시퀀싱은 중간 정도의 시퀀싱 깊이를 얻을 수 있으며, 전장 유전체 시퀀싱에 비해 비용이 저렴하고 분석에 소요되는 시간이 줄어 효율적이다. 원하는 유

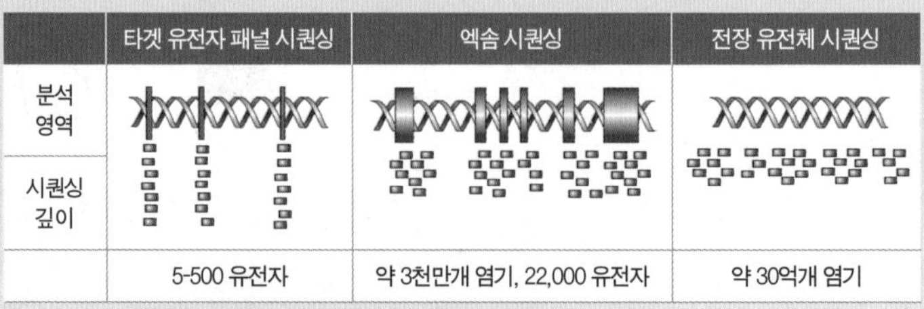

	타겟 유전자 패널 시퀀싱	엑솜 시퀀싱	전장 유전체 시퀀싱
분석 영역			
시퀀싱 깊이			
	5-500 유전자	약 3천만개 염기, 22,000 유전자	약 30억개 염기

〔그림 1-2〕 타깃 범위에 따른 DNA 시퀀싱의 종류

전자 부위만 보려면 분석하고자 하는 부분의 DNA 혹은 RNA를 선별해야 하는데, 이것을 '타깃 선별(Target enrichment)'이라 하고 선별된 부위만 NGS 분석을 하는 것을 '타깃 패널 시퀀싱(Targeted Panel Sequencing)'이라 부른다. 타깃 패널 시퀀싱은 특정 질병이나 증상의 원인이 되는 유전자들로만 이루어진 패널을 구성하여 검사하는 방법으로, 하나의 질환과 관련된 유전자가 여럿인 경우에 유용하다. 타깃 패널 시퀀싱은 몇 개의 유전자를 선택적으로 검사하므로, 엑솜 시퀀싱이나 전장 유전체 시퀀싱에 비해 높은 시퀀싱 깊이를 얻을 수 있어 정확도가 높고 비용이 저렴하기 때문에 현재 임상 검사로 가장 많이 사용되고 있다.

우리나라에서 개인의 유전자 변이에 따른 맞춤 의료가 시작된 것은 2000년대에 들어서라고 할 수 있다. 2000년대 초반은 의약 분업과 함께 블록버스터 오리지널 약제의 특허 만료에 맞물려 제네릭 약제 개발 붐이 일었던 시기로, 시판 허가에 앞서 생물학적 동등성(생동성) 시험이 활발하게 진행되었던 때다. 2000년 말 또는 2001년 초로 기억하는데, 식품의약품안전청(식품의약품안전처의 부처 승격 이전)의 생물학적 동등성 시험 자문위원으로 참여해달라는 요청을 받고 당시 은평구 홍은동에 위치했던 식약청사에서 열린 회의에 여러 차례 참석했었다. 이때 국내 유수 의대 및 약대 교수님들을 비롯해 식약처 관계자들과 교류하는 기회를 가질 수 있었다.

2003~2004년경 미국 암연구학회(American Association for Cancer Research, AACR)의 연례 학술대회 참석을 계기로 '약물유전체학(Pharmacogenomics)'이라는 학문에 큰 감명을 받았다. 약물유전체학은 말 그대로 '약물학'과 '유전체학'이 합쳐진 것인데, 유전자가 어떤 특정 약물에 대한 인체의 반응에 어떻게 영향을 미치는지에 대해 연구하는 학문이다. 동일 질환을 가진 환자군에서 동일 처방을 할 때 약물 반응에는 개인 간 차이가 나타나는데, 이러한 차이가 개인별 유전자 다형성에 의해 발생할 수 있다는 사실은 그전까지는 전혀 생각하지 못했던 새로운 개념이었다[그림 1-5]. 이때 처음 약물유전체학을 접하고 '항암제와 관련해서도 약물유전체학을 실제 임상 진료에 적용할 수 있을까' 하는 생각을 품게 되었다. 그런 와중에 식약청 산하의 식품의약품안전평가원에서 '유전형과 와파린(warfarin)의 사용량과 상관관계'를 주제로 연구용역과제를 발주한 것이 눈에 들어왔다.

와파린은 이미 혈관 안에 생성된 혈전(피떡)을 치료하거나 혈전이 생길 가능성이 높은 환자에서 혈전 생성을 예방하기 위해 쓰이는 약이다. 혈전은 혈액의 흐름이 느리거나 과도하게 응고되거나 혈관이 손상되어 발생할 수 있는데, 심장이 비정상적으로 느리거나 빠르게 또는 불규칙적으로 뛰는 부정맥, 그중에서도 심방세동이 가장 큰 원인이 된다. 암, 임신, 피임약 복용, 거동 불가로 인한 와상(침대에 항상 누워 있는) 상태, 장시간 비행기 탑승 등이 혈전 발생의 위험요인이 되기 때문에, 사실 나의 전문 분야는 아니었지만 진료를 하다 보면 일부 암 환자에서도 혈전증(thrombosis)이 발생하는 것을 종종 경험해왔다. 암 자체가 혈전을 잘 생기게 만들기도 하지만 혈액응고인자들의 상태가 달라져 혈액이 과도하게 응고될 수 있고, 오랜 기간 와상 생활을 하는 위중한 상태의 환자들에서는 심부정맥 혈전증(deep vein thrombosis, DVT)이 잘 생긴다. 지금은 경구용 직접작용 항응고제(direct oral anticoagulant, DOAC)가 있지만 당시에 쓸 수 있는 경구용 항응고제로는 오랫동안 써온 와파린뿐이었는데, 와파린 처방 시에는 항상 임상 의사로서 걱정이 앞섰다. 와파린은 '약물-약물' 상호작용과 '약물-음식' 상호작용 때문에 투약 중 조심해야 하는 약물과 음식들이 많다. 또 약효가 있는 용량 구간을 나타내는 치료역(therapeutic window)이 좁은 약물로, 조금만 용량이 과해도 피하출혈 부작용이 나타나고 반대로 용량이 부족하면 제대로 된 항응고 효능을 나타내지 못하는 용량 조절이 까다로운 약이다. 이 때문에 와파린 투여 시에는 와파린의 혈액 응고 효과와 출혈 질환 가능성을 표준화한 INR(international normalization ratio)을 측정하는 잦은 추적 검사와 이에 따른 세부적인 용량 조절이 필요하다. 그런데 같은 용량의 와파린을 같은 환자에게 처방해도 진료 때마다 이 INR 수치가 마구 왔다 갔다 하기 때문에 다른

Gene	SNP	Genotype	N	Warfarin dose Mean SD (mg/day)	상대 유지용량 (%)	p
VKORC1	1173C>T	TT	494	3.5±1.4	100	<.0001
		TC	66	4.2±1.6	120	
		CC	5	5.0±1.4	143	
	3730G>A	GG	501	3.5±1.4	100	0.0001
		GA	56	4.1±1.5	117	
		AA	8	5.1±1.2	146	
CYP2C9	42614A>C (*3)	AA	519	3.7±1.4	100	<.0001
		AC	46	2.5±1.0	68	

〔표 1-1〕 유전형에 따른 와파린 유지용량 비교[6]

심혈관계 약물처럼 한 달 치, 두 달 치, 세 달 치 약을 처방하고 다 먹으면 오라고 할 수 없었다.

각 개인별로 이 약을 대사시키는 효소의 활성도가 다 다르다고 알려져 있어서, 약물유전체학으로 와파린 용량을 결정할 수 있을까 하는 의문이 들던 찰나에 눈에 띄었던 연구 과제라 우리 병원의 순환기내과 교수님들, 연구 간호사님들과 함께 2008년 한 해 동안 연구를 진행하게 되었다.

이 연구를 통해서 와파린 대사와 관련된 유전자 변이만 해도 7~8개에 달하며, 이러한 유전자 변이를 통해 50% 정도는 타고난 유전적 다형성(polymorphism)에 따라 와파린의 용량 산출이 가능하다는 것이

---

6   가톨릭대학교 산학협력단(주관 연구책임자: 강진형), "약물유전형에 따른 약물반응과의 상관성 규명을 위한 다기관 임상연구", 2008.01.30.

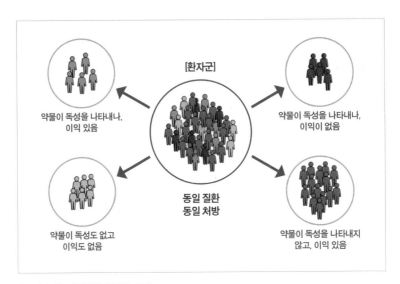

〔그림 1-3〕 약물유전체학의 개념

밝혀졌다.[7] 나머지 50%는 와파린과 다른 약물, 음식 또는 건강기능식품 간의 상호작용에 의해 영향을 받게 되는데, 이런 이유로 개인별 와파린의 투여량을 완벽하게 예측한다는 것은 불가능했다.

연구 결과를 좀 더 자세히 들여다보자. 한국인 환자 중 와파린 유지요법을 받고 있는 565명을 대상으로 유전형과 유지용량을 분석한 결과, 혈액 응고에 관여하는 효소의 VKORC1 유전자의 특정 유전형(1173C〉T의 C 및 3730G〉A의 A유전형)을 지닌 환자의 경우 와파린 유

7   Choi JR, Kim JO, Kang DR, Yoon SA, Shin JY, Zhang X, Roh MO, Hong HJ, Wang YP, Jo
     KH, Lee KS, Yun HJ, Oh YS, Yoo KD, Jeon HG, Lee YS, Kang TS, Park HJ, Chung MW &
     Kang JH, "Proposal of pharmacogenetics-based warfarin dosing algorithm in Korean patients", *J
     Hum Genet*, 2011 Apr;56(4):290-5.

유전자	변이형 유전자	한국인	일본인	중국인	백인	흑인
CYP2C9	42614A>C (*3)	3.8%	3.3%	4.4%	5.8%	0%
VKORC1	1173C>T	6.7%	4.2%	4.2%	54.2%	87%
	3730G>A	6.4%	10.2%	5.6%	37.5%	50.8%

〔표 1-2〕 인종별 유전형 분포도[8]

지용량이 증가했고, 와파린 약물대사에 관여하는 CYP2C9 효소의 42614A>C의 C유전형을 지닌 환자에서 와파린 유지용량이 감소하였다[표 1-1]. 한국인에서 특정 유전형에 따른 와파린의 개인별 유지용량은 최대 46%까지 차이가 나는 것으로 밝혀졌다.

더불어 이 유전형의 분포는 본래 인종별로 차이가 적으나, VKORC1 유전자의 특정 유전형의 경우 아시아인은 백인 및 흑인과 상반된 결과를 보인다는 것도 연구를 통해 밝혀졌다[표 1-2].

이 연구 결과에 따라, 미국 식품의약국(U.S. Food and Drug Administration, FDA)보다 먼저 우리나라 식약청에서 항응고제 와파린의 허가사항 변경(label change)을 진행해 유전자 정보를 검사하여 특정 유전형에 따라 개인별 사용량을 차별화하는 권장사항을 추가하였다[그림1-4].

---

8   *ibid.*

4. 일반적 주의

1) PT/INR 또는 다른 적당한 응고시험의 주기적인 검사는 필수적이다.

2) 와파린의 투여량은 각 환자의 임상적 특성(연령, 성별, 체표면적, CYP2C9, VKORC1 유전자의 특정 유전형 등)을 고려하여 조절할 수 있다. 특히 CYP2C9, VKORC1 효소의 활성에 영향을 미치는 특정 유전형은 와파린 유지용량의 증가 및 감소와 관련이 있다. 와파린 유지요법을 받고 있는 한국인 환자 565명을 분석한 결과 VKORC1 유전자의 특정 유전형(1173C>T의 C 및 3730G>A의 A유전형)을 지닌 환자의 경우 와파린 유지용량이 증가하고, CYP2C9 유전자의 특정 유전형[42614A>C (*3)의 C유전형]을 지닌 환자의 경우 와파린 유지용량이 감소하는 경향을 보였다[표 1].

[표 1] 유전형별 와파린 유지용량

유전형		와파린 유지용량
VKORC1 1173C>T	TT	3.5±1.4mg/day
	TC	4.2±1.6mg/day
	CC	5.0±1.4mg/day
VKORC1 3730G>A	GG	3.5±1.4mg/day
	GA	4.1±1.5mg/day
	AA	5.1±1.2mg/day
CYP2C9 42614A>C	AA	3.7±1.4mg/day
	AC	2.5±1.0mg/day
※ 각 유전형별 와파린 유지용량은 통계적으로 유의한 차이를 보였음(P<0.001).		

3) 이 약은 효과가 강력하고 오래 지속되며 축적성이 있으므로 출혈 위험이 있을 때는 주의해서 투여하고, 출혈 시에는 즉시 투여를 중지하고 용량은 프로트롬빈 시간에 따라 조절한다.

4) 경구용 항응고제 치료 중의 출혈이 항상 프로트롬빈 시간과 관련되는 것은 아니다.

5) 다음 인자에 의해 이 약의 항응고 작용이 변화될 수 있다. : 비타민 K, 지방, 야채류 섭취, 신생아의 비타민 K 결핍, 비타민 C 결핍, 발열, 알코올 중독, X선 치료, 설사로 인한 비타민 K의 큰 손실 및 장에서의 소량 흡수

6) 외상을 초래할 수 있는 활동 또는 운동을 피한다.

7) 칼시필락시스는 사망률이 높은 피부 괴사를 동반한 혈관 석회화의 드문 증상이다. 투석을 하는 말기 신장애 환자이거나 단백질 C 또는 S 결핍, 고인산혈증, 고칼슘혈증 또는 저알부민혈증과 같은 위험 인자를 가진 환자에서 주로 관찰되었다. 칼시필락시스 사례는 드물게 신장애가 없는 와파린을 투여한 환자에서도 보고되었다. 칼시필락시스가 진단된 경우에는 적절한 치료를 시작하고 와파린 치료 중단을 고려해야 한다.

8) 사구체의 무결성(integrity)이 변경되거나 신장질환의 이력이 있는 환자에게 과도한 항응고 및 혈뇨 발생과 관련된 급성 신부전이 발생할 수 있다. 몇 건의 사례는 기존에 신장질환이 없던 환자에게서 보고되었다. 치료 효과를 보이는 데 필요한 양 이상의 INR(국제 표준화 비율) 수치 및 혈뇨(미세혈뇨 포함)가 있는 환자에게 신기능 평가를 포함하여 면밀한 관찰이 권고된다.

〔그림 1-4〕 특정 유전형별 와파린 유지용량 차이가 명시된 와파린 제제 허가사항[9]

---

9   의약품안전나라(의약품통합정보시스템), "제일와파린정 허가사항", https://nedrug.mfds.
     go.kr/pbp/CCBBB01/getItemDetailCache?cacheSeq=198500306aupdateTs2023-01-03%20
     18:24:18.156751b

개인적으로는 임상연구 결과가 규제기관의 약물 허가사항 변경의 의학적 근거가 되었던 첫 번째 경험이었다. 2009년 식약청에서는 이제 우리나라에서도 유전자별로 약 처방이 달라지는 개인 맞춤 의료 시대가 열린다고 대대적으로 홍보하기도 했다.[10] 지금 와서 돌아보니, 이때부터 약물유전체학을 기반으로 한 '정밀의료'의 싹을 틔우기 시작했던 것이 아닐까 생각된다.

표적항암제의 등장과 폐암 치료제 발전사

이렇게 보면 2000년을 기점으로 일어난 많은 변화들이 '정밀의료' 시대를 열었다고 할 수 있는데, 가장 중요한 것은 아무래도 2000년대 초반에 등장한 '표적항암제'일 것이다.

분자생물학과 분자유전학의 발전으로 암세포와 정상세포에서 유전자 발현의 차이, 특히 세포 신호전달 분자의 활성화 차이를 알게 되면서 암세포만 골라서 죽이는 표적항암제라는 개념이 나왔다. 암세포와 정상세포를 가리지 않고 모두 죽이는 항암화학요법에서 발전하여 암세포만 미사일처럼 표적해서 차단하고 죽이는 표적항암제가 사실

---

10 식품의약품안전처, "한국인 개인 맞춤 약물요법 시대 들어섰다", [보도자료], 2009. 08. 03.

은 정밀의료의 태동을 알리는 신호탄이었다.

2001년 국내에 도입된 글리벡(성분명: imatinib)은 만성 골수성 백혈병을 일으키는 주원인인 필라델피아 염색체에 있는 Bcr-Abl 유전자가 암세포의 세포막에 있는 티로신 키나아제(tyrosine kinase) 인산화를 촉진시키는 것을 선택적으로 저해하여 부작용을 줄이면서 치료 효능은 획기적으로 높인 최초의 표적항암제다. 비슷한 시기에 도입된 이레사(성분명: gefitinib)는 폐암 세포의 성장에 관여하는 상피세포 성장인자 수용체(epidermal growth factor receptor, EGFR)의 세포 내 작용 부위인 티로신 키나아제를 차단하여 암세포의 성장을 막는다. 이레사는 기존의 항암화학요법에 비해 구토나 탈모 등의 부작용을 현저히 낮추고 백혈구의 감소를 막아 감염 위험률을 줄였고, 혈소판 감소로 위한 출혈 위험도 줄였다. 또한 하루에 한 번만 먹으면 되는 알약 형태라 환자들이 복용하기도 쉬웠다.

나의 전문 분야 중 하나인 폐암 치료제가 어떻게 발전되어 왔는지를 자세히 보면[그림 1-5], 폐암 치료에 있어 개인 간의 차이를 별로 고려하지 않았던 '일률적인(one-size-fits-all)' 접근법에서 개인의 유전정보, 질병 정보, 생활 정보 등을 토대로 보다 정밀하게 환자를 분류하고 이를 활용한 효과적인 맞춤 치료법을 선택하는 '정밀의료'적 접근법으로의 진화를 생생하게 볼 수 있다.

아시아인 폐암 환자에서 가장 흔하게 발견되는 돌연변이 유전자는 'EGFR'인데, 이를 표적으로 한 치료제에 대한 임상연구가 시작된 것은 1997년도로 거슬러 올라간다. 이후 2004년에 이르러 EGFR 돌연변이를 가진 폐선암(lung adenocarcinoma) 환자가 이레사, 타쎄바(성분명: erlotinib)에 민감하다는 사실이 밝혀지고 EGFR 돌연변이와 관련한 연구가 더 진행되면서 EGFR exon 19 결손, EGFR L858R, EGFR T790M 돌연변이 등이 세부적으로 확인되었고, 이를 표적으로 하는 새로운 치료제인 지오트립(성분명: afatinib), 타그리소(성분명: osimertinib) 등이 속속 개발되었다.

이레사가 기존 화학요법에 실패하고 수술이 불가능하거나 재발한 경우의 비소세포폐암 환자를 대상으로 FDA의 신속승인을 받은 것이 2003년 5월이었고, 같은 계열 약물인 타쎄바가 2004년 11월에 같은 적응증으로 FDA의 허가를 받았다.

그런데 이레사, 타쎄바와 같은 티로신 키나아제 억제제(tyrosine kinase inhibitor, TKI)가 특정 EGFR 돌연변이에서만 효능을 나타낸다는 것은 이레사 허가 후 1년이 지나서야 밝혀졌다. EGFR TKI 약물이 EGFR 단백 발현율이 높은 폐암 환자에서 어느 정도 효능이 있다는 사실은 알려졌지만, 어떤 특정 환자군에서 반응하는지는 잘 모르는 상태에서 치료제로 먼저 시판 허가를 받은 것이다. 이레사와 같은 EGFR TKI가 실질적으로 어떤 생체표지자를 타깃으로 하는지는 2004년 5월과 6월에 〈뉴잉글랜드 의학저널(New England Journal of Medicine, NEJM)[11]〉

---

11   Lynch TJ, Bell DW, Sordella R, Gurubhagavatula S, Okimoto RA, Brannigan BW, Harris PL, Haserlat SM, Supko JG, Haluska FG, Louis DN, Christiani DC, Settleman J & Haber DA, "Activating mutations in the epidermal growth factor receptor underlying responsiveness of non-small-cell lung cancer to gefitinib", *N Engl J Med*, 2004 May 20;350(21):2129-39.

과 〈사이언스(Science)[12]〉에 관련 연구 결과가 발표되며 알려졌다. 특히 〈뉴잉글랜드 의학저널〉에 게재된 하버드 의대의 토마스 린치(Thomas J. Lynch) 박사팀의 연구는 단 9명의 환자를 대상으로 EGFR이라는 수용체의 세포질 내 특정 부위인 티로신 키나아제가 인산화되는 부위에 돌연변이가 있을 경우에만 EGFR TKI 표적치료제가 효과가 있다는 결과를 발표하여 경천동지(驚天動地)하게 만들었다. 나의 견해로는 이 것이 고형암에서의 생체표지자로서 진정한 출발점이라고 생각한다.

이레사가 개발된 2000년대 초반을 회고해보면, 당시 일본인과 일본을 제외한 서양인을 대상으로 두 가지의 2상 임상시험인 Iressa Dose Evaluation in Advanced Lung Cancer(IDEAL)-1 and IDEAL-2가 병렬로 진행되었다.[13, 14] 이 연구들을 통해 모든 폐암 환자는 아니지만 14~15% 내외의 환자는 좋은 반응을 보인다는 결과를 얻어, 이레

12   Paez JG, Jänne PA, Lee JC, Tracy S, Greulich H, Gabriel S, Herman P, Kaye FJ, Lindeman N, Boggon TJ, Naoki K, Sasaki H, Fujii Y, Eck MJ, Sellers WR, Johnson BE & Meyerson M, "EGFR mutations in lung cancer: correlation with clinical response to gefitinib therapy", *Science*, 2004 Jun 4;304(5676):1497-500.

13   Fukuoka M, Yano S, Giaccone G, Tamura T, Nakagawa K, Douillard JY, Nishiwaki Y, Vansteenkiste J, Kudoh S, Rischin D, Eek R, Horai T, Noda K, Takata I, Smit E, Averbuch S, Macleod A, Feyereislova A, Dong RP & Baselga J, "Multi-institutional randomized phase II trial of gefitinib for previously treated patients with advanced non-small-cell lung cancer", *J Clin Oncol*, 2003 Jun 15;21(12):2237-46.

14   Kris MG, Natale RB, Herbst RS, Lynch TJ Jr, Prager D, Belani CP, Schiller JH, Kelly K, Spiridonidis H, Sandler A, Albain KS, Cella D, Wolf MK, Averbuch SD, Ochs JJ & Kay AC, "Efficacy of gefitinib, an inhibitor of the epidermal growth factor receptor tyrosine kinase, in symptomatic patients with non-small cell lung cancer: a randomized trial", *JAMA*, 2003 Oct 22;290(16):2149-58.

적으로 3상 임상시험이 아닌 2상 임상시험 결과를 근거로 미국 FDA 의 신속승인을 받았고 우리나라에서도 2상 임상시험 결과에 따라 식약청이 시판 허가를 해주었다. 미국과 우리나라에서의 이레사 시판 허가는 모두 제조사인 아스트라제네카가 시판 후 6년간 부작용을 모니터링하면서 3상 임상시험을 진행하고 그 결과를 자료로 제출하는 것을 조건으로 하고 있었다. 그런데 전 세계 1,692명의 폐암 환자를 대상으로 진행된 3상 임상시험인 Iressa Survival Evaluation in Lung Cancer(ISEL)에서 이레사는 폐암 환자의 생존기간 연장에 도움이 된다는 사실을 입증하는 데 실패하고 말았다.[15] 2006년에 발표된 이러한 3상 임상시험 결과에 따라 시민단체들이 이레사가 혁신적 신약이 아니라는 주장을 하며 약값 조정 신청을 냈고, 보건복지부는 2006년 7월 폐암 치료제 이레사를 기존의 '혁신적 신약'에서 '일반 신약'으로 재분류하고 약값을 한 알당 62,010원에서 55,003원으로 11.3% 인하하기로 결정했다. 이레사를 국내에 도입한 한국아스트라제네카는 보건복지부의 약값 인하 조치에 반발하여, 서울행정법원에 '보험 약값 인하 행정처분 취소 및 집행정지 가처분 신청'을 냈다. 이 소송에는 원고인 제약사와 피고인 보건복지부에 건강세상네트워크, 건강사회를 위한 약사회, 인도주의실천의사협의회 등 시민 단체들이 피고 보

---

15   Thatcher N *et al.*, "Gefitinib plus best supportive care in previously treated patients with refractory advanced non-small-cell lung cancer: results from a randomised, placebo-controlled, multicentre study (Iressa Survival Evaluation in Lung Cancer)", *The Lancet*, 2005 Oct 29;336(9496):1527-1537.

조참가인으로 개입했었다.

당시는 암 환자의 치료비 부담을 줄여주기 위한 산정특례 제도가 도입되어 암 환자는 5년 동안 건강보험이 적용되는 진료비의 5%만 본인이 부담했던 시기라 건강보험심사평가원에서 심사 업무의 양이 넘쳐날 정도로 매우 많았고, 나도 건강보험심사평가원의 비상근위원으로 위촉되어 여러 심사 업무에 참여한 바 있었다. 행정소송을 제기한 아스트라제네카는 이레사의 혁신성에 대해 3상 임상시험의 실패에도 불구하고 일부 환자에서는 기대치를 상회하는 효능을 보이고 있다는 점을 법정에서 증언해줄 전문가를 필요로 했고, 아스트라제네카 측에서 내게 전문가의 입장을 피력해주길 요청하여 흔쾌히 응했다. 이레사가 3상 임상시험에서 생존기간 연장 효능을 입증하는 데 실패한 것은 맞지만 아시아인과 비흡연 여성 환자에서는 분명한 효능을 보였다는 사실을 임상 의사로서 경험했기 때문에(이때는 폐암에서 EGFR 유전자 돌연변이가 널리 알려지기 전이다), 나는 사실을 증언하기 위해 법정에 섰다. 모든 폐암 환자는 아니지만 분명히 어떤 환자들에게는 효능을 보이는 약제가 확실했기 때문이다. 가을이었지만 여름처럼 더웠던 2006년 10월 19일, 서울행정법원에서 8시간에 걸친 마라톤 재판이 진행되었다. 많은 증인이 나왔고 원고와 피고 사이에 상당한 공방이 있었지만, 재판부에서 원고인 제약사와 나의 의견에 상당히 수긍하고 받아들인다는 느낌을 받으며 힘든 재판을 마치고 나왔다. 하지만 그 다음 날 결과는 회사의 약값 인하 행정처분 취소소송 청구 기각이었고, 이레사는 혁신적 신약의 독점적 지위에서 제외되었다. 여러 언론사에서 "폐암치료제인 '이레사'값 싸움 시민 단체가 제약사 눌렀다"[16] "이레사 전쟁에서 다국적 제약사와 김&장이 졌다"[17] 등의 제목으로 뉴스 보도를 했던 기억이 난다.

이후 EGFR 특정 부위에 변이가 있는 환자에서 이레사에 대한 반응이 높다는 생체표지자가 확인되었고, 결정적으로 2008년 미국 MD 앤더슨암센터의 에드워드 김(Edward Kim) 박사의 주도로 1,400명 이상의 폐암 환자를 대상으로 진행된 3상 임상연구인 IRESSA NSCLC Trial Evaluating Response and Survival against Taxotere(INTEREST)에서 이전에 치료 경험이 있는 비소세포폐암에서 이레사의 생존기간 연장 효능이 입증됨으로써 이레사는 비소세포폐암 치료에 있어 확고한 위치를 점유하게 된다.[18] 2009년 홍콩 중문대학의 토니 목(Tony Mok) 박사가 주도한 Iressa Pan-Asia Study(IPASS) 연구에서 비흡연자이거나 적게 흡연한 동아시아인 폐선암 환자를 대상으로 EGFR 변이가 있는 경우 기존 치료인 백금 및 탁센 기반 항암제의 병용요법 대비 게피티니브(gefitinib)가 월등한 효능을 보인 것으로 밝혀졌고, 이 연구 결과는 이후 폐암에서 성경(Bible)과 같이 자주 인용되는 논문이 되

16 김양중 기자, "폐암치료제 '이레사'값 싸움 시민단체가 제약사 눌렀다", 〈한겨레신문〉, 2006. 11. 09., https://www.hani.co.kr/arti/society/health/170537.html

17 강양구 기자, "'이레사 전쟁', 다국적 제약사와 김&장이 졌다", 〈프레시안〉, 2006. 11. 09., https://www.pressian.com/pages/articles/33600

18 ES Kim *et al.*, "Gefitinib versus docetaxel in previously treated non-small cell lung cancer (INTEREST): a randomised phase III trial", *The Lancet*, 2008 Nov 22;372(9652):1809-18.

었다.[19] 특정 EGFR 변이를 진단할 수 있는 PCR 검사 기법을 이용해 선별된 환자에서 기존 항암화학요법 대비 탁월한 효능을 보인 연구 결과들이 나온 덕분에 혁신성이 떨어진다는 누명은 벗었지만, 재판에서는 패소했기 때문에 안타깝게도 다시 혁신적 신약의 위치로 복원되지는 못했다. 개인적으로는, 당시 건강보험심사평가원 비상근위원으로 일하고 있었는데 이 행정소송에 특정 제약사 측에 유리한 증언을 했다는 불편한 이야기가 들려와 딱 1년을 채우고 자진해서 비상근위원을 그만둔 기억이 있다.

EGFR 이후 역형성 림프종 인산화효소(anaplastic lymphoma kinase, ALK) 재배열 돌연변이가 폐암을 일으키는 발암유전자라는 것이 2007년 일본 과학자들에 의해 확인되었다.[20] 당시에 이미 악성림프종을 대상으로 한 ALK 저해제인 크리조티닙(crizotinib)이 개발되어 있었기 때문에 이를 개발한 화이자(Pfizer) 제약사에서는 바로 폐암에 대한 임상연구에 돌입했고, ALK 변이 양성인 말기 폐암 환자에서 훌륭한 반응을 보인다는 것을 확인하였다. 이를 토대로 2상 임상시험이 진행됐고, 크리조티닙 역시 혁신성을 인정받아 2011년 ALK 양성 비소세포폐암

19   Mok TS, Wu YL, Thongprasert S, Yang CH, Chu DT, Saijo N, Sunpaweravong P, Han B, Margono B, Ichinose Y, Nishiwaki Y, Ohe Y, Yang JJ, Chewaskulyong B, Jiang H, Duffield EL, Watkins CL, Armour AA & Fukuoka M, "Gefitinib or Carboplatin-Paclitaxel in Pulmonary Adenocarcinoma", *N Engl J Med*, 2009 Sep 3;361(10):947-57.

20   Soda M, Choi YL, Enomoto M, Takada S, Yamashita Y, Ishikawa S, Fujiwara S, Watanabe H, Kurashina K, Hatanaka H, Bando M, Ohno S, Ishikawa Y, Aburatani H, Niki T, Sohara Y, Sugiyama Y & Mano H, "Identification of the transforming EML4-ALK fusion gene in non-small-cell lung cancer", *Nature*, 2007 Aug 2;448(7153):561-6.

치료제로 FDA의 신속승인을 받았다.[21, 22] ALK 양성 폐암에 대해서는 크리조티닙 이후, 무진행생존을 더 연장시킬 수 있는 후속 약제들인 세리티닙(ceritinib), 알렉티닙(alectinib), 브리가티닙(brigatinib), 로라티닙(loratinib)이 연이어 개발되었다. 더불어 생체표지자 검사법도 임상적 실용성 측면에서 변화하였다. 이전에는 재배열 변이를 조사하기 위해서 형광제자리부합법(Fluorescence In Situ Hybridization, FISH)을 사용했지만, 보다 적은 양의 조직을 가지고 저렴한 비용으로 빠르게 결과를 낼 수 있는 면역조직화학염색(Immunohistochemistry, IHC)이 상용화되었다.

크리조티닙이 ALK 양성 비소세포폐암 치료제로 개발될 무렵, 편평상피세포 폐암에서는 섬유아세포 성장인자 수용체(fibroblast growth factor receptor, FGFR) 변이를 치료 타깃으로 할 수 있다는 사실이 밝혀졌다.[23] 과학자들은 EGFR 이후 다른 타깃 돌연변이가 있을 것이라고 짐작만 했으나 실제로 편평상피세포 폐암의 전체 유전체 변이

21 Kwak EL, Bang YJ, Camidge DR, Shaw AT, Solomon B, Maki RG, Ou SH, Dezube BJ, Jänne PA, Costa DB, Varella-Garcia M, Kim WH, Lynch TJ, Fidias P, Stubbs H, Engelman JA, Sequist LV, Tan W, Gandhi L, Mino-Kenudson M, Wei GC, Shreeve SM, Ratain MJ, Settleman J, Christensen JG, Haber DA, Wilner K, Salgia R, Shapiro GI, Clark JW & Iafrate AJ, "Anaplastic lymphoma kinase inhibition in non-small-cell lung cancer", *N Engl J Med*, 2010 Oct 28;363(18):1693-703.

22 Malik SM, Maher VE, Bijwaard KE, Becker RL, Zhang L, Tang SW, Song P, Liu Q, Marathe A, Gehrke B, Helms W, Hanner D, Justice R & Pazdur R, "U.S. Food and Drug Administration approval: crizotinib for treatment of advanced or metastatic non-small cell lung cancer that is anaplastic lymphoma kinase positive", *Clinical Cancer*, 2014 Apr 15;20(8):2029-34.

23 Weiss J, Sos ML, Seidel D, Peifer M *et al.*, "Frequent and focal FGFR1 amplification associates with therapeutically tractable FGFR1 dependency in squamous cell lung cancer", *Sci Transl Med*, 2010 Dec 15;2(62):62ra93.

가 〈The Cancer Genome Atlas(TCGA)〉 프로젝트를 통해 밝혀져 〈네이처(Nature)[24]〉에 발표되었고, 이후 표적치료제를 통해 FGFR 변이도 치료 타깃이 될 수 있다는 것이 검증되었다. 하지만 편평상피세포 폐암에서 FGFR에 대한 티로신 키나아제 억제제 개발은 아직까지 성공한 사례가 없다. 노바티스의 BGJ398, 아스트라제네카의 AZD4547 등이 FGFR1 증폭 변이가 있는 편평상피세포 폐암 환자군을 대상으로 임상 개발되었으나 임상 1b시험에서 실망스러운 결과를 보인 바 있다.[25, 26]

FGFR TKI가 폐암에서의 임상 개발에 실패한 이유는 우선 이 약물들이 매우 초기 단계의 TKI로 타깃이 명확하지 못했고(not specific), 고유의 역할이 겹치기도 하고 다르기도 한 FGFR의 서로 다른 아형(FGFR 1~4) 중 어느 하나만을 저해하는 것으로 효과를 나타내기 힘들며, DNA 변이(mutation) 외에 DNA 증폭(amplification), 전좌(translocation), 유전자 복제수 변이(copy number variation) 등으로 FGFR 변이의 유형이 다양해서 TKI만으로는 하위 단계 경로가 제대로 저해되지 않을 가능성이 있는 등의 원인을 생각해 볼 수 있다. 가장 중요한 실패의 원인

24   Cancer Genome Atlas Research Network, "Comprehensive genomic characterization of squamous cell lung cancers", *Nature*, 2012 Sep 27;489(7417):519-25.

25   Paik PK SR, Ferry D, Soria J-C, Mathewson A, Kilgour E *et al.*, "A phase 1b open-label multicenter study of AZD4547 in patients with advanced squamous cell lung cancers: Preliminary antitumor activity and pharmacodynamic data", *J Clin Oncol*, 32:5s, 2014(suppl; abstr 8035).

26   Nogova L SL, Cassier PA, Hidalgo M, Delord J-P, Schuler MH *et al.*, "Targeting FGFR1-amplified lung squamous cell carcinoma with the selective pan-FGFR inhibitor BGJ398", *J Clin Oncol*, 32:5s, 2014 (suppl; abstr 8034).

으로는 아마도 FGFR이 편평상피세포암에서는 선암(adenocarcinoma)에서처럼 주요한 종양 발생 유전자 변이가 아닐 가능성이 크기 때문이 아닐까 생각한다.

다시 EGFR로 돌아가 보면, 게피티니브가 천신만고 끝에 3상 임상 연구에 성공하면서 뒤를 이어 엘로티닙(erlotinib)과 아파티닙(afatinib)이 출시되었다. EGFR TKI 약물들은 먹는 약으로 복용하기 편리하고, 과거 세포독성항암제에서 경험했던 점막염이나 골수저해 등의 심각한 부작용도 없어서 1차 치료제로 널리 쓰이게 되었다. 그런데 EGFR TKI라고 해서 부작용이 전혀 없는 것은 아니어서 설사나 두피 짓무름, 손톱 주변 염증 등이 EGFR TKI 약물 투여 중 나타났고 이는 환자들이 피할 수 없는 삶의 질 저하 요인임에 틀림없었다. 이런 부작용을 감수하면서도 세포독성항암제의 독성보다는 덜하기 때문에 처방했었는데, 이후에 내성으로 인해 더 이상 약물에 반응을 보이지 않는 치료 실패가 나타나면 다시 세포독성항암제로 회귀할 수밖에 없는 상황에 직면했다. 치료 실패로 많은 종양내과 전문의들과 환자들이 실망했고, 환자들의 표정에서 다시 어두운 그림자가 느껴지는 그런 순간들이 있었다.

이즈음 EGFR 유전자의 exon 20, T790M 위치의 점 돌연변이가 치료 실패 원인, 즉 내성 기전으로 알려지면서 많은 제약사들이 이를 극복하기 위한 새로운 신약개발에 도전했다. 앞서 나온 아파티닙이 그 중의 하나로 떠오르기는 했지만 실제 임상에서는 세포실험(전임상연구)만큼의 항암 효능을 나타내지 못해 내성 기전을 극복할 약제로는 개발되지 못했다.

EGFR T790M 점 돌연변이가 발견된 지 거의 8~9년 만에 T790M
에 아주 특정하게 반응하는 새로운 표적치료제가 영국 제약사인 아스
트라제네카(osimertinib, 오시머티닙)와 한미약품(olmutinib, 올무티닙)에 의해
거의 비슷한 시기에 개발되기 시작했다.

실제로 아스트라제네카는 과거의 게피티니브 개발 경험을 살려 빠
른 시간 안에 전 세계를 대상으로 글로벌 임상시험을 진행했다. 국내
대학 병원에서 많은 EGFR 양성 비소세포폐암 환자를 확보할 수 있
었기 때문에 눈을 돌려 1, 2상의 초기 단계 임상시험을 한국에서 많은
환자를 모집해 진행하였다.

2015~2016년에는 EGFR TKI를 1차 치료제로 투여한 뒤 치료에
실패한 환자를 대상으로 재조직 검사를 실시하여 T790M 점 돌연변
이가 발견된 한국인 환자를 대상으로 2차 치료제로 오시머티닙을 투
여해서 무진행생존기간 10.9개월이라는 대단한 결과를 보여주었다.[27]
지금은 별것 아니라고 치부할 수도 있겠으나, 그 당시만 해도 EGFR
TKI 약물에 내성이 생기면 듣는 약이 없었기 때문에 매우 반가운 결
과였다.

그 이후에 오시머티닙의 치료 효과를 실제 임상진료 현장에서 검

---

27 Ahn MJ, Han JY, Kim DW, Cho BC, Kang JH, Kim SW, Yang JC, Mitsudomi T & Lee JS,
    "Osimertinib in Patients with T790M-Positive Advanced Non-small Cell Lung Cancer: Korean
    Subgroup Analysis from Phase II Studies", *Cancer Res Treat*, 2020 Jan;52(1):284-291.

증하기 위해 4상 임상연구인 ASTRIS가 진행되었다.[28] 특히 이 약은 부작용이 경미하고 뇌전이를 잘 조절할 수 있는 특성을 갖고 있어서 많은 연구자들에게 높은 평가를 받았다. 하지만 안타깝게도 이 약은 우리나라에서 보험급여의 문턱을 넘지 못했다. 식약처의 시판 허가는 2016년 5월이었고 보험급여는 2017년 12월부터 2차 약제로 가능했기 때문에, 그 사이 환자들이 약값 부담을 이기지 못하고 진료실에서 되돌아가는 모습을 볼 때면 주치의로서 많은 한계를 느꼈다. 그래서 당시 보험급여를 책임지고 있던 보건복지부 과장님에게 진료 현장의 전문가로서 입장을 피력하여 건강보험 급여를 이끌어 냈던 기억이 있다. 다행히 이 책의 집필을 마무리하던 2023년 12월, 1차 약제로서 타그리소의 보험급여가 결정되어 2024년 1월 1일부터 적용된다는 반가운 소식이 들려왔다. 타그리소와 함께 같은 계열의 국산 신약인 렉라자(성분명: lazertinib)도 보험급여에 동시 진입하게 되었다. 앞서 기술한 대로 타그리소는 비소세포폐암 환자에서 빈번한 뇌전이를 잘 조절할 수 있는 특성을 갖고 있어 2018년 가장 절박한 4기 EGFR 변이 폐암 환자에게 1차 치료제로 쓸 수 있게 시판 허가가 확대되었지만 건강보험 급여까지는 5년 이상이 소요되어 주치의로서 안타까움이 계속되었다. 이제라도 1차 약제로서 보험급여가 이루어져 애타는 환자들에

---

28   Cho BC, Kim DW, Park K, Lee JS, Yoo SS, Kang JH, Lee SY, Kim CH, Jang SH, Kim YC & Yoon HK, "Real-world use of osimertinib in non-small cell lung cancer: ASTRIS study Korean subgroup analysis", *Current Medical Research and Opinion*, 2020 Mar 3;36(3):477-82.

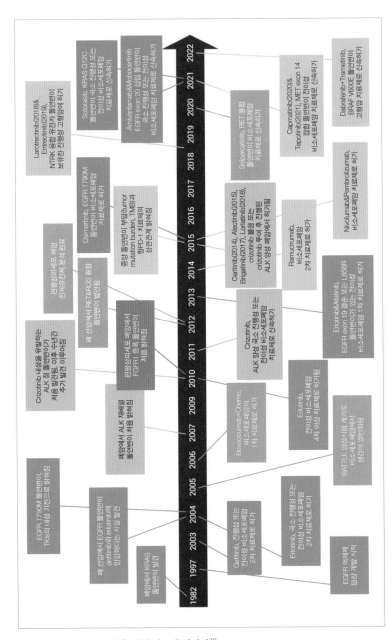

〔그림 1-5〕 1980년대 이후 폐암 치료제 발전사[29]

게 단비 같은 소식이 되기를 바란다.

타그리소와 렉라자는 같은 계열의 약물로 비슷한 효과를 보이나 약물이 작용하는 기전이 완전히 달라서 치료 대상이 되는 환자군도 다르다. 렉라자는 실제 투여 시 환자를 불편하게 하는 발 저림 증상이 있고, 타그리소는 말초신경계 부작용은 보고된 바 없지만 드물게 심장독성이 보고된다.

뇌전이가 있는 폐암에 대한 치료 옵션이 더 늘어났지만, 단순히 쓸 수 있는 약물의 가짓수가 늘어난 것으로 생각하지는 않았으면 한다. 환자마다 각각의 치료제에 대한 반응이 다를 수 있기 때문이다. 환자들이 가지고 있는 여러 가지 개인적 특성(수행능력, 나이, 동반질환, 병 자체의 진행 속도, 특정 장기에서의 전이 양상 등)을 다각적으로 고려하여, 진료 현장의 전문가들이 이런 약들을 선별적으로 쓸 수 있는 상황이 되기를 바란다.

폐암에서 발견되는 대표적인 유전자인 KRAS 돌연변이는 1982년에 발견되었지만 이를 표적으로 하는 치료제인 루마크라스(성분명: sotorasib)는 무려 40여 년이 지난 2021년에야 미국 FDA의 허가를 받고 KRAS G12C 돌연변이를 가진 비소세포폐암 환자들에게 투여할 수

---

29 Adapted from S. Park H (ed.), "Lung Cancer - Modern Multidisciplinary Management. IntechOpen. Chapter 7. Precision Medicine in Lung Cancer: Challenges and Opportunities in Diagnostic and Therapeutic Purposes.; Wang, M., Herbst, R.S. & Boshoff, C. Toward personalized treatment approaches for non-small-cell lung cancer", *Nat Med*, 2021;27:1345-1356.; Subbiah V *et al.*, Accelerated approvals hit the target in precision oncology, *Nat Med*, 2022;28(10):1976-1979.

있었다. KRAS 돌연변이는 서양인에서 더 흔하게 발견되는 '종양 유발 유전자 돌연변이(oncogene driver mutation)'이고, KRAS G12C는 KRAS 유전자 변이형 중 가장 흔한 돌연변이로 폐선암 환자 가운데 약 13%에서 보고되고 있다. KRAS G12C 돌연변이를 표적으로 하는 소토라십(sotorasib)은 p53, LDK1, STK11 등 동반 유전자 돌연변이 유무에 상관없이 KRAS G12C가 있는 폐암 환자에서 좋은 효과를 보이고 있다. 소토라십의 효능과 안전성은 CodeBreaK 100와 101로 명명된 '바구니형' 임상시험을 통해 입증되었다('바구니형'이라는 새로운 형태의 임상시험에 대해서는 6장에서 상세히 설명하도록 하겠다). 현재 나는 이 연구들의 후속으로 진행 중인 3상 임상연구 CodeBreaK 200에 아시아 지역을 대표하는 연구자로 참여하고 있고, 관련된 유전체 분석 연구 결과가 2023년 6월 미국 임상종양학회(American Society of Clinical Oncology, ASCO) 연례 학술대회에서 발표되었다.

폐선암에서는 EGFR, KRAS, ALK가 흔히 발견되는 유전자 돌연변이인데, ALK 변이 이후에 최초로 발견된 융합 유전자 돌연변이가 KIF5B-RET이다. 이는 내가 서울대 의과대학 유전체의학연구소 서정선 소장님(현재 마크로젠 회장)과 주영석 박사님(현재 KAIST 의과학대학원 교수이자 Genome Insight 공동대표)의 적극적인 도움으로 지난 2011년 이루어 낸 값진 연구 성과다.[30] RET 재배열 돌연변이는 폐암의 1~2%

---

30   Ju YS, Lee WC, Shin JY, Lee S, Bleazard T, Won JK, Kim YT, Kim JI, Kang JH & Seo JS, "A transforming KIF5B and RET gene fusion in lung adenocarcinoma revealed from whole-genome and transcriptome sequencing", *Genome Res*, 2012 Mar;22(3):436-45.

에서 발견되는데, 그 당시만 해도 고형암에서는 예상하지 못했던 유전자 재배열 형태인 ALK 재배열 돌연변이의 발견이 기폭제가 되어 이 발견이 이루어졌다고 할 수 있다. 서정선 소장님과 주영석 박사님 모두 의사 출신 과학자이자 벤처사업가로 우리나라 유전체 연구의 선봉에 서 있는 분들이다.

이 연구는 포항공대 졸업 후 의사의 꿈을 품고 가톨릭대학교 의과대학에 입학하여 의대 6년과 인턴 과정을 마치고 영상의학과 레지던트로 근무 중이던 30대 초반의 젊은 의사 K가 평생 담배를 피운 적이 없는 비흡연자인 자신이 젊은 나이에 폐암 4기로 진단받은 것에 대한 근본적인 의문에서 시작되었다. 의사 K는 폐암 진단 후 당시 알려져 있던 EGFR, ALK 유전자 돌연변이에 대한 검사를 시행하였으나 모두 음성으로 밝혀져, EGFR이나 ALK를 표적으로 하는 치료제는 쓸 수 없는 상황이었다. 이때 의사 K가 고등학교 후배인 주영석 박사가 일하고 있던 서울대 유전체의학연구소에서 새로운 유전자 분석 방법을 통해 폐암의 원인 유전자를 밝히는 연구를 진행 중이라는 사실을 듣고, 자신의 유전자 염기서열 전체를 분석해달라는 요청을 한 것이다. 당시는 차세대 염기서열 분석을 국내에서 손에 꼽히는 몇 군데 기관에서만 하고 있을 때로(내가 재직 중인 병원에는 NGS 분석 장비가 도입되기 전), 이 의사의 수술 생검 표본(surgical biopsy specimen)과 간 전이 조직 등을 가지고 서울대 유전체의학연구소에서 NGS를 시행하고 연구를 진행하였다.

이렇게 해서 발견된 것이 'KIF5B-RET'라는 유전자 돌연변이다.

REarranged during Transfection(RET)은 신경계 및 신장의 정상적인 배아 발달과 관련되며 세포막을 관통하는 수용체인 티로신 키나아제(receptor tyrosine kinase, RTK)를 암호화하는 유전자인데, 이것이 KIF5B라는 유전자와 융합된 것이 KIF5B-RET 돌연변이다. 의사 K에게는 당시 갑상선수질암(medullary thyroid cancer)에서 발견되는 RET 점 돌연변이를 표적으로 하는 카프렐사(성분명: vandetanib)라는 약이 있어서 영국 아스트라제네카 본사에 간곡히 요청하여 사용해보았지만 잘 듣지 않았다. 가톨릭의대 동문회에서 친구를 돕기 위해 기금도 모으는 등 많은 이들이 응원을 보내며 애를 썼지만, 안타깝게도 의사 K는 너무 젊은 나이에 세상을 떠났다. 나는 주치의 입장에서 이 사람이 남긴 암조직을 가지고 연구를 계속하여 그다음 환자들에게 도움이 되어야겠다는 각오를 다졌었다.

이후 서울성모병원 연구팀과 진행한 후속 연구[31]를 통해, 폐선암의 3대 생체표지자인 EGFR, KRAS, ALK 유전자 돌연변이가 없는 폐선암 환자에서 1~2% 빈도로 나타난다고 알려져 있던 KIF5B-RET 돌연변이가 RT-PCR을 통한 추가 분석에서 좀 더 높은 5~6% 빈도로 나타나는 것으로 밝혀졌다. 더불어 EGFR, KRAS 돌연변이와 RET 융합 돌연변이가 공존할 수 있다는 새로운 사실도 밝혀냈는데(즉 EGFR,

31 Kim JO, Lee J, Shin JY, Oh JE, Jung CK, Park JK, Sung SW, Bae SJ, Min HJ, Kim D, Park JY & Kang JH, "KIF5B-RET Fusion gene may coincide oncogenic mutations of EGFR or KRAS gene in lung adenocarcinomas", *Diagn Pathol*, 2015 Aug 14;10:143.

KRAS 돌연변이는 반드시 상호 배타적으로 존재하는 것은 아님), 지금은 RET 융합 돌연변이가 '단독으로 존재하는 종양 유발 유전자 돌연변이(sole oncogene driver mutation)'가 아니라, 다른 돌연변이와 공존이 가능한 동반 유전자 돌연변이라는 것이 정설이다. 실제 EGFR 돌연변이를 가진 폐암 환자에서 이를 표적으로 하는 EGFR 티로신 키나아제 억제제 투여 후 치료에 실패하여 재생검을 했을 때, TKI에 대한 내성 기전으로 RET 융합 돌연변이가 드물지만 발견되는 것을 경험한다.

KIF5B-RET 돌연변이가 발견된 이후에도 이미 발견된 EGFR 이나 ALK 변이가 확인된 사람을 제외하고 나머지 환자들(즉, clinical enrichment 확률이 좀 더 높은 환자들)에서 NGS 등 여러 가지 진단 기법을 이용해 ROS1, HER2, BRAF, PIK3A, NTRK 등 정말 다양한 발암유전자들이 발견되었는데, 이런 발견의 기폭제는 결국 NGS 검사가 실제 임상과 연구에 도입된 것이 가장 주요했다고 생각한다. 이렇게 다양한 유전자 변이를 타깃으로 하는 표적치료제는 계속 개발되고 있으며, 최근에는 잠들어 있는 환자의 면역계를 깨워 암세포에 대항하도록 만드는 면역항암제, 환자의 T림프구를 뽑아낸 후 유전자공학 기술을 통해 암세포만 찾아다니며 공격하는 CAR-T세포 치료제, 항체에 항암화학요법제를 결합시킨 항체-약물 접합체까지 실제 진료 현장에 도입되었다.

그러나 안타깝게도 어떤 발암유전자가 발견되었다고 해서 바로 그 유전자를 표적하는 치료제가 개발되는 것은 아니다. 유전자로부터 만들어지는 단백질이 인체 내에서 발암 과정에 어떤 기능을 하는지에 대한 연구가 이루어져야 하고, 이 유전자를 표적으로 하는 치료제가 암세포의 어느 부분에 정확히 결합해야 하는지 등 수많은 후속 연구가 이어져야 비로소 치료제가 개발될 수 있다. KIF5B-RET 유전자의 발견 당시에도 RET 융합 유전자를 표적으로 하는 치료제로 카프렐사나 RET을 포함한 여러 가지 유전자를 표적으로 하는 다중 표적치료제가 있기는 하였으나, RET 유전자 돌연변이에 대해 우수한 선택성(selectivity)을 가진 표적치료제가 아니었다. 이후 'Loxo Oncology(현재는 세계적인 제약회사 중 하나인 Eli Lilly에 인수 합병됨)'라는 바이오벤처 회사가 RET 융합 유전자 돌연변이 표적치료제인 레테브모(성분명: selpercatinib)를 개발해 2017~2019년 사이 제1상과 제2상 임상시험을 진행하고 이 결과를 토대로 미국 FDA의 신속허가를 받은 것이 2020년[32]이었으니, 유전자 발견 시점부터 9년여의 세월이 걸려서 비로소 이에 대한 진정한 치료제가 실제 환자에게 투여될 수 있었던 것이다. 그 이후에도 나의 연구팀은 폐암에서 RET 유전자 돌연변이에 대한 후속 연구를 진행하였다. 폐암 4기로 진단받고 우리 병원에서 치료받았던 조선족 동포가 쾌척한 1억 원의 연구비가 여기에 쓰여 RET 유전자 돌연변이와 관련된 내성 기전을 밝혀내기도 했다.[33]

---

32 U.S. Food and Drug Administration(FDA), "FDA Approves First Therapy for Patients with Lung and Thyroid Cancers with a Certain Genetic Mutation or Fusion", [Press Release], 8 May 2020.

33 Kim JO, Shin JY, Kim MY, Son KH, Jung CK, Kim TJ, Kim SY, Park JK, Sung SW, Bae SJ, Min HJ & Kang JH, "Detection of RET (rearranged during transfection) variants and their downstream signal molecules in RET rearranged lung adenocarcinoma patients", *Surg Oncol*, 2018 Mar;27(1):106-113.

당시의 환자들은 이미 돌아가셨지만, 그분들이 남긴 유전자 변이를 통해 실제로 그 이후의 환자들이 해당 유전자를 표적으로 하는 치료제의 혜택을 받는 데는 최소 7~8년이 걸린다고 할 수 있다. 앞선 환자들이 남긴 귀중한 유산을 통해서 새로운 치료제가 개발되고, 이후의 많은 환자들이 장기 생존자로 삶을 영위할 수 있게 되어 의사로서 한편으론 매우 다행이라는 생각이 든다. 안타깝지 않은 죽음이나 희생은 없지만, 이렇게 '병'을 세상에 기부하고 떠난 분들에게 항상 감사하는 마음을 가지게 된다. 이렇게 치료제의 발전사를 쫓다 보면, 인간은 신이 창조하고 과학은 그 발자취를 따라가는 것이 아닌가 싶기도 하다.

여기에서 한 가지 상기하고 싶은 것이 있다. 내가 의료 현장에 몸담아온 30여 년간 많은 변화와 발전이 이루어졌지만 한 가지는 변함이 없다. 바로 진료실에서 마주하는 환자와 의사의 관계다. 환자와 의사 사이를 매개하는 환경은 격변했다고 해도 과언이 아니겠으나, '정보'를 매개로 대화를 나누고 설명하는 신뢰로 연결된 이 관계는 전혀 변화하지 않았다.

나는 이 책을 통해 '지금까지 정밀의료가 어떻게 흘러왔느냐'보다는 앞으로 우리 앞에 정밀의료가 어떤 모습으로 다가올지에 대해 초점을 맞추어 이야기를 풀어가고자 한다. 단언하건데 현재 소아에서 발생하는 급성 림프구성 백혈병과 미만성 거대 B세포 림프종 환자에서 완치까지도 기대할 수 있다며 '원샷 치료제'라고까지 불리는 CAR-T세포 치료제도 5~10년 이후에는 아주 원초적인(primitive) 치료였다고 말할 수 있을 정도로 정밀의료의 비약적인 발전이 이루어져서, 인류 최대의 난제인 암을 정복할 수 있는 날이 올 것이라고 믿어 의심치 않는다.

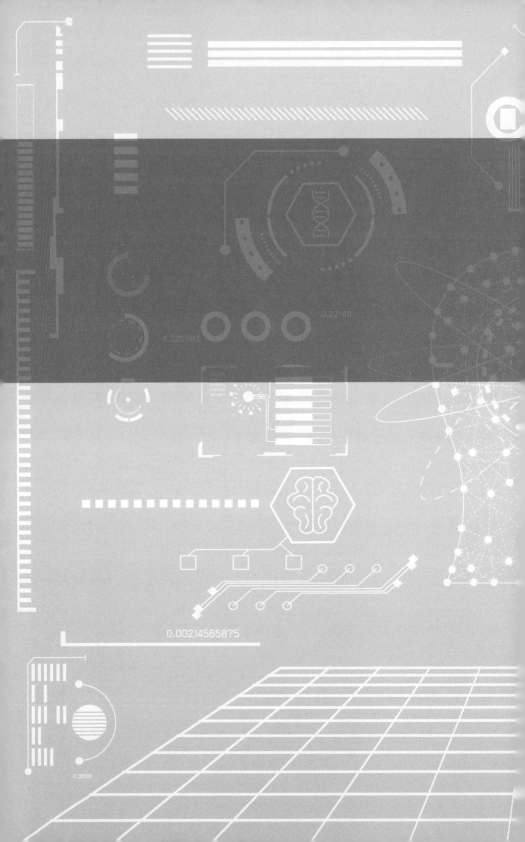

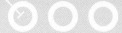
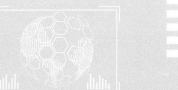

2장

정밀의료는
어떻게 다른가

기존 의학과
정밀의료

그렇다면 '정밀의료'는 기존 의학과 어떻게 다른가?

정밀의료와 기존 의학의 차이점을 들여다보기에 앞서 과학의 진보와 기술의 발전이 실질적으로 의학에서 어떤 변화를 이끌어냈는지를 먼저 살펴보겠다. 의학은 '직관의학'으로부터 출발한다. 직관의학은 시진, 즉 눈으로 보고 진료하는 것을 말한다. 우리나라의 전통의학으로 치면, 허준의 동의보감과 같은 고의학서에 구안와사(口眼喎斜: 현대 의학에서는 안면마비)가 온 환자를 눈으로 보고 어디에 문제가 있어서 마비가 온 것인지 진단하여 정확히 그 부위에 침을 놓아 마비를 풀리게 만들었다는 그런 이야기에 해당한다고 할 수 있다. 이런 직관의학은 사실 지금도 진료실에서 적용되고 있다. 진료실에 들어오는 환자가 배를 움켜쥐고 오면 '아, 어디 정도가 지금 아프겠구나' '뭐 때문에 왔구나' 하는 것이 대충 예상이 가능하다(시진). 여기에 대해서 물어보는 진료를 하고(문진), 그다음에 만져보고(촉진), 두드려보는(타진) 등 이런 진단 방법들을 통해서 '아, 이런 병이겠다'라고 진단을 내리고 치료를 하는 것이다. 이런 것을 바로 '직관의학'이라고 얘기하는데, 실제로 무려 40여 년 전인 1983~1984년 의과대학 재학 시절 배웠던 진단학 교과서에도 "진단은 시진, 문진, 촉진, 타진으로 이루어진다"라고 씌어 있었던 기억이 난다.

이런 '직관의학'이 지배적이던 시절을 지나 어떤 약이나 치료법이 새롭게 개발되었을 때 '이 약이나 치료법이 효과적이라는 근거가 있는가'에 대한 고민을 하게 되었다. 이러한 근거를 만들기 위해서, 우리는 어떤 환자들을 모아두고 어떤 동일한 치료법을 적용했을 때 어떤 효과와 부작용이 있는지, 그 치료법을 적용하지 않은 사람들과는 어떤 차이가 있는지를 알아보았다. 이것이 바로 '임상시험'이 태동하는 계기가 되었다. 특정 환자들을 대상으로 의미 있는 효과가 있는지, 의미 있는 부작용이 나타나는지에 대해 '통계'[34]라는 방법을 통해서 근거를 마련한 것이다. 현재 우리가 하고 있는 의학의 상당히 많은 부분이 이런 '근거 중심 의학'이라고 이야기할 수 있다.

그런데 그 근거라는 것을 면밀히 들여다보면 그 내부에는 확률적인 부분이 있기 때문에, 어떤 치료를 했을 때 이득을 얻는 사람도 있고 그렇지 못한 사람도 분명이 존재한다. 하지만 우리는 그 차이를 통계라는 틀을 통해서 '이런 정도의 환자들은 효과가 있으니까 이 치료가 정답이고 해답'이라고 생각하고 그것을 진료지침(가이드라인)이라고 이야기하며 실제로 치료에 이용하고 있는 상황이다. 통계로 얻어

---

34 이 책에서 '통계'는 주로 의학통계학을 의미함. 통계학은 방법론으로서 어느 분야에 응용되든지 그 방법에 있어 큰 차이를 보이지는 않으나, 의학통계학은 보건통계학과 임상통계학을 포괄하는 응용 분야로서 보건통계학에서는 역학(epidemiology) 연구와 관련되어 범주형 자료 분석과 로지스틱 회귀 분석 등을 많이 사용함. 임상통계학은 이 책의 6~7장에서 다룰 임상시험, 신약개발에 적용되는 통계학으로 거의 모든 통계 방법들이 망라되지만 특히 추정보다는 검정이 많이 사용되며 생존분석, multiple testing, missing value imputation, ANOVA, 일반선형모형, meta-analysis 등이 자주 사용됨. 최근에는 생물정보학(bioinformatics)에서 많이 사용되는 통계 방법도 의학통계학의 범주에 속함(참고: 강승호, 《신약개발에 필요한 의학통계학》, 자유아카데미(2010)).

진 결과의 내부를 가만히 들여다보면 이러한 실험적 치료의 효과를 보는 환자도 있고 그렇지 않은 환자도 존재한다. 우리가 평균값, 중앙값이라고 하면서 대조되는 치료와 비교하여 '이 약은 대조약에 비해 효과가 우수하니까, 이런 환자들은 이런 치료를 해야 한다'라고 이야기하지만 항상 그 뒤에 '조금 더 그 환자들을 잘게 세분화할 수 없을까?' '환자 한 명 한 명에게 정말 이 치료가 도움이 되는지 안 되는지를 구분할 수는 없을까?'와 같은 의구심과 아쉬움을 갖게 된다.

과연 이런 의구심과 아쉬움을 해결할 수 있는 방법이 있을까? 이상적인 이야기지만, 이를 가능하게 해줄 것이라는 기대감을 갖게 하는 것이 바로 '정밀의료' 또는 '정밀의학'이다. 정밀의학은 일정한 규칙 중심, 데이터 위주의 의학으로, 그런 일들을 충분히 가능하게 할 수 있을 것이라는 커다란 희망을 준다. 한마디로 정밀의학은 원인을 정확히 알기에 정밀한 진단도 가능하고 어떤 일정한 규칙에 기반해서 효과적이고 예측 가능한 치료법을 제공할 수 있는, 매우 높은 수준의 의학적 경지라고도 이야기할 수 있다.

생존곡선과 통계의
맹점을 찌른다

나의 전문 분야인 암 치료를 예로 들어보겠다. 하나의 치료법으로 모든 대상 환자들에게 잘 들을 것이라고 가정한 것이 기존의 항암화학요법이다. 물론 실제 효능은 들쭉날쭉했으며, 부작용은 아주 기초적인 것만 신경 썼다고 할 수 있다. 그다음으로 20여 년 전(2000년 초반)에 등장한 것이 특정한 표적(타깃)을 가진 환자들만 선별하여 치료하는 표적치료제다. 지금까지 암 치료는 항암화학요법과 표적치료제 중심으로, 새로운 치료제가 개발되면 확증적 3상 임상시험의 생존곡선(survival curve)을 통해 기존 치료제보다 생존기간을 더 연장할 수 있다는 것을 입증한 뒤 규제기관의 허가를 받아 시판되었다.

그런데 실제 진료실에서 암 환자를 치료해보면 임상시험과는 다른 현실을 맞닥뜨리게 된다. 즉, 생존곡선을 통해 보이는 통계의 이면에 이 치료제가 더 잘 듣거나 잘 듣지 않을 환자가 숨겨져 있는 것이다. 예를 들어, 사람 상피세포 성장인자 수용체 2(human epidermal growth factor receptor 2, HER2)가 과발현된 모든 유방암 환자에서 허셉틴(성분명: trastuzumab)과 같은 HER2 표적치료제가 생존기간을 연장하는가? 그렇지 않다. 하나의 생존곡선 안에 모두 포함되어 있는 허셉틴이 듣는 환자와 듣지 않는 환자를 세분화할 수 있으며, 이는 유전체 검사에 의해 가능하다.

이와 같이 통계의 이면에 숨어 있는 환자를 찾아내는 것이 '정밀의료'라고 할 수 있다. 정밀의료 시대는 통계로 어떤 약물의 효과를 검증하던 시대와는 완전히 달라질 것이다. 환자 개인에 맞는 치료제의 선별뿐만 아니라 어떤 치료에 대한 환자 선별도 중요하다. 같은 질환이라도 유전체 변이가 다른 '환자 간 종양 이질성(inter-patient tumor heterogeneity)'이 있기 때문이다. 개개인마다 약물에 대한 반응이 다를

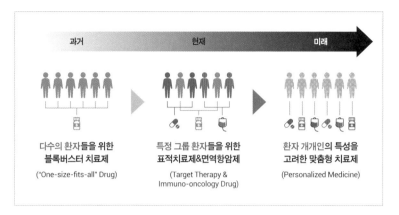

과거	현재	미래

다수의 환자들을 위한
블록버스터 치료제
("One-size-fits-all" Drug)

특정 그룹 환자들을 위한
표적치료제&면역항암제
(Target Therapy &
Immuno-oncology Drug)

환자 개개인의 특성을
고려한 맞춤형 치료제
(Personalized Medicine)

〔그림 2-1〕 암 치료의 과거, 현재, 미래

수밖에 없기 때문에 자연스럽게 통계적 검증 너머에 있는, 즉 통계의 맹점이나 부족한 점들을 찾아내야만 한다.

세포독성항암제만으로 암을 치료하던 과거에는 한 번 쏴서 10개의 타깃을 맞춘다거나 박격포로 여러 타깃을 명중시킨다는 비유를 쓰곤 했다. 그러나 표적치료제가 등장하면서부터 이런 얘기는 매우 식상해 졌다. 세포독성항암제와 표적치료제의 차이는 [그림 2-1]과 같이 대비 되는데, 이는 정밀의료 시대를 대변한다고 할 수는 없다. 그렇다면 표 적치료와 정밀의료는 또 어떻게 다른가?

표적치료는 어떤 특정 타깃을 가진 환자들만 선별하여 그 환자들 에서 좋은 효과를 보겠다는 의미다. 이를 개인 맞춤 또는 개별화 치료 라고 할 수도 있겠지만, 환자로부터 생성되는 모든 정보(생활습관, 임상 경과 기록, 영상 정보, 디지털 병리 정보, 특수면역화학염색을 통한 병리학적 검사, 유 전체 검사 등)가 총망라되어서 그 환자에 가장 최적화된 치료가 제시되는 '정밀의료'와는 분명히 다르다. 표적을 가진 환자만을 대상으로 한 '표적치료'와 '정밀의료' 사이에는 분명한 거리가 있는 것이다.

앞서 이야기한 생존곡선과 통계의 맹점으로 돌아가 보자. 지금까지는 새로운 약물을 개발하면 기존의 표준치료와 앞으로 표준치료가 될 가능성이 있는 현재 개발 중인 실험약을 비교하는 확증적 3상 임상시험을 통해 기존의 표준치료보다 실험약이 비교 우위에 있음을 입증하여 통계적으로 표준치료보다 유의미한 결과를 도출했을 때, 새로운 약물이 앞으로의 표준치료가 되고 치료 가이드라인에도 등재된다. 이러한 일련의 과정을 근거 기반 의료라고도 하는데, 결국에는 통계적 기법에 의해 기존 치료보다 낫다는 치료적 우위성을 입증하는 것이다. 건강보험심사평가원에서도 건강보험 급여 여부를 심사하고 평가할 때 이러한 근거 기반 의료 개념을 15~20년 전부터 매우 강조해 오고 있다.

'근거'라는 것 자체가 결국 통계학적 기법에 의한 것인데, 왜 통계를 이용할까? 임상시험에서와 같이 다수의 환자를 대상으로 들쭉날쭉한 결과가 있을 때 하나의 결론, 즉 경향성을 보기 위해서다. 100명의 환자를 대상으로 하는 임상시험이라면 100개의 서로 다른 결과가 나올 수 있는데, 나의 생각으로는 이렇게 수많은 일들을 하나의 결론으로 귀결하고자 통계가 나온 것이 아닐까 생각한다. 그런데 참 아이러니하게도 통계를 이용함으로써 세 가지 문제가 발생한다.

첫째, 실제로는 어떤 약물에 의한 치료의 효과가 좋지 않았던 환자들이 통계적 유의성에 파묻혀 치료 효과가 좋았던 환자들에 의해 가려진다. 둘째, 희귀질환과 같이 많은 수의 환자들을 임상시험에 참여시킬 수 없는 질환은 통계의 p값, 위험비(hazard ratio) 등을 산출하기 어렵다. 셋째, 연구 결과가 통계학적으로 유의미하다고 결론이 내려져서 이를 바탕으로 시판 허가까지 이루어졌지만 실제로 임상 현장에서 환자에게 사용할 때 임상적 의미를 찾기 어려운 경우도 발생한다.

이 세 가지 문제점은 생존곡선 분석에 따른 결과를 보면서 오래전부터 느껴 온 딜레마다. 실제로는 새로운 약물이 효과적이지 못한 환자들의 결과까지 하나의 생존곡선으로 뭉뚱그려져 있다는 것을 외면할 수 없었기 때문이다. 이것이 바로 근거 기반 의료의 맹점이자 통계의 이면에 숨겨진 결과다.

약 7~8년 전부터 주목받아 온 면역항암제는 암 조직에서 발현되는 PD-L1 단백 발현율에 따라 반응과 생존기간 등에 차이가 있다는 것이 알려져 있다. 50% 이상인 환자에서는 매우 명확하게 면역항암제가 우월한 효능을 보이고, 1~49%인 환자에서는 표준항암화학요법보다 우월하다는 근거를 토대로 면역항암제가 사용된다. 나를 포함한 많은 전문가들도 PD-L1 발현율이 1~49%인 환자 중에도 면역항암제가 잘 듣지 않는 환자가 포함되어 있다는 것을 알지만 이를 정확하게 솎아낼 수 있는 방법이 없고, PD-L1 발현율이 1~49%인 환자에서는 면역항암제가 최선의 선택인 경우가 많기 때문에 그냥 쓸 수밖에

없는 것이 현실이다.[35]

반면 매우 드물긴 하지만, PD-L1 발현율이 1% 미만인 환자라도 면역항암제에 반응하는 경우도 경험하게 된다. 이는 PD-L1이 환자를 완벽하게 선별해 내는 표지자는 아니지만, 다양한 검증 방법을 통해 적절한 겉옷이 입혀져 전 세계적인 표준 생체표지자로 자리 잡았다고 생각할 수 있다.

PD-L1은 어떻게 면역항암제의 생체표지자 중 전 세계적인 최적 표준(gold standard)으로 자리 잡게 되었을까? 대규모 연구를 통해서 임상적 검증을 받은 생체표지자로 실제 임상 현장에서 선호되기 때문이다. PD-L1은 1장의 조직 슬라이드로 검체를 낭비하는 일 없이, 어느 병원에서나(검사 장비가 저렴한 편이기 때문에 대학병원이 아니어도 가능함) 검사가 가능하고, 면역화학조직검사를 통해 손쉽게 검사할 수 있으며 비용도 저렴하다. 무엇보다 PD-L1 검사는 검체 채취 후 2~3일 내에 검사 결과가 나오기 때문에 실제 임상 현장에서 빠르게 면역항암제 투여를 결정할 수 있다.

PD-L1이 면역항암제의 생체표지자로 전 세계적인 최적 표준으로 자리 잡았지만, 완벽하게 환자를 솎아낼 수 있는 방법은 아니다. 그런

---

35   Park JH, You GL, Ahn MJ, Kim SW, Hong MH, Han JY, Ock CY, Lee JS, Oh IJ, Lee SY, Kim CH, Min YJ, Choi YH, Ryu JS, Park SH, Ahn HK, Shim BY, Lee KH, Lee SY, Kim JS, Yi J, Choi SK, An H & Kang JH, "Real-world outcomes of anti-PD1 antibodies in platinum-refractory, PD-L1-positive recurrent and/or metastatic non-small cell lung cancer, and its potential practical predictors: first report from Korean Cancer Study Group LU19-05", *J Cancer Res Clin Oncol*, 2021 Aug;147(8):2459-2469.

이유로 정밀의학은 여기에서 멈추어서는 안 된다.

기존 환자군의 붕괴와 세분화: 폐암과 정밀의료

이제는 유전체 분석을 통해 하나의 종양에도 여러 가지 변이가 존재하고, 각각 그 정도는 다르지만 예후에 영향을 미친다는 사실을 알게되었다. 기존의 근거 기반 의료에서 보여주었던 통계 분석을 넘어 수학적 모델링을 통해, 환자 하나하나 다를 수 있고 환자 개개인에 대한 치료법을 제시할 수 있게 되었다. 인공지능(artificial intelligence, AI)이나 딥러닝(deep learning) 등을 통해 한 명의 환자에서 생성되는 고처리량(high-throughput) 정보를 통합 분석하여 하나의 결론을 도출하거나 제시할 수 있게 된 것이다.

그렇다고 해서 통계 기법을 따른 근거 기반 의료가 사라지지는 않겠지만 지금까지와 같은 절대적 위치에서는 뒤로 밀려날 수밖에 없을 것으로 예상된다. 또 하나의 예를 들어보겠다.

폐암, 특히 비소세포폐암에서 가장 많이 발견되는 유전자 돌연변이로 KRAS 유전자 변이가 있다.[36] 1982년에 처음 그 존재가 알려졌

---

36 Lamei Huang, Zhixing Guo, Fang Wang & Liwu Fu, "KRAS mutation: from undruggable to druggable in cancer", *Sig Transduct Target Ther*, 2021 Nov 15;6(1):386.

는데, KRAS 유전자 변이는 담배를 피운 적이 있거나 피우는 폐암 환자의 15~20%에서 관찰되고, 담배를 피우지 않는 폐암 환자에서는 거의 관찰되지 않는 것으로 알려져 있다. KRAS 유전자 변이는 1980년대에 처음 발견되었지만 40여 년 가까이 이를 타깃으로 하는 표적치료제가 나오지 않았다. 1990년대에 KRAS 유전자에 의해 만들어지는 KRAS 단백질이 세포 내에서 활성화되는 여러 단계의 생화학적 과정 중 한 가지 기전인 파르네실화(farnesylation)를 차단하는 저해제가 개발되어 기대를 모았으나 임상 개발 단계에서 실패하여 이후 모습을 감추었다. 그러다가 2021년 소토라십이라는 KRAS 타깃의 표적치료제가 마침내 세상에 나왔다.

그런데 담배를 피운 환자에서는 KRAS 유전자 변이뿐만 아니라 면역항암제 투여의 기준이 되는 생체표지자인 PD-L1의 발현율 또한 비교적 높게 나타난다. 그래서 KRAS 타깃의 표적치료제와 PD-L1 타깃의 면역항암제 중 무엇을 먼저 써야 할지 또는 동시에 사용해야 할지에 대한 생산적인 논쟁이 벌어졌다. KRAS 유전자 변이가 많이 나타나는 서양인에서 동반되는 유전자 변이를 연구한 결과,[37] KRAS 유전자 변이가 있는 폐암 환자에는 p53, STK11, LDK-1 등 특정 유전자 변이들이 동반되는 경우가 많고 이런 환자에서는 PD-L1 발현율

---

37 Veccia, A., Dipasquale, M., Kinspergher, S. *et al.*, "Impact of KRAS Mutations on Clinical Outcomes of Patients with Advanced Non-Squamous Non-Small Cell Lung Cancer Receiving Anti-PD-1/PD-L1 Therapy", *Targ Oncol*, 2023 Jan;18(1):129-138

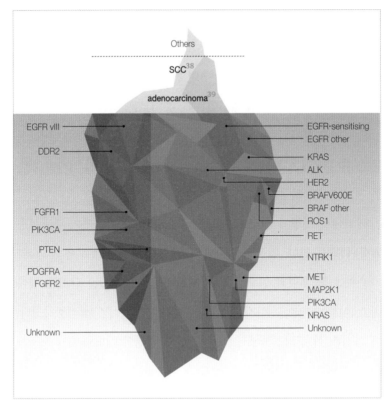

〔그림 2-2〕 과거의 생검조직 기반 비소세포폐암 분류와 현재의 유전자 돌연변이에 따른 분류

---

38   편평상피세포암(squamous cell carcinoma, SCC): 폐의 기관지 점막을 구성하는 편평상피세포
      가 변성해서 생기는 암이다. 편평상피란 얇고 평탄한 형태를 지닌 상피를 총칭하는 말이며,
      상피란 몸 바깥 표면의 세포층과, 체강(체벽과 내장 사이의 공간) 및 위장관의 내부 표면을
      싸고 있는 세포층을 가리킨다. 편평상피세포암은 주로 폐 중심부에서 발견되며, 남자에게 흔
      하고 흡연과 관련이 많다.

39   선암(adenocarcinoma): 선암(샘암)이란 특정 물질의 분비를 주된 기능으로 하는 인체의 선세
      포(腺細胞, 샘세포)에 생기는 암을 두루 이른다. 폐의 선암은 폐암 종류 가운데서 발생 빈도
      가 가장 높다. 폐 말초 부위에서 잘 생기고, 여성이나 담배를 피우지 않는 사람도 걸리며, 크
      기가 작아도 전이가 되어 있는 경우가 많다.

이 높더라도 면역항암제가 잘 듣지 않는다는 것이 전향적 연구가 아니라 실사용데이터(real-world data, RWD)를 기반으로 한 후향적 연구를 통해 처음 밝혀졌다.[40] 이 연구는 5년 전 미국 암연구학회 학술대회에서 포스터 발표로 처음 소개되었는데, 흥미로운 내용이었지만 그 당시에는 대상 환자 수가 적었다. 이후 더 많은 환자를 모집하고 이러한 동반 변이가 있는 동물 및 세포에서의 실험실 결과까지 더하여 탄탄한 근거를 제시하였다.

여기에서 전향적 연구 못지않게 중요한 후향적 연구의 중요성을 재발견할 수 있다. 전향적 연구에서 밝히지 못했던 부분을 RWD를 기반으로 한 후향적 연구를 통해 모멘텀이 될 수 있는 근거를 찾아내고, 이를 바탕으로 다시 동물/세포실험으로 돌아가서 검증하였다. 이 과정은 이 책의 7장에서 소개할 '정밀 중개의학(Translational Precision Medicine)'의 개념에 딱 부합한다.

KRAS 변이가 있고 PD-L1 발현율이 높은 환자에서 면역항암제가 좋은 효능을 보일지 그렇지 않을지를 판단하는 것은, 경영학에서 마케팅을 공부할 때 대상군을 세그먼테이션(segmentation)으로 나누어 분석하고 그에 따른 개별 전략을 마련하는 개념과 유사하다. 마치 폐암이라는 커다란 빙하가 유전체 분석 결과에 따라 보다 작은 얼음덩어

---

40 Skoulidis F, Goldberg ME, Greenawalt DM, Hellmann MD *et al.*, "STK11/LKB1 Mutations and PD-1 Inhibitor Resistance in KRAS-Mutant Lung Adenocarcinoma", *Cancer Discov*, 2018 Jul;8(7):822-835.

리로 깨지는 것과 같은 것이다[그림 2-2]. 나는 이를 '기존 환자군의 붕괴'라고 이야기하는데, 기존에 우리가 하나로 묶었던 환자군이 점점 세분화되면서 붕괴되고 '희귀 유전자 변이를 가진 질환(rare mutational disease)'으로 분류되거나 '환자별 질환(per-patient disease)'으로 정의되고 그에 맞는 치료를 적용하는 것이 정밀의료의 일차적 종착점이 아닐까 생각한다.

난공불락의 요새,
소세포폐암

유전체 분석을 통해 암에 대한 이해가 높아지며 환자군의 세분화가 시작되고 있는 또 하나의 예로 '소세포폐암(small cell lung cancer)'을 들수 있다. 소세포폐암은 주로 신경내분비세포에서 시작되는 종양으로 폐암 환자의 약 15%를 차지하는 유형이다.[41] 소세포폐암은 매우 빠른 증식 속도, 조기 전이 가능성과 나쁜 예후 등을 특징으로 하며 비소세포폐암과 비교하여 치료 옵션이 매우 제한적이다. 소세포폐암은 처음에 세포독성항암제에 잘 반응하다가 돌연 반응을 보이지 않게 되고 이후에는 그 어떤 항암제에도 반응하지 않는 교차 내성의 특성을

---

[41]   Rudin, C.M., Brambilla, E., Faivre-Finn, C. *et al.*, "Small-cell lung cancer", *Nat Rev Dis Primers*, 2021;7(3):1-20.

보이며, T세포 면역관문 억제제 등 면역항암제에 대한 반응도 15% 이내로 매우 제한적이다. 소세포폐암의 가장 놀라운 특성은 '가소성 (plasticity)'인데, 풀어서 설명하자면 조직학적으로 다른 모습의 암세포로 변신한다는 이야기다. 소세포폐암이 선암으로, 선암이 소세포폐암으로 표현형이 바뀌는 경우가 종종 발견되는데, 여기에는 특정 유전자의 특정 DNA 부위에 결합하여 유전자의 발현을 촉진하거나 억제하는 '전사인자(transcription factor)'가 깊이 관여한다는 것이 최근에 밝혀지면서 기존에 단일 질환으로 여겨졌던 소세포폐암도 환자군의 신경내분비세포 발현, 4개의 주요한 전사인자 그리고 유전자 변이에 따라 세분화되고 있다[그림 2-3].[42]

우선 소세포폐암은 서로 다른 신경내분비 표지자(neuroendocrine marker, NE marker)의 발현 양상에 따라 NE-high, NE-low, non-NE 아형의 세 가지로 분류된다. NE-high 소세포폐암은 유전자 변이, 형태학, 세포 성장의 특징, 면역 침윤에 있어 NE-low 소세포폐암과 큰 차이를 보인다. NE-low 소세포폐암은 면역세포 침윤이 증가된 '면역 오아시스(immune oasis)' 암으로, NE-high 소세포폐암은 침윤된 면역세포의 수가 적어 '면역 사막(immune desert)' 암으로 특징을 요약할 수 있다. 이런 특징에 따라 표적치료제와 면역관문 억제제에 대한 반응이

---

42   Schwendenwein A, Megyesfalvi Z, Barany N, Valko Z, Bugyik E, Lang C, Ferencz B, Paku S, Lantos A, Fillinger J, Rezeli M, Marko-Varga G, Bogos K, Galffy G, Renyi-Vamos F, Hoda MA, Klepetko W, Hoetzenecker K, Laszlo V & Dome B, "Molecular profiles of small cell lung cancer subtypes: therapeutic implications", *Mol Ther Oncolytics*, 2021 Feb 6;20:470-483.

다르게 나타난다. 신경내분비 분화(neuroendocrine differentiation)가 없는 소세포폐암은 non-NE 암으로 분류한다.

소세포폐암과 관련된 4개의 주요한 전사인자는 achaete-scute homolog 1(ASCL1) 또는 ASH1, neurogenic differentiation factor 1(NEUROD1), yes-associated protein 1(YAP1), POU class 2 homeobox 3(POU2F3)이다. ASCL1 소세포폐암(SCLC-A)은 NE-high로 분류되며 전형적인 소세포폐암의 형태를 보인다. 반면 NEUROD1 소세포폐암(SCLC-N)은 NE-low로 분류되며 형태학적으로 매우 다양한 모습을 보인다. YAP1 및 POU2F3 소세포폐암은 non-NE로 분류된다.

소세포폐암에서 중요한 유전자 변이로 전이와 연관되는 nuclear factor I B(NFIB) 과발현과 소세포폐암 세포의 성장과 분화를 억제하는 Notch가 있다. 또 NE-high 소세포폐암은 c-MYC, 1-MYC, n-MYC 등의 유전자가 과발현되는 모습을 보이기도 한다.

어떤 유전자의 어떤 전사인자가 소세포폐암을 일으키고 빠른 증식과 조기 전이, 나쁜 예후에 관여하는지에 대한 연구가 진행되고 있어, 미지의 영역이자 치료 옵션이 매우 제한적이었던 소세포폐암을 정복하기 위해서 무엇을 타깃으로 해야 할지 수년 안에 속속 밝혀질 것으로 전망한다.

실제로 미국에서 가장 오랜 역사를 자랑하며 가장 주요한 보건의료 연구 지원금인 미국 국립보건원(National Institutes of Health, NIH)의 'Research Project Grant Program(일명 R01)'이 최근 소세포폐암을 비롯하여 그동안 기존 항암치료에 잘 반응하지 않고 예후가 불량한 췌장

SCLC subtype	Neuroendocrine				Non-neuroendocrine			
	ASCL1 "classic", NE-high		NEUROD1 "variant", NE-low		POU2F3		YAP1	
	⬆	⬇	⬆	⬇	⬆	⬇	⬆	⬇
Marker expression	BCL-2 DLL3 CD56 CHGA E-cadherin EZH2 GRP1 IGFBP5 INSM1 LSD1 L-MYC NFIB RET TTF-1 SOX2 SYP	MYC CREBBP Notch	ANTXR1 AURKA MYC HES6 INSM1 LSH1 NCAM NFIB TrkB	E-cadherin TTF1	AURKA ASCL2 AVIL MYC E-cadherin GFI1B IGF-1R SOX9 TRPM5 CHAT ATM	IGFBP5 INSM1 TTF1 SLFN11	AJUBA AURKA CDK4/6 Integrins Laminin mTOR PD-L1 PLK RB1 SOX9 TAZ	MYC INSM1
Potential therapeutic approaches	BCL-2 inhibitors DLL3 inhibitors HDAC inhibitors LSD1 inhibitors		AURKA inhibitors c-MYC inhibitors ADI-PEG 20 Seneca Valley virus		PARP inhibitors IGF-1R inhibitors Nucleoside analogues		Immune-checkpoint inhibitors mTOR inhibitors PLK inhibitors CDK4/6 inhibitors	

〔그림 2-3〕 신경내분비세포, 주요 전사인자, 유전자 변이에 따른 소세포폐암의 분류 및 이에 따른 치료 타깃[43]

암, 호르몬 저항성 전립선암, 신경교종 등을 연구하는 데 집중 지원되고 있다.

이와 같은 사실은 미국 암연구학회나 미국 임상종양학회와 같은 세계적인 암 학술대회에 전통적으로 빈번했던 유방암, 대장암, 비소

---

43   ibid.

세포폐암 관련 강의가 줄어들고 위에서 기술한 소세포폐암, 췌장암, 호르몬 저항성 전립선암, 신경교종 등에 대한 강의가 크게 늘어난 것과 궤를 같이한다.

어떤 질환에 대한 치료는 질환에 대한 정확한 이해가 수반되어야 가능하다. 그동안 난공불락의 요새와도 같았던 소세포폐암도 정밀의료 시대를 맞아 이해되기 시작하고 있다. 유전체 연구 결과에 기반하여 분자학적 경로(molecular pathway)가 밝혀지고 이에 따른 환자군의 세분화가 시작되며, 치료제 개발의 단초가 마련되고 소세포폐암 치료의 서막이 열리고 있음을 느낀다. 이 또한 정밀의료의 개가라고 할 수 있을 것이다.

유방암의 진정한
개인 맞춤 치료

폐암보다는 분자유전학적으로 덜 세분화되지만, 유방암도 마찬가지로 분자유전학적 기법을 통해 점점 더 세분화되어 가고 있다. 과거에 호르몬 수용체—에스트로겐 수용체(estrogen receptor, ER) 또는 프로게스테론 수용체(progesterone receptor, PR)—유무로만 질환을 구분하던 시절에서 사람 상피세포 성장인자 수용체 2형(human epidermal growth factor2, HER2)의 유무가 추가되었고, 현재는 ER, PR, HER2에 증식 표지자인 Ki-67까지 포함해 이들 분자학적 표지자를 기준으로 다섯 가지 주요

아형으로 유방암을 분류한다.[44]

　Luminal A형은 호르몬 수용체(ER and/or PR) 양성이면서 HER2 음성인 경우로 Ki-67 발현이 낮고, 전체 유방암의 50%를 차지한다. 종양이 천천히 자라고 다른 아형에 비해 덜 공격적으로, 내분비 호르몬요법에 잘 반응하여 예후가 좋은 것으로 알려져 있다. 이에 반해, Luminal B형은 호르몬 수용체 양성이면서 HER2 양성 또는 음성인 경우로 Ki-67 발현이 높다. Luminal B형은 A형 대비 예후나 생존율이 상대적으로 좋지 않다. HER2-enriched형은 말 그대로 호르몬 수용체 음성이나 HER2 양성이며 Ki-67 발현이 높은 경우로, 다른 아형에 비해 예후가 나쁘고 생존율이 낮다. Normal-like형은 Luminal A형과 유사한 특징을 보이나 예후는 좋지 않은 것으로 알려져 있다.

　삼중음성 유방암(triple negative breast cancer, TNBC)은 젊은 여성에서 호발하는 가장 공격적인 유형으로, 호르몬 수용체와 HER2 모두 음성이며 유방암의 여러 유형 중 가장 예후가 나쁘다고 알려져 있다. 실제로 2013~2019년 미국 국립암연구소(National Cancer Institute, NCI) 암등록 데이터베이스인 SEER(Surveillance, Epidemiology, and End Results)의 여성 유방암 5년 생존율은 전체적으로는 90.8%의 높은 치료 성적을 보이고 있지만 아형(subtype)별로 나누어 보면 삼중음성 유방암의 치료 성적이

---

[44]　Sarvari P, Sarvari P, Ramírez-Díaz I, Mahjoubi F & Rubio K, "Advances of Epigenetic Biomarkers and Epigenome Editing for Early Diagnosis in Breast Cancer", *MDPI*, 2022; 23(17):9521.

가장 낮다.[45] 전이된 삼중음성 유방암의 경우에는 5년 생존율이 10% 정도로, 다른 아형이 전이된 경우의 5년 생존율이 30%를 웃도는 것에 비해 크게 떨어진다. 또 삼중음성 유방암은 빨리 재발하고 재발 뒤의 예후가 좋지 않으며, 재발률이 높고 재발 시 생존기간이 다른 아형에 비해 짧다. 생명을 위협하는 내장기관 전이율이 높고 치료제에 대한 반응률이 떨어지는 것도 다른 유방암 아형에 비해 삼중음성 유방암의 치료를 어렵게 만드는 원인이다.

ER 양성 또는 HER2 양성 유방암은 명확한 표적이 있고 다른 암종에 비해 상당히 긴 반응 지속기간 및 좋은 예후를 보이고 있어 최근의 연구와 신약개발은 미충족 수요가 존재하는 삼중음성 유방암에 집중되고 있다.

삼중음성 유방암은 특정한 표적을 가지지 않기 때문에 아직도 기존 세포독성항암제가 표준치료로 사용되고 있는데, 최근에는 CDK4/6 저해제[46]가 사용되기도 하고 삼중음성 유방암 중 일부 환자가 면역항암제에 반응한다는 결과도 나오면서 '정말 어떤 타깃도 존재하지 않을까' 하는 의문이 커지고 있다. ER 양성이나 HER2 양성은 NGS 검사 도입 이전에 면역조직화학염색 검사 결과에 따라 분류한

---

45 National Institutes of Health(NIH), "Cancer Stat Facts: Female Breast Cancer", https://seer. cancer.gov/statfacts/html/breast.html

46 CDK4/6 저해제: 사이클린 의존성 키나아제(cyclin dependent kinase, CDK) 4와 6은 세포주기 G1기에서 S기로 이행하는 데 필요한 인산화효소로, 이를 억제하는 CDK4/6 저해제는 암억제 단백질인 망막아세포종(Rb) 유전자 단백질의 불활성화를 막고 종양세포의 진행을 방해하는 기능을 함.

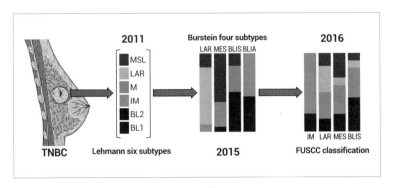

〔그림 2-4〕 삼중음성 유방암의 아형 분류 발전사[47]

것이고, IHC 검사에서 호르몬 수용체인 ER, PR 그리고 HER2에 대해 아무것도 나오지 않는 것을 '삼중음성'이라고 했었다.

　2011년 미국의 연구자들은 유전자 발현 프로파일과 유전자 존재론(ontology)을 기반으로 삼중음성 유방암을 6개 아형으로 분류했고,[48] 2015년 미국 MD앤더슨암센터의 연구자들은 유전자 발현 프로파일과 복제수변이(copy number variations)에 따라 4개 아형으로 분류하고[49] 2016년 중국의 연구자들이 메신저 RNA(messenger RNA, mRNA)와 긴 비암호화 RNA(long non-coding RNA, lncRNA) 발현에 따라 6개 아형으로 분

47　Image modified from Yin L, Duan JJ, Bian XW & Yu SC, "Triple-negative breast cancer molecular subtyping and treatment progress", *Breast Cancer Res*, 2020 Jun 9;22(1):61.

48　Lehmann BD & Pietenpol JA, "Identification and use of biomarkers in treatment strategies for triple-negative breast cancer subtypes", *J Pathol*, 2014;232(2):142-50.

49　Burstein MD *et al.*, "Comprehensive genomic analysis identifies novel subtypes and targets of triple-negative breast cancer", *Clin Cancer Res*, 2015; 21(7):1688-98.

류한 Fudan University classification(FUSCC) 시스템[50]을 고안하는 등 삼중음성 유방암도 분자유전학적으로 세분화(subclassification)하고 이에 맞는 표적치료제를 개발하기 위한 여러 연구가 진행되고 있다[그림 2-4].

근치적 절제를 받은 조기 삼중음성 유방암 환자에서, 수술 후 보조치료로서 면역항암제인 키트루다(성분명: pembrolizumab)와 세포독성항암제를 병용했을 때 세포독성항암제 단독 치료보다 질병 진행, 재발·사망 위험을 37% 낮췄다.[51]

키트루다는 진행성 삼중음성 유방암 환자에서도 전체생존기간을 임상적으로 유의하게 연장시켰다.[52] PARP 저해제인 린파자(성분명: olaparib), 항체-약물 접합체 신약인 엔허투(성분명: trastuzumab deruxtecan)와 트로델비(성분명: sacituzumab govitecan)도 삼중음성 유방암에 대해 세포독성항암제 대비 우수한 효능을 나타내면서 삼중음성 유방암에 대한 치료 선택지를 넓혀가고 있다. 이 중 트로델비는 유방암을 비롯해 다양한 암종에서 높은 발현을 보이는 trophoblast cell-surface antigen 2(Trop-2)를 타깃으로 하는 단클론항체와 암세포를 파괴하는 DNA 회전효소 억제 약물(topoisomerase 1 inhibitor payload)인 SN-38이 결합된 최

50   Liu YR *et al.*, "Comprehensive transcriptome analysis identifies novel molecular subtypes and subtype-specific RNAs of triple-negative breast cancer", *Breast Cancer Res*, 2016;18(1):33.

51   Schmid P, Cortes J, Pusztai L *et al.*, KEYNOTE-522 Investigators, "Pembrolizumab for Early Triple-Negative Breast Cancer", *N Engl J Med*, 2020 Feb 27;382(9):810-821.

52   Cortes J, Rugo HS, Cescon DW, Im SA *et al.*, KEYNOTE-355 Investigators, "Pembrolizumab plus Chemotherapy in Advanced Triple-Negative Breast Cancer", *N Engl J Med*, 2022 Jul 21;387(3):217-226.

초의 Trop-2 표적 항체-약물 접합체로, 암세포의 Trop-2 단백질에 결합해 종양세포 내부로 약물을 방출함으로써 정상세포에 대한 영향을 최소화하면서 암세포를 파괴하고, 암세포 주변의 종양미세환경 (tumor microenvironment)까지 변화시키는 효능을 지녔다. 항체와 약물 비율이 높아 대량의 약물을 효과적으로 암세포에 전달하며, Trop-2 발현에 대한 별도 검사가 필요하지 않다는 점이 특징이다.

트로델비는 3상 임상시험인 ASCENT 연구에서 뇌 전이가 없는 전이성 삼중음성 유방암 환자를 대상으로 2차 이상의 치료제로 투여 시에 세포독성항암제 단독요법 대비 무진행생존기간을 59% 개선시켰고 전체생존기간은 52% 개선시켰으며, 양호한 안전성 프로파일을 보였고 건강 관련 삶의 질(Health-related quality of life, HRQoL)을 향상시키는 것으로 나타났다.[53]

미국 국립종합암네트워크(National Comprehensive Cancer Network, NCCN), 유럽 종양학회(European Society of Medical Oncology, ESMO) 등 해외 주요 가이드라인에서는 이미 트로델비를 전이성 삼중음성 유방암의 2차 이상 치료에 권고하고 있으며, 전이성 방광암과 비소세포폐암 등 다른 고형암에서도 트로델비의 임상적 유효성을 확인하는 임상연구가 진행되고 있다.

---

53 Bardia A, Hurvitz SA, Tolaney SM *et al.*, ASCENT Clinical Trial Investigators, "Sacituzumab Govitecan in Metastatic Triple-Negative Breast Cancer", *N Engl J Med*, 2021 Apr 22;384(16): 1529-1541.

우리가 삼중음성 유방암에 관심을 가져야 하는 이유는 발생 빈도가 아시아인과 아프리카인에서 높고 40대 이전에서 호발하는 경향을 보이기 때문이다. 대개 유방암은 서양 환자에서 폐경 이후 50대에서 발생하는데, 우리나라는 40대 이전에서 호발하고 서양인 대비 치밀유방이 많다는 특성을 갖는다. 이렇게 보면 인종적 차이도 분명히 존재하는 것으로 보인다.

유전학적 측면에서 지난 2000년 이상 종족 보전을 위해 근친결혼을 해왔던 아슈케나짐 유대인에서 많이 발견되는 BRCA1과 BRCA2가 유방암을 유발하는 주요 유전자 돌연변이로 오랫동안 알려져 있었는데, 지난 십여 년간 유전체학과 에피유전학(후성유전학)의 발전으로 BRCA 외의 많은 유전자들이 유방암의 발병과 진행 및 전이에 관련된 것으로 밝혀져, 유방암은 현재의 분류 그리고 그에 따른 표적치료제가 훨씬 더 세분화되고 진정한 개인 맞춤 치료로 진화할 날이 멀지 않은 것 같다.

전이성 방광암의
표적치료

방광암 또한 조직학적 아형과 그에 연관된 유전적 변이가 매우 다양한 암이다. 조직학적으로는 세 가지로 분류되는데 요로상피암(urothelial carcinoma)이 방광암의 80~90%로 가장 흔하고, 선암(adenocarcinoma)이

2% 미만, 편평세포암(squamous cell carcinoma)이 3~5%를 차지한다. 방광 근육 침범 여부에 따라 방광 점막이나 점막 하층에만 국한된 표재성 방광암(non-muscle invasive bladder cancer, NMIBC)과 근육층을 침범한 침윤성 방광암(muscle invasive bladder cancer, MIBC) 그리고 전이성 방광암으로 구분되는데, 전체 방광암 환자의 75%를 차지하는 표재성 방광암은 자주 재발하기는 하나 다른 조직이나 장기로의 전이는 제한적이고 생존율이 높은 특징을 보인다.[54] 방광암은 조기에 발견하면 5년 생존율이 70%에 이르지만, 방광 주변의 다른 기관이나 림프절로 전이된 방광암은 5년 이상 생존율이 8%로 급감한다.[55, 56]

방광암의 조기 진단이 어려운 이유는 초기 증상인 혈뇨, 빈뇨, 잔뇨감 등이 요로감염과 같은 다른 질환으로 오인되기 쉽기 때문이다. 이 때문에 방광암의 조기 진단을 위해 방광암을 유발하거나 방광암에 민감한 유전자를 찾기 위한 노력이 이어져왔다.

미국 국립암연구소와 미국 국립게놈연구소(NHGRI)가 만든 암 빅데이터 플랫폼인 '암 유전체 지도(The Cancer Genome Atlas, TCGA)' 덕분에 침윤성 방광암의 예측 유전체 생체표지자로서의 가능성이 있는

54 Mohanty SK, Lobo A, Mishra SK & Cheng L, "Precision Medicine in Bladder Cancer: Present Challenges and Future Directions", *J Pers Med*, 2023 Apr 28;13(5):756.

55 The World Bladder Cancer Patient Coalition, "Understanding bladder cancer impact", [pdf], Accessed April 2024, https://worldbladdercancer.org/wp-content/uploads/2022/08/WBCPC-A4-Infographic-v5.pdf

56 National Cancer Institute(NIH), "Bladder Cancer Prognosis and Survival Rates - NCI", April 27, 2023, https://www.cancer.gov/types/bladder/survival

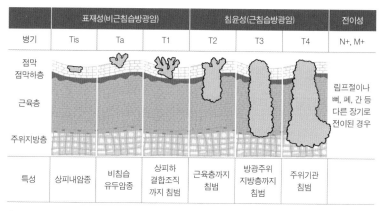

	표재성(비근침습방광암)			침윤성(근침습방광암)			전이성
병기	Tis	Ta	T1	T2	T3	T4	N+, M+
점막 점막하층 근육층 주위지방층							림프절이나 뼈, 폐, 간 등 다른 장기로 전이된 경우
특성	상피내암종	비침습 유두암종	상피하 결합조직 까지 침범	근육층까지 침범	방광주위 지방층까지 침범	주위기관 침범	

〔그림 2-5〕 방광암의 진행 단계

30개 유전자 변이를 밝혀냈고, 이 중에서 섬유아세포 성장인자 수용체 3(fibroblast growth factor receptor 3, FGFR3) 외에 종양억제유전자인 p53, HER2, EGFR, PIK3CA 등이 치료 표적으로서의 가능성을 보였다.[57]

2023년 10월 스페인 마드리드에서 열린 ESMO의 연례 학술대회에서 전이성 방광암에 대한 새로운 치료제의 임상연구 결과가 발표되면서 두 차례나 기립 박수를 받아 큰 주목을 끌었다.

가장 주목받은 데이터는 전이성 방광암의 1차 치료에 면역항암제인 키트루다와 항체-약물 접합체인 파드셉(성분명: enfortumab vedotin)의 병용요법을 기존 백금기반 화학요법과 비교한 EV-302/KEYNOTE-A39 연구 결과다. 키트루다+파드셉 병용요법은 1차 평

57 Guercio BJ et al., "Developing Precision Medicine for Bladder Cancer", Hematol Oncol Clin North Am, 2021;35(3):633-653.

가변수 중 하나인 무진행생존기간을 2배 가까이 연장시키며(12.5개월 vs 6.3개월) 질병 진행 또는 사망 위험을 55% 감소시켰고, 전체생존기간도 2배가량 연장시켜(31.5개월 vs 16.1개월) 기존의 백금기반 화학요법 대비 사망 위험을 53% 낮췄다.[58] 파드셉은 요로상피암 세포의 표면에서 많이 관찰되는 넥틴-4(Nectin-4) 단백질을 표적으로 하는데, 항체(enfortumab)가 세포 표면에 발현된 넥틴-4에 결합하면서 세포 내로 이동해 세포 분열을 억제하는 약물(vedotin)을 방출하여 암세포의 사멸을 유도하는 원리로 작용한다.

2023년 ESMO에서는 전이성 방광암의 1차 치료에 면역항암제인 옵디보(성분명: nivolumab)와 백금기반 화학요법(gemcitabine/cisplatin) 병용을 백금기반 화학요법 단독과 비교 평가한 CheckMate 901 연구 결과도 큰 주목을 받았다. 이 연구에서 옵디보+백금기반 화학요법 병용은 1차 평가변수인 무진행생존기간과 전체생존기간을 각각 28%와 22%로 개선시켰으며, 특히 완전반응기간(duration of complete response)을 보다 유의하게 연장시켰다.[59]

그뿐만 아니라 방광암 환자의 20~30%에서 나타나는 FGFR 변

58 Powles TB *et al.*, "EV-302/KEYNOTE-A39: Open-label, randomized phase 3 study of enfortumab vedotin in combination with pembrolizumab (EV+P) vs chemotherapy (chemo) in previously untreated locally advanced metastatic urothelial carcinoma (la/mUC)", ESMO Congress 2023, LBA6.

59 Van der Heijden MS *et al.*, "Nivolumab plus gemcitabine-cisplatin versus gemcitabine-cisplatin alone for previously untreated unresectable or metastatic urothelial carcinoma: results from the phase 3 CheckMate 901 trial", ESMO Congress 2023, LBA7.

이를 표적으로 하는 발베사(성분명: erdafatinib)도 최근 FGFR2 또는 FGFR3 변이가 있는 전이성 요로상피암의 표적치료제로 허가—2019년 미국 FDA 신속승인(accelerated approval), 2023년 미국 FDA 정식승인(full approval)—를 받아, 표적 항암제가 전무했던 방광암 치료에 서광이 비치고 있다.

앞 장에서 FGFR TKI가 폐암에서는 성공을 거두지 못했다고 설명했는데, 7~8년의 시간이 흘러 방광암에서는 성공을 거둔 이유는 무엇일까? FGFR에 좀 더 특이적인 TKI 약물이 개발되었을 가능성, 방광암과 폐암의 FGFR 생물학이 다를 가능성 등을 생각해 볼 수 있다. 방광암 역시 흡연을 오랫동안 많이 한 사람('heavy smoker'라고 칭함)에서 잘 발생하는 것은 폐암과 동일하다. 즉, 방광암과 폐암의 발암 원인은 동일하지만 그 원인으로부터 실제 암이 생기는 과정(carcinogenesis)이 다른 것이다. 방광암에서 성공적으로 개발된 FGFR TKI는 FGFR2 또는 FGFR3 변이에 매우 특이적인 약물로 개발되었고, 이러한 변이를 갖고 있는 선별된 환자군에서 효과를 나타냈다.

폐암과 방광암에서 명운이 갈린 FGFR TKI를 보면, 정밀의료 기반의 신약개발이 결코 쉽지 않다는 것을 다시 한번 상기하게 된다. 특정 질환이 발생하는 과정을 분자유전학적으로 정확히 이해하기 위한 시간이 필요하며, 그런 이해를 바탕으로 새로운 표적치료제가 만들어졌을 때 비로소 세상의 빛을 보는 것이다. 물론 폐암에서의 FGFR TKI 임상 개발이 헛된 노력이었다는 이야기는 아니다. 폐암에서 얻은 실패의 교훈이 방광암에서는 성공의 모태가 되었을 가능성 또한 충분하다.

췌장암의
표적치료

췌장암 또한 세부적인 환자군에 따른 표적치료제 개발이 다른 암종에 비해 뒤처져 있다. 췌장암의 90% 정도는 췌관 세포에 발생하는 췌관 선암(pancreatic ductal adenocarcinoma, PDAC)이 차지하고 있다.

여러 세포독성항암제를 병용하는 FOLFIRINOX(fluorouracil/oxaliplatin/irinotecan), 젬시타빈(gemcitabine)과 백금 기반 1세대 항암제에 나노 기술로 알부민을 붙인 nab-paclitaxel의 병용(gemcitabine nab-paclitaxel, GnP)이 전이성 췌관선암의 1차 치료제로 지난 십여 년간 환자들의 생존기간을 1년 가까이 연장시켰다.[60, 61]

그리고 수술 후 보조치료(adjuvant setting)로서 FOLFIRINOX에서 이리노테칸(irinotecan)의 용량을 줄이고 5-fluorouracil(5-FU) 정맥 내 일시 대량 주사(bolus injection)를 지속적인 점적 주사(continuous infusion)로 바꾼* modified FOLFIRINOX(mFOLFIRINOX)는 비록 매우 선별된 환자군이었으나 젬시타빈 단독요법 대비 전이성 췌관 선암 환자들의 전

60 Conroy T, Desseigne F, Ychou M *et al.*, "FOLFIRINOX versus gemcitabine for metastatic pancreatic cancer", *N Engl J Med*, 2011; 364:1817-1825.

61 Von Hoff DD, Goldstein D & Renschler MF, "Albumin-bound paclitaxel plus gemcitabine in pancreatic cancer", *N Engl J Med*, 2014; 370:479-480.

체생존기간을 18개월 연장시켰다.[62] 그럼에도 불구하고 췌장암은 워낙 병의 진행이 빨라 40% 이상의 환자들이 2차 치료를 받기도 전에 사망하기 때문에[63] 좀 더 최적의 1차 치료를 제공해야 한다는 미충족 수요가 지속되고 있다.

※ 5-FU의 정맥 내 일시 대량 주사를 지속 점적 주사로 바꾼 이유

5-Fluorouracil은 1956년 독일에서 개발되어 1962년부터 의약품으로 사용되기 시작해 60여 년이 흐른 지금까지 위장관암에서 감초처럼 쓸 수밖에 없는 약이며 대장암, 췌장암 등에도 사용된다. 5-FU의 가장 큰 단점이 반감기가 짧다는 것인데, 그 때문에 이 약은 투여 방법을 달리하면 약물의 흡수, 분포, 대사 및 배설(약물동태학) 특성이 달라져서 부작용이 달라진다. 정맥 내 일시 대량 주사(볼루스: 어떤 약물을 일시에 많은 양을 투여해 혈중농도를 효과적으로 올림) 투여 시의 약물동태학적 특성은 최고 혈중농도(C_{max})에 의해 좌우되며, 골수억제가 주 부작용으로 나타난다. 반면, 24시간 천천히 지속적으로 점적 투여 시의 약물동태학적 특성은 혈중농도-시

---

62 Conroy T, Hammel P, Turpin A *et al.*, "LBA57 Unicancer PRODIGE 24/CCTG PA6 trial Updated results of a multicenter international randomized phase III trial of adjuvant mFOLFIRINOX(mFFX) versus gemcitabine(gem) in patients(pts) with resected pancreatic ductal adenocarcinomas(PDAC)", *Ann Oncol*, 2014; 32:S1334.

63 Nagrial AM, Chin VT, Sjoquist KM *et al.*, "Second-line treatment in inoperable pancreatic adenocarcinoma: A systematic review and synthesis of all clinical trials", *Crit Rev Oncol Hematol*, 2015;96:483-497.

간곡선하면적(AUC)에 의해 좌우되어 점막염이 주된 부작용으로 나타난다. 5-FU의 짧은 반감기를 개선하기 위해 만들어진 약이 '젤로다(성분명: capecitabine)' 'TS1(성분명: tegafur/gimetacil/oteracil)'과 같은 경구약이다. FOLFIRINOX요법에 포함된 이리노테칸도 일부 환자에서는 골수억제를 발생시키기 때문에, 이리노테칸은 용량을 줄이고 5-FU는 투여법을 변경해 골수억제 부작용을 최소화한 것이 mFOLFIRINOX이다.

그동안 여러 연구자들의 노력에 힘입어 췌관 선암 발생에 관여하는 핵심 신호전달 체계에 대한 유전자 돌연변이들이 속속 밝혀지고 있다.[64]

KRAS 돌연변이는 췌관 선암 환자의 90% 이상에서 발견되는데, 이 중에서 codon 12의 단일 점 돌연변이가 80% 이상을 차지한다. 수술한 췌관 선암에서 G12D 점 돌연변이는 나쁜 예후와 연관되는 것으로 나타났다. KRAS G12C 점 돌연변이는 췌관 선암의 1~3%에서 나타나는데, 앞서 소개한 KRAS G12C 저해제로 해당 돌연변이 양성인 비소세포폐암에 대한 적응증을 이미 허가받은 소토라십은 KRAS G12C 점 돌연변이가 있는 고형암 환자들을 대상으로 한 임상 1/2상

---

64 O'Kane GM & Lowery MA, "Moving the Needle on Precision Medicine in Pancreatic Cancer", *J Clin Oncol*, 2022 Aug 20;40(24):2693-2705.

연구인 CodeBreak 100을 통해 4기 췌장암 환자 38명에서 21%의 객관적 반응률, 무진행생존기간 중앙값 4.0개월, 전체생존기간 6.9개월의 중앙값을 보고했다.[65]

또 다른 KRAS G12C 저해제인 아다그라십(adagrasib)은 임상 1/2상 연구인 KRYSTAL-1의 임상 2상 추가 분석 결과를 통해 21명의 췌관 선암 환자에서 객관적 반응률 33.3%, 질병조절률 81.0%, 무진행생존기간 중앙값 5.4개월, 전체생존기간 중앙값 8.0개월이라는 고무적인 결과를 보여주었다.[66] 소토라십과 아다그라십 모두 안전성에 있어 치료와 관련된 약물 이상반응으로 인해 치료를 중단한 환자는 없었던 것으로 보고되었다.

KRAS 돌연변이가 90% 이상의 췌관 선암 환자에서 발견된다는 것은 나머지 10%는 KRAS 야생형(wild type, WT)이라는 이야기다. 흥미롭게도 KRAS WT 환자의 20~30%에서 다른 췌관 선암 환자에서는 매우 드문 키나아제 융합유전자(kinase fusion genes)인 NRG1, ALK, NTRK, ROS1이 발견되는데 이 유전자들은 상호 배타적으로 존재한다. 비록 드물게 발견되는 돌연변이긴 하나 키나아제 융합유전자를

---

65   Strickler JH, Satake H, George TJ, Yaeger R, Hollebecque A, Garrido-Laguna I, Schuler M, Burns TF, Coveler AL, Falchook GS, Vincent M, Sunakawa Y, Dahan L, Bajor D, Rha SY, Lemech C, Juric D, Rehn M, Ngarmchamnanrith G, Jafarinasabian P, Tran Q & Hong DS. "Sotorasib in KRAS p. G12C-Mutated Advanced Pancreatic Cancer", *N Engl J Med*. 2023 Jan 5;388(1):33-43.

66   Shubham Pant, Rona Yaeger *et al.*, "KRYSTAL-1: Activity and safety of adagrasib (MRTX849) in patients with advanced solid tumors harboring a KRAS[G12C]mutation", ASCO 2023, Abstract425082.

가진 췌관 선암 환자들을 포함한 바구니형 임상시험을 통해 유망한 결과를 보인 치료제들이 있다.

이중항체(bispecific antibody) 약물인 제노쿠투주맙(zenocutuzumab)은 NRG-1 융합 양성인 췌관 선암 환자를 대상으로 한 2상 임상연구에서 42%의 반응률을 보였고, 로즐리트렉(성분명: entrectinib)과 비트락비(성분명: larotrectinib)는 NTRK 융합 양성 고형암에 대한 암종불문 치료제로 이미 FDA로부터 승인된 바 있다.

KRAS WT 췌관 선암은 50세 이하의 젊은 환자에서 더 흔하게 발생하기 때문에 NGS 검사 등 유전체 분석을 통해 치료 시작 전 해당 유전자가 있는지 확인하고 그에 맞는 치료 전략을 짜는 것이 필수적이라 할 수 있다.

BRCA1/2, PALB2를 포함한 상동재조합복구(homologous recombination repair, HRR) 및 불일치복구(DNA mismatch repair, MMR) 유전자 변이는 췌관 선암에서 5% 내외로 나타나는 드문 돌연변이나, DNA 복구에 관여하는 효소인 poly ADP-ribose polymerase(PARP) 저해제 린파자(성분명: olaparib)가 지난 2021년 1차 치료로 백금기반 항암화학요법을 최소 16주간 받은 후 진행하지 않은 생식세포 BRCA(germline BRCA, gBRCA) 변이 전이성 췌장암에 적응증을 허가받는 등 PARP 저해제를 중심으로 HRR 및 MMR 변이가 있는 전이성 췌장암 환자군을 대상으로 한 연구들이 진행되고 있다.

췌관 선암에서 주목해야 할 마지막 유전자 변이는 TP53, CDKN2A, SMAD4 등 종양억제유전자의 불활성화 또는 소실이다.

앞에서 소개했던 KRAS, HHR 및 MMR과 함께 이들 세 가지 유전자 변이를 췌관 선암에서 가장 주목해야 한다.[67] 췌장암 환자를 위한 멀티오믹스 분자유전학 프로파일링 프로그램인 'The Know Your Tumor(KYT)'를 통해 특정 유전자 변이를 표적으로 하는 치료제를 투여받은 환자들의 대부분이 이 세 가지 유전자 변이에 해당하는 것으로 나타났다.[68]

다른 암종에 비해 신약이 제한적인 전이성 췌장암에서 적은 수의 환자로도 더 효율적으로 여러 가지 신약을 동시에 평가하여 규제기관의 신속한 시판 허가를 받기 위한 새로운 유형의 임상시험 또한 시도되고 있다.

Precision Promise는 다수의 시험군을 가진 다기관, 촉진형, 플랫폼 형태의 2/3상 임상시험을 통해 통합적 방식으로 췌장암을 극복하고자 설립된 미국의 유일한 비영리단체인 Pancreatic Cancer Action Network(PanCAN)의 주도로 2020년 1월에 시작되었으며, 미국 전역의 20개 이상 암센터에서 800명 이상의 환자를 대상으로 현재의 표준치료인 mFOLFIRINOX, Gnab P와 다양한 표적항암제들을 비교 평가

---

67   O'Kane GM & Lowery MA, "Moving the Needle on Precision Medicine in Pancreatic Cancer", *J Clin Oncol*, 2022 Aug 20;40(24):2693-2705.

68   Pishvaian MJ, Bender RJ, Halverson D, Rahib L *et al.*, "Molecular Profiling of Patients with Pancreatic Cancer: Initial Results from the Know Your Tumor Initiative", *Clin Cancer Res*, 2018 Oct 15;24(20):5018-5027.

할 예정이다.[69] PanCAN은 AI 기반의 암 정밀의료 기업인 Perthera와 함께 'The Know Your Tumor' 프로그램을 진행하고 있다.[70]

대장암의
맞춤 치료

대장암은 유전적 이질성과 치료 표적의 부족으로 인해, 다른 암종에는 적용 가능한 유전체 분석 결과에 따라 종양의 분자유전학적 지도를 파악하고 특정 유전자와 그와 연관되는 신호전달 체계를 표적으로 하는 맞춤형 치료제의 개발 전략이 잘 먹히지 않는 암종이다. 그래서 1990년대 말부터 임상에 도입된 옥살리플라틴, 그보다 더 오래전부터 기본적으로 사용되던 5-FU와 옥살리플라틴 또는 이리노테칸의 병용요법이 표준치료로 자리 잡고 있는 암종이다.

상피세포 성장인자 수용체(EGFR)의 돌연변이가 대장암 발생과 연관된다는 것은 30여 년 전에 밝혀졌고, 이후 EGFR 돌연변이를 표적으로 하는 항체인 얼비툭스(성분명: cetuximab)와 벡티빅스(성분명:

---

69 https://pancan.org/research/precision-promise/

70 Pishvaian MJ, Blais EM, Brody JR, Lyons E, DeArbeloa P, Hendifar A, Mikhail S, Chung V, Sahai V, Sohal DPS, Bellakbira S, Thach D, Rahib L, Madhavan S, Matrisian LM & Petricoin EF 3rd, "Overall survival in patients with pancreatic cancer receiving matched therapies following molecular profiling: a retrospective analysis of the Know Your Tumor registry trial", *Lancet Oncol*, 2020 Apr;21(4):508-518.

panitumumab), 혈관내피 성장인자(vascular endothelial growth factor, VEGF)를 억제하는 아바스틴(성분명: bevacizumab) 등이 전이성 대장암의 치료제로 쓰이기 시작했다.[71] 그런데 얼마 되지 않아 KRAS 야생형인 전이성 대장암 환자들만 EGFR을 표적으로 하는 세툭시맙(cetuximab)과 파니투무맙(panitumumab)에 반응한다는 것이 밝혀졌다.

이후 파니투무맙과 항암화학요법 FOLFOX4(5-fluorouracil/leucovorin/oxaliplatin)의 병용요법에 대한 연구에서 KRAS와 NRAS 모두 야생형인 대장암 환자에서만 FOLFOX4 단독요법 대비 전체생존기간을 유의하게 연장시킨다는 결과에 따라, FDA와 EMA는 세툭시맙과 파니투무맙의 허가사항을 변경하여 KRAS/NRAS 야생형인 대장암 환자에만 투여하도록 했다.[72] 즉, 대장암 환자에서 KRAS, NRAS 돌연변이 여부는 세툭시맙과 같은 항EGFR 항체의 '음성반응 예측 생체표지자(negative predictive biomarker)'로 쓰이게 되었다.

이후에 대장암 환자의 10% 미만에서 발견되는 BRAF 돌연변이가 KRAS, NRAS 등 RAS 돌연변이와 공존하지 않으며(즉, 상호 배타적으로 존재) B-raf proto-oncogene(BRAF) 돌연변이의 90%를 차지하는 BRAFV600E 변이가 대장암에서 세툭시맙, 파니투무맙과 같은 항

71   Motta R, Cabezas-Camarero S, Torres-Mattos C, Riquelme A, Calle A, Montenegro P & Sotelo MJ, "Personalizing first-line treatment in advanced colorectal cancer: Present status and future perspectives", *J Clin Transl Res*, 2021 Nov 29;7(6):771-785.

72   Di Nicolantonio F, Vitiello PP, Marsoni S, Siena S, Tabernero J, Trusolino L, Bernards R & Bardelli A, "Precision oncology in metastatic colorectal cancer - from biology to medicine", *Nat Rev Clin Oncol*, 2021 Aug;18(8):506-525.

EGFR 항체의 내성에 관여한다는 것이 밝혀졌다. 그간 개발된 BRAF 저해제들은 BRAF 변이 양성 흑색종에서 효과가 있었으나 대장암에서는 효과를 나타내지 못했는데, 최근 비라토비(성분명: encorafenib)라는 신약이 출시되어 BRAFV600E 변이가 있는 전이성 직결장암(대장암) 환자에게 세툭시맙과 병용으로 쓰이고 있다. BRAFV600E 변이 양성인 대장암에서 BRAF 저해제만 투여했을 때는 상피세포 성장인자 수용체를 통한 빠른 되먹임 활성화에 의해 이와 관련된 RAS/RAF/MEK/ERK(mitogen-activated protein kinase, MAPK) 신호전달 체계를 충분히 억제할 수 없고, 항EGFR 항체인 세툭시맙 및 MEK 저해제인 비니메티닙(binimetinib)과 BRAF 저해제를 병용할 때 제대로 된 효능을 나타낸다는 이전의 연구 결과들에 근거한 3상 임상시험의 성과다.[73]

그런가 하면 2023년에는 최초의 HER2 양성 대장암 치료제인 투카이사(성분명: tucatinib)가 미국 FDA의 승인을 받았다.[74] HER2 과발현/증폭은 대장암의 1.3~6.3% 정도에서 드물게 나타나는데, 특히

73　Kopetz S, Grothey A, Yaeger R, Van Cutsem E, Desai J, Yoshino T, Wasan H, Ciardiello F, Loupakis F, Hong YS, Steeghs N, Guren TK, Arkenau HT, Garcia-Alfonso P, Pfeiffer P, Orlov S, Lonardi S, Elez E, Kim TW, Schellens JHM, Guo C, Krishnan A, Dekervel J, Morris V, Calvo Ferrandiz A, Tarpgaard LS, Braun M, Gollerkeri A, Keir C, Maharry K, Pickard M, Christy-Bittel J, Anderson L, Sandor V & Tabernero J, "Encorafenib, Binimetinib, and Cetuximab in BRAF V600E-Mutated Colorectal Cancer", *N Engl J Med*, 2019 Oct 24;381(17):1632-1643.

74　U.S. Food and Drug Administration, "FDA grants accelerated approval to tucatinib with trastuzumab for colorectal cancer", Jan 19, 2023, https://www.fda.gov/drugs/resources-information-approved-drugs/fda-grants-accelerated-approval-tucatinib-trastuzumab-colorectal-cancer

RAS와 BRAF 야생형인 좌측 대장암 환자에서 자주 관찰된다.[75] 투카이사는 절제 수술이 어렵거나 전이성 단계에서 최소 한 번 이상 치료를 받은 경험이 있는 HER2 양성 대장암 성인 환자를 대상으로 허셉틴과 병용요법으로 허가되었는데, 임상 2상시험 결과를 근거로 미국 FDA의 신속승인을 받았다. 투카이사는 HER2 단백을 막아 암세포의 증식을 막는 인산화효소 저해제로, 앞서 2020년 유방암 치료제로 허가되었고 이번에는 대장암 치료제로 적응증을 확대하였다.

※ 현미부수체와 불일치 복구란?

인체 내에서 DNA는 손상과 돌연변이, 오류 등을 복구하는 과정을 수없이 되풀이한다. DNA 불일치 복구는 DNA 복제 및 재결합 과정에서 발생할 수 있는 DNA 염기의 잘못된 삽입과 삭제, 비정상적인 통합을 인식해 이를 복구하는 체계를 말한다. 이러한 DNA 복구 체계에 관여하는 단백 기능이 손상되거나 정상 발현되지 않아 DNA 복구 체계가 제대로 작동하지 않는 것이 '불일치 복구 결함'이다.

현미부수체는 DNA 염기서열 중 반복되는 부분을 말하며 보통 1~6개의 염기쌍이 5~50번 정도 반복된다. 현미부수체의 반복 횟수가 DNA가

---

75 Motta R, Cabezas-Camarero S, Torres-Mattos C, Riquelme A, Calle A, Montenegro P & Sotelo MJ, "Personalizing first-line treatment in advanced colorectal cancer: Present status and future perspectives", *J Clin Transl Res*, 2021 Nov 29;7(6):771-785.

복제될 때마다 다르게 발생하는 것을 '현미부수체 불안정성'이라고 하며, 앞서 설명한 '불일치 복구 결함'이 그 원인으로 여겨지고 있다. 통상 5개의 생체표지자를 평가하는 MSI PCR 검사에서 2개 이상의 표지자에서 불안정성이 관찰되면, 고빈도-현미부수체 불안정성으로 판정한다.

최근에 주목받고 있는 새로운 대장암 치료제로 면역항암제를 들 수 있다. 항PD-1 면역관문 억제제로 개발된 키트루다는 이후 연구를 통해 면역항암제 중 최초로 수술이 불가능하거나 전이성이면서 고빈도-현미부수체 불안정성(microsatellite instability high, MSI-H) 또는 불일치 복구 결함(mismatch repair deficient, dMMR)* 생체표지자가 있는 대장암 환자에서 좋은 효과를 나타낸다는 것이 밝혀져, MSI-H/dMMR 전이성 대장암의 1차 치료제로 허가된 바 있다.[76] 이전까지 면역항암제는 대장암에서 잘 듣지 않는다고 알려져 있었으나, 현미부수체 안정성(MSI-S)인 환자는 펨브롤리주맙(pembrolizumab)에 반응하지 않고 MSI-H/dMMR을 가진 대장암 환자에서는 펨브롤리주맙에 대한 확실한 반응과 생존기간 연장 등의 효과가 나타나 MSI를 생체표지자로

---

76   U.S. Food and Drug Administration, "FDA approves pembrolizumab for first-line treatment of MSI-H/dMMR colorectal cancer", June 29, 2020, https://www.fda.gov/drugs/drug-approvals-and-databases/fda-approves-pembrolizumab-first-line-treatment-msi-hdmmr-colorectal-cancer

사용할 수 있게 되었다. 또한 MSI-H/dMMR 또는 MSI-S에 따른 반응의 차이는 암종을 불문하고 나타난다는 것도 밝혀졌다.

MSI-H/dMMR 전이성 대장암의 1차 치료제 허가는 펨브롤리주맙과 항암화학요법을 비교 평가한 KEYNOTE-177 연구를 근거로 이루어졌다. 이 연구에서 펨브롤리주맙은 항암화학요법 대비 무진행생존기간을 2배나 연장시키는 고무적인 결과를 보고했으며,[77] KEYNOTE-177은 MSI-H/dMMR 전이성 대장암에서 치료 선택지를 넓혀 진료 패턴을 획기적으로 바꾼 임상연구로 평가받는다.

더 나아가, 키트루다는 암 종류에 관계없이 특정 유전자 또는 유전자 변이가 있다면 사용할 수 있는 암종불문(tumor agnostic) 항암제의 개념을 최초로 제시하였다. MSI-H/dMMR 전이성 대장암 외에 MSI-H/dMMR인 다른 여러 암종을 대상으로 키트루다의 효능과 안전성을 평가한 바구니형 임상시험인 KEYNOTE-158이 진행된 바 있는데, 그 연구 결과와 전이성 대장암을 대상으로 한 2상 임상시험인 KEYNOTE-164 연구 결과, 3상 임상시험인 KEYNOTE-177의 연구 결과를 바탕으로 키트루다는 지난 2017년 미국 FDA로부터 최초의 암종불문 항암제로 신속승인을 획득했고 2023년 정식승인까지 받았다. 이는 면역항암제도 정밀의료 관점에서 공통의 유전자 변이

---

77 Diaz LA Jr, Shiu KK, Kim TW, Jensen BV, KEYNOTE-177 Investigators *et al.*, "Pembrolizumab versus chemotherapy for microsatellite instability-high or mismatch repair-deficient metastatic colorectal cancer (KEYNOTE-177): final analysis of a randomised, open-label, phase 3 study", *Lancet Oncol*, 2022 May;23(5):659-670.

를 가진 다양한 암종의 환자에서 사용할 수 있다는 것을 바구니형 임상시험과 같은 새로운 디자인의 연구를 통해 제시한 기념비적인 일이라 할 수 있다.

키트루다와 마찬가지로 PD-1 저해제인 옵디보는 CTLA-4라는 면역관문을 억제하는 여보이(성분명: ipilimumab)와의 병용요법으로 MSI-H/dMMR 전이성 대장암에서의 적응증을 갖고 있다.

암세포나 감염세포를 공격하는 T면역세포를 증폭시키는 인터루킨(interleukin) 제제에 대한 연구도 진행되고 있다. 우리나라 바이오기업인 제넥신과 네오이뮨텍이 다국적 제약사와 함께 임상 개발 중인 NT-I7은 T세포를 증폭시키는 인터루킨-7 제제로 면역관문 억제제 등 다양한 약제와의 병용 연구의 핵심 물질로 주목받고 있으며, 췌장암과 대장암 환자에게 펨브롤리주맙과 NT-I7을 병용한 2상 임상시험에서 주목할 만한 결과를 보여주고 있다.[78] NT-I7은 암 질환 외에 패혈증과 방사선 노출에 의한 림프구감소증에서도 임상 개발을 진행하고 있다.

지금까지의 이야기를 정리하면, 우리는 상대방(암)을 거의 모르고 치료했던 항암화학요법의 시대에서, 상대방을 조금 알게 된 표적치료제와 면역항암제의 시대를 지나, 유전체 단위로 상대방을 잘 알게 된

---

78 Naing A, Ferrando-Martinez S, Ware MB *et al.*, "NT-I7, a long-acting IL-7, plus pembrolizumab favors CD8 T-cell infiltration in liver metastases of heavily pre-treated, immunologically cold, MSS-colorectal and pancreatic cancer", Presented at: 2022 SITC Annual Meeting; November 8-12, 2022; Boston, MA, Abstract 657.

정밀의료 시대에 들어와 있다(get into)고 할 수 있다. 이와 같은 변화는 분자유전학과 그에 따른 기술의 발전 그리고 발전된 학문이 실제 진료 현장과 임상에 도입되면서 촉발되었다. 아직까지도 우리는 암이라는 질환을 다 이해했다고 이야기할 수 없지만, 관련된 학문이 20~30년 전부터 급속히 발전하면서 정밀의료는 자연스럽게 태동했다고 보인다.

여기에서 한 가지 오해할 수 있는 부분인 '기존의 항암화학요법은 정밀의료 치료법에는 포함될 수 없는가'에 대해 짚고 넘어가겠다. 유전체 검사를 했는데 지금까지 밝혀진 면역항암제나 표적치료제를 적용할 수 없으나 기존 항암화학요법에 좋은 결과를 보인 특정 유전자 변이를 가지고 있는 환자라면, 당연히 항암화학요법을 적용할 수 있고 이 또한 정밀의료라고 할 수 있을 것이다. 즉, 기존의 치료법을 적용하더라도 이를 '정밀의료'라는 시각에서 바라본다면 정밀의료 치료법이 된다고 할 수 있다. 결국 정밀의료란 환자에게 투여되는 약을 기준으로 하는 것이 아니라는 이야기다.

또 정밀의료 치료법은 이전보다 부작용 관리에 대해 더 비중을 둘 것이다. 이 책의 후반부에서 좀 더 자세히 다루겠지만, 약물유전체학 검사를 통해 어떤 환자에서 특정 부작용이 더 강하게 또는 보다 빈번하게 나타날지 미리 파악하고 이에 대비하게 될 것이다. 신약을 허가할 때 필수적인 안전성·유효성 평가의 관점에서 효능의 증대뿐만 아니라 부작용의 경감에도 비중을 두어야 하는데, 이는 현재의 발전된 의과학 기술로 충분히 가능하리라 본다.

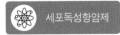 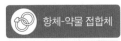

세포독성항암제	표적치료제	항체-약물 접합체
정상세포보다 빠른 속도로 무분별하게 분열하는 암세포를 공격하여 항암효과를 나타내는 약물	암세포에서 활성화된 특정 분자를 선택적으로 저해하여 종양의 성장, 진행, 전이를 차단	항체를 이용한 표적치료제에 세포독성항암제를 결합한 약물

 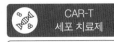

면역항암제	CAR-T 세포 치료제
환자의 면역체계가 암과 싸울 수 있도록 돕는 역할 단클론 항체, 이중항체, 면역관문억제제, 면역계 조절제 등	세포·유전자·면역치료제 특성을 모두 갖춘 항암제

[그림 2-6] 암 정밀의료를 구성하는 치료법

앞에서도 이야기했지만, 항암화학요법 또한 여전히 정밀의료 시대의 치료법 중 일부다. 이해의 폭이 좁고 낮았을 때 사용했던 치료법이라고 해서 정밀의료 시대에 무용지물은 아니다. 현재 유전체 검사를 통해 검출되고 있는 유전자 변이를 모두 효율적으로 억제할 수 있는 약물을 다 가지고 있지 못하기 때문에, 진단 기술의 개발 속도와 신약개발 속도 간의 간극이 좁혀지기 전까지는 충분히 그 역할을 할 것이다.

이런 간극을 좁히고 보다 세분화된 적은 수의 환자군을 대상으로 한 새로운 형태의 임상시험과 한 명의 환자에서 생성되는 방대한 데이터를 다루는 문제(통계의 이슈에서 데이터의 이슈로)에 대해서는 별도의 장에서 상세하게 다뤄보도록 하겠다.

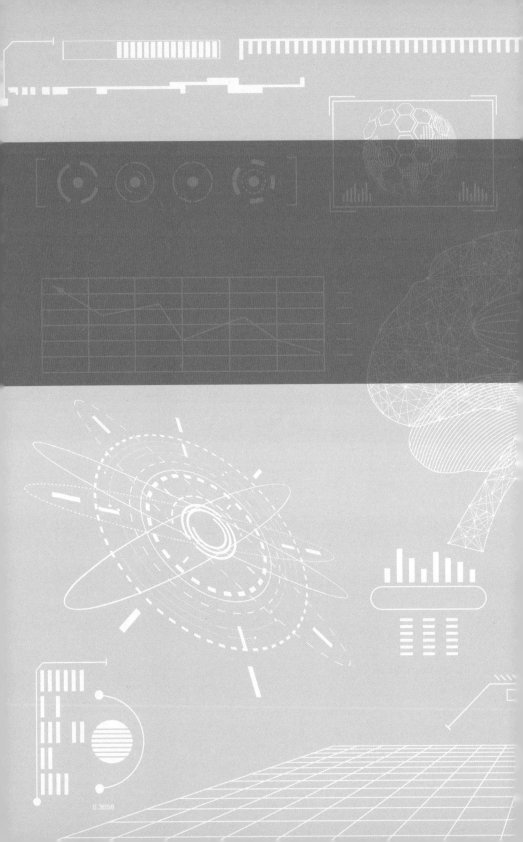

3장

정밀의료는
왜 중요한가

0.002157

99%

미국이 국가 차원의 정밀의료계획을 선포한
배경과 이유

우리는 정밀의료를 처음부터 '정밀의료'라고 부르지 않았다. 1990년 대 말 처음 등장했을 때는 주로 '개인별 맞춤 의료나 치료(personalized/individualized/tailored treatment/therapy)'로 부르다가, 2015년 1월 미국의 버락 오바마 대통령이 신년 국정연설에서 정밀의료계획(Precision Medicine Initiative, PMI)을 발표하면서부터 본격적으로 '정밀의료'로 불리기 시작 했다. 오바마 대통령의 정밀의료계획 발표 배경에는 인간 게놈 해독 기술의 발전, 생의학(Biomedical) 관련 데이터 분석 기술의 발전, 대량의 데이터 사용 기술 발전 등의 성과가 있었다. 1장에서 언급한 '인간 게 놈 프로젝트'에는 미국, 영국, 독일, 프랑스, 중국, 일본 등이 참여했는 데 미국은 이후로도 10년 넘게 연구를 지속하여 상당히 발전된 수준 의 유전체 분석 기술을 확보할 수 있었고, 이는 PMI라는 국가 차원의 범부처 추진계획으로 이어지게 된 것이다.

미국은 오바마 대통령의 정밀의료계획 선포 이후, 관련된 주요 정 부 기관의 주도로 여러 프로젝트를 가동하고 있다. 국립보건원은 정 밀의료 코호트 구축과 총 100만 명 이상의 자발적 데이터 제공자를 모으는 'All of Us' 리서치 프로그램을 위해 2015년 5월부터 '정밀의료 계획 추진위원회'를 구성하여 가동 중이며, 미국 국립암연구소는 암 유전체 발굴 및 확대 연구를, 미국 FDA는 개인정보 보호 기반 정밀의 료 오픈소스 플랫폼인 'Precision FDA' 개발을, 국가보건의료정보기술

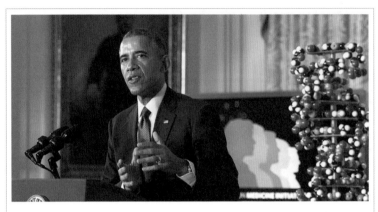

"Doctors have always recognized that every patient is unique, and doctors have always tried to tailor their treatments as best they can to individuals. You can match a blood transfusion to a blood type — that was an important discovery. What if matching a cancer cure to our genetic code was just as easy, just as standard? What if figuring out the right dose of medicine was as simple as taking our temperature?"

- President Obama, January 30, 2015

〔그림 3-1〕 2015년 버락 오바마 미국 대통령의 신년 국정연설(출처: https://obamawhite house.archives.gov/precision-medicine)

조정국(Office of the National Coordinator for Health Information Technology, ONC) 은 상호운영성(Interoperability) 표준 개발을 주도하고 있다.

미국 정부는 정밀의료계획에 막대한 예산도 투자했는데, 2015년 미국의 보건의료 투자 R&D 예산은 334억 달러(당시 환율 기준 약 38조 원)로 비 국방 분야 R&D 중 최대 비중이었다. 정밀의료 연구에는 총 2억 1천5백만 달러를 투자했는데, 세부적으로 국립보건원이 주도하는 All of Us 리서치 프로그램에는 1억 3천만 달러, 국립암연구소의 '개인 맞춤형 항암제 개발'에는 7천만 달러, FDA의 '차세대 유전체 분석 평가를 통한 규제 현대화'에는 1천만 달러, 국가보건의료정보기술조

구분	투자 분야	투자 금액
국립보건원(NIH)	백만 명 자발적 국가 연구 코호트 형성	1.3억 달러
국립암연구원(NCI)	개인 맞춤형 항암치료제 개발	7천만 달러
식품의약국(FDA)	차세대 유전체 분석 평가를 통한 규제 현대화	1천만 달러
국가건강정보기술조정국(ONC)	개인정보 및 데이터 보안 시스템 개발	5백만 달러

* 오바마 행정부는 정밀의료 연구에 총 2억 1500만 달러를 투자하기로 2015년 1월 발표하였으며, 위의 4개 부서에 나누어 투자하였다.

〔표 3-1〕 미국 오바마 정부의 2015년 정밀의료 R&D 예산[79]

정국의 '개인정보 및 데이터 보안 시스템' 개발에는 5백만 달러가 책정되었다.[80]

미국이 국가적으로 정밀의료 관련 범부처 추진계획을 발표하고 막대한 예산을 투입하여 여러 프로젝트를 진행하고 있는 이유는 무엇일까? 그 답은 '정밀의료계획'의 목표에서 찾을 수 있다. 미국 정부가 발표한 정밀의료계획의 단기 목표는 '암 연구 분야에서 정밀의료의 발전'이고 장기 목표는 '보건의료 전반에 걸쳐 정밀의료를 확장'하는 것에 있다. 정밀의료를 통해 유전자를 포함한 개인의 다양한 보건의료 데이터에 기반한 맞춤형 치료나 치료제를 제공함으로써, 불필요한 치료 비용이나 시간 소모를 줄이고 획기적으로 치료 성공률을 개선하며 더 나아가 한 개인이 어떤 질병과 관련된 유전자를 갖고 있는지 병에

---

79   보건산업브리프 vol. 204, "미국 정부의 '15년도 보건의료 R&D 투자동향", 한국보건산업진흥원, 2015. 11.

80   이정환 기자, "美 보건의료 R&D예산 38조 원…'비 국방 분야 최대", 〈데일리팜〉, 2015. 11. 26., https://www.dailypharm.com/Users/News/NewsView.html?ID=205832

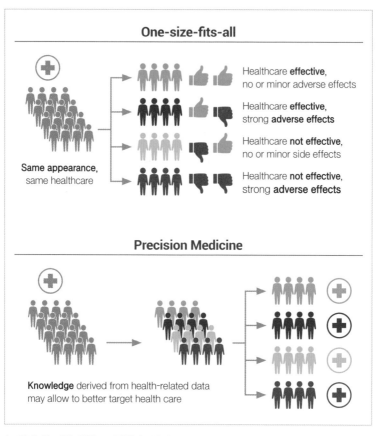

〔그림 3-2〕 기존 의학 vs 정밀의료(출처: Kohler S. Precision medicine – moving away from one-size-fits-all. Quest: Science for South Africa 2018;14:12 – 15.)

걸리기 전에 파악하여 예방하고 관리하는 것이 가능할 것이기 때문이다. 국가에서 나설 만큼 정밀의료가 중요하다고 본 것이다.

　정밀의료의 중요성을 주제로 2016년 2월 백악관에서 개최된 '정밀의료계획 정상회담(Precision Medicine Initiative Summit)'에서 오바마 대통

령은 이에 대해 다시 한번 강조한 바 있다.[81]

지금까지의 의학은 평균적인 사람들에게 들을 만한 하나의 치료법을 제공하는 '모두에게 동일한 사이즈의 옷을 제공하는 것(one-size-fits-all)'과 같은 방식이어서 잘 듣는 사람도 있고 그렇지 않은 사람도 있고 어떤 사람에게는 부작용만 심하게 나타날 수 있었다.

반면, 정밀의료는 각 개인의 유전정보, 생활습관(lifestyle), 환경 등 다양한 보건의료정보에 기반하여 맞춤형 치료나 치료제를 제공하기 때문에 의료자원이나 시간 낭비 없이 치료 가능한 혁신적인 접근법이다. 그렇기에 정밀의료의 등장으로 의학에 새로운 시대(era)가 열린다고 이야기하고 있는 것이다.

내 몸 안에서 답을 찾는다: 암 치료를 어렵게 만드는 종양 이질성과 이에 따른 '약물 내성' 극복기

앞 장에서 이야기한 바와 같이, 통계로 만들어진 하나의 생존곡선 안에는 어떤 약이 잘 듣는 환자와 듣지 않는 환자가 섞여 있다. 하나의 약이 모든 환자에서 동일한 효과를 나타내지 않듯, 부작용 또한 마찬가지다. 한 환자에서 여러 가지 부작용이 나타나기도 하고, 다른 환자

---

81 The Obama White House, "The White House Hosts a Precision Medicine Initiative Summit", [video], *YouTube*, February 25, 2016, https://youtu.be/5dpwG8HpPgI

에서는 부작용이 전혀 나타나지 않을 수도 있다. 또 부작용의 정도가 다르게 나타날 수도 있는데, 어떤 환자에서는 비교적 경증의 0~1등급 부작용이 나타날 수 있는 반면 또 다른 환자에서는 3등급 이상의 중증 부작용이나 생명에 지장을 줄 정도의 치명적인 부작용이 나타날 수도 있다. 같은 암이라도 환자에 따라 다른 특성을 나타내기도 하고, 같은 환자의 암이라도 어떤 장기에 있는지에 따라 다른 특성을 보이기도 한다. 이와 같이 서로 다른 암세포가 세포 형태학, 유전자 발현, 대사, 운동성, 증식 및 전이가 다른 특성을 보이는 것을 '종양 이질성'이라고 부른다.[82, 83] 한 환자의 같은 암 조직 안에서도 서로 다른 특성을 가진 암세포들이 공존하는 것을 '종양 내 이질성(intra-tumor heterogeneity)', 같은 암종의 환자 개개인 간에 암세포 특성이 다르게 나타나는 것을 '종양 간 또는 개체 간 이질성(inter-tumor heterogeneity)'이라고 한다. 하나의 암 조직 안에서도 이질성이 존재한다는 것이 놀라운데, 놀라움을 넘어 무섭기까지 한 사실은 세포와 세포 간에도 이질성이 존재할 수 있다는 것이다. 이런 이질성으로 인해 암세포는 종양 주변의 미세환경 변화에 잘 적응할 수 있고 다른 조직이나 장기로 전이될 가능성을 높인다.

좀 더 풀어서 얘기해보면, 이질성이 없는 암세포는 원발 병소에 머

---

82 Tellez-Gabriel M, Ory B, Lamoureux F, Heymann MF & Heymann D, "Tumour Heterogeneity: The Key Advantages of Single-Cell Analysis", *Int J Mol Sci*, 2016 Dec 20;17(12):2142.

83 Fisher R, Pusztai L & Swanton C, "Cancer heterogeneity: implications for targeted therapeutics", *Br J Cancer*, 2013 Feb 19;108(3):479-85.

무르는 경향이 크고 혹여 다른 장기나 조직으로 전이되더라도 그곳의 새로운 환경에 적응하지 못하고 죽게 된다. 반면 이질성을 가진 암세포는 세포 내의 유전적 다양성으로 인해 전혀 다른 미세환경에서도 찰떡같이 적응하여 살아남을 뿐만 아니라 지속적인 유전자 변이를 일으켜 다양성을 더 확장해간다. 즉 암세포 입장에서 이질성이란 인체 내의 미세환경이 매우 다른 다양한 장기에 적응하고 여기에서 안전하게 정착할 수 있는 기반이 되며, 이것이 바로 '전이'라고 할 수 있다. 암세포의 이질성은 전이의 필요충분조건이고, 원발 병소와 항암제에 대한 반응이나 민감성을 달라지게 하며, 이는 궁극적으로 약물내성으로 귀결된다. 따라서 앞으로 전이암의 치료는 암세포의 이질성을 잘 조절하는 데 달려 있다고 할 수 있다.

각각의 암세포에서 유전적 다양성은 점점 더 확장되어가기 때문에 동일한 약물로 치료가 불가능하다. 암세포의 다양성은 암세포 표면의 항원 다양성(antigenic diversity)으로 나타나기 때문에 이를 인식하고 제거할 수 있는 방법으로는 다양한 상대를 인식해서 공격하고 다양하게 제거할 수 있는 방법을 갖고 있는 대식세포(macrophage)나 자연살해세포(natural killer cell, NK cell) 등이 있을 수 있다. 즉, 우리 몸 안에 암세포의 이질성에 기인한 전이를 해결할 수 있는 열쇠가 있다. 우리 몸 밖에서 미사일과 같은 표적치료제도 쏴주고 면역항암제를 넣어주어도, 몸 안에서 스스로 면역반응을 통한 자정작용을 이뤄내지 못하면 치료는 어렵다. 게다가 암세포 역시 이런 공격을 피할 수 있는 기전도 갖고 있기에 쉽게 해결되지 않는 것이다.

또 골수에서 겨울잠을 자는 유방암세포(dormant breast cancer cell in bone marrow)는 조용히 골수 내에 자리하고 있다가 어느 시점에 갑자기 3~4개의 세포로 분열되는데, 이렇게 보이지 않는 '미세전이(micrometastasis)'를 조절하는 것도 중요하다. 이런 현상은 절대 자연스럽게 발생하는 것이 아니다. 마치 신이 이렇게 만들어 놓았고, 우리가 이런 것들을 '암'이라고 생각하며 보고 있는 것은 아닐까 하는 생각이 들 때가 있다.

종양 이질성은 앞서 이야기한 유전체 연구가 기폭제가 되어 10여 년 전에 발견되었고 점점 더 깊이 연구되고 있다. 종양 이질성이 암 치료에서 중요할 수밖에 없는 이유는 앞서 서술한 대로 '약물내성' 때문이다. 종양 이질성은 결국 약물내성으로 귀결될 수밖에 없는데, 항암화학요법이든 면역치료제든 표적치료제든 그 종류를 가리지 않고 고유내성(intrinsic resistance)과 획득내성(acquired resistance)이라는 장벽에 부딪힌다. 이 내성이라는 벽에 서서히 부딪히는 암세포도 있고 빠르게 부딪히는 암세포도 있고(획득내성의 경우), 처음부터 거대한 벽이 있어 전혀 말을 듣지 않는 암세포(고유내성의 경우)도 있다.

비소세포폐암의 표적치료제로 잘 알려진 타그리소를 예로 들어보자. 타그리소는 비소세포폐암에서 상피세포 성장인자 수용체(EGFR)의 돌연변이를 표적으로 하는 약이다.[84]

---

84   Leonetti A, Sharma S, Minari R, Perego P, Giovannetti E & Tiseo M, "Resistance mechanisms to osimertinib in EGFR-mutated non-small cell lung cancer", *Br J Cancer*, 2019 Oct;121(9):725-737.

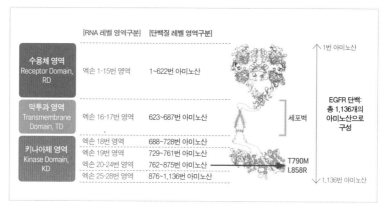

〔그림 3-3〕 EGFR 단백의 구조와 영역 구분[85]

EGFR은 상피세포의 성장과 분화에 관여하는 신호(성장인자)와 결
합하여 세포 안쪽으로 그 신호를 전달하는 수용체 단백인데, EGFR에
돌연변이가 일어나면 필요할 때만 작동해야 할 이 신호가 꺼지지 않
고 세포 안쪽으로 계속 전달되어 암이 유발되고 암세포가 빠르게 자
라나게 된다. EGFR 단백은 네 가지 영역으로 나뉜다. 첫 번째는 신호
가 되는 상피세포 성장인자(epidermal growth factor, EGF)와 결합하는 수용
체 영역, 두 번째는 세포 안과 밖을 구별하게 해주는 막투과 영역, 세
번째는 신호를 세포 안쪽으로 보내는 역할인 인산기를 전달하는 키나
아제 영역, 네 번째는 단백질의 마지막 부분인 C 꼬리 영역으로 구분

85 Adapted from Huang Y, Ognjenovic J, Karandur D, Miller K, Merk A, Subramaniam S &
    Kuriyan J, "A molecular mechanism for the generation of ligand-dependent differential outputs by
    the epidermal growth factor receptor", *elife*, 2021 Nov 30:10:e73218 (일부 발췌)

된다[그림 3-3].

타그리소는 이 4개의 영역 중 키나아제 영역의 ATP 결합 부위에 비가역적으로 결합하여 세포 안쪽으로 과도하게 전달되는 암세포의 성장과 분화 신호전달을 막아준다. 타그리소 이전에도 비슷한 원리로 작용하는 약들이 있었는데, 이 약들을 묶어서 '티로신 키나아제 억제제'라고 부른다.

EGFR 돌연변이는 서양인 비소세포폐암 환자에서는 15% 정도, 아시아인 비소세포폐암 환자에서는 30~40% 가까이 나타날 정도로 아시아인 환자에서 발현율이 높은 것으로 알려져 있다. EGFR 돌연변이에는 여러 종류가 있는데, 가장 대표적인 것이 EGFR 유전자 엑손 21번 내 858번째 아미노산이 류신(leucine)에서 아르기닌(arginine)으로 바뀐 L858R 점 돌연변이(point mutation)와 엑손 19번 결손 돌연변이(deletion)다.

이 외에 엑손 18번과 20번 내에 발생하는 점 돌연변이와 삽입 돌연변이가 있다. 타그리소 이전에 개발된 1세대 TKI인 이레사와 타쎄바는 엑손 18번, 19번, 21번 변이에 잘 반응하고 엑손 20번 변이에는 잘 반응하지 않는 것으로 알려져 있다.

1세대 TKI 약물들은 대규모 3상 임상연구에서 당시 표준요법인 백금기반 항암화학요법 대비 EGFR 변이가 있는 진행성 비소세포폐암 환자에서 객관적 반응률 60~70%에 달하는 우수한 효과를 보였지만, 대다수의 환자들은 결국 약물내성이 생겨 무진행생존기간이

9~15개월에 그쳤다.[86]

이후 EGFR TKI에 대한 약물내성의 약 50%에 해당하는 환자는 엑손 20번 내 티로신 키나아제의 790번째 아미노산인 트레오닌(threonine)이 메치오닌(methionine)으로 바뀌는 T790M 점 돌연변이 때문에 발생한다고 밝혀졌다. T790M 변이는 1세대 TKI 약물뿐만 아니라 2세대 TKI인 지오트립이 EGFR 단백의 ATP 결합 부위에 결합하는 것을 방해하여 약물이 더 이상 듣지 않는 내성이 나타나게 만들었다. 이후 개발된 3세대 TKI인 타그리소는 EGFR 활성화 돌연변이뿐만 아니라 EGFR T790M 내성 돌연변이까지 모두 표적으로 하여 1세대와 2세대 TKI 약물들의 한계를 뛰어넘은 표적치료제다. 그러나 타그리소도 EGFR 변이가 있는 비소세포폐암의 1차 및 2차 치료제로 성공을 거두었음에도 불구하고, 약물 투여에 따른 획득내성을 피해가지 못했다. 1세대와 2세대 TKI 약물들처럼 어느 시점에서는 약물의 임상적 이익이 더 이상 지속될 수 없었던 것이다. 게다가 일부 환자에서는 다른 TKI 약물들과 마찬가지로 타그리소에 처음부터 반응을 보이지 않는 고유내성을 갖는 환자들도 관찰되었다.[87]

안타깝게도 아직까지는 3세대 TKI 약물로 인해 발생하는 내성에 대해 항암화학요법으로 돌아가는 방법 외에 뚜렷한 현실적 대안은 없다. 그러나 현재 진행 중인 정밀의료 연구들을 통해, 타그리소의 내

---

86   *ibid.*

87   *ibid.*

성 발현 기전과 타그리소에 대한 내성이 나타난 비소세포폐암에서 발견되는 3차 돌연변이(EGFR C797S) 등이 속속 밝혀지고 이를 표적으로 할 수 있는 새로운 치료제나 치료 알고리즘이 연구되고 있다.[88]

한편, 우리나라를 대표하는 제약기업인 유한양행이 개발한 3세대 TKI 렉라자는 2023년 6월 EGFR 변이 양성 비소세포폐암의 1차 치료제로 식품의약품안전처의 허가를 받음과 동시에 한국인을 포함한 글로벌 3상 임상인 LASER301 연구에서 EGFR 변이가 호발하는 한국인을 포함한 아시아인, 뇌전이, EGFR 유전자 엑손 21번의 L858R 치환 변이가 있는 경우 일관된 효능을 보인 결과를 발표했다.[89, 90] 이는 그간의 1~3세대 TKI 약물들이 EGFR 변이 비소세포폐암의 주요 비중을 차지하는 아시아인에서 일관되지 않은 치료 성적을 보여 왔던 것과 엑손 21(L858R) 치환 변이에 대해 치료 성적이 떨어지는 한계, 뇌전이 치료에 대한 미충족 수요 등을 한꺼번에 해소할 수 있는 데이터를 제시한 것이다. LASER 301 연구에 참여한 전체 환자 393명

---

88   *ibid.*

89   Cho BC, Ahn MJ, Kang JH, Soo RA, Reungwetwattana T, Yang JC, Cicin I, Kim DW, Wu YL, Lu S, Lee KH, Pang YK, Zimina A, Fong CH, Poddubskaya E, Sezer A, How SH, Danchaivijitr P, Kim Y, Lim Y, An T, Lee H, Byun HM & Zaric B, "Lazertinib Versus Gefitinib as First-Line Treatment in Patients With EGFR-Mutated Advanced Non-Small-Cell Lung Cancer: Results From LASER301", *J Clin Oncol*, 2023 Jun 28:JCO2300515.

90   Lee KH, Cho BC, Ahn MJ, Lee YG, Lee Y, Lee JS, Kim JH, Min YJ, Lee GW, Lee SS, Lee KH, Ko YH, Shim BY, Kim SW, Shin SW, Choi JH, Kim DW, Cho EK, Park KU, Kim JS, Chun SH, Wang J, Choi S & Kang JH, "Lazertinib versus Gefitinib as First-line Treatment for EGFR-mutated Locally Advanced or Metastatic NSCLC: LASER301 Korean Subset", *Cancer Res Treat*, 2023 Jun 27.

중 172명이 한국인 환자였는데, 레이저티닙(lazertinib) 투여군의 무진행생존기간 중앙값은 20.8개월로 대조군인 게피티닙 투여군의 9.6개월 대비 암 진행 또는 사망 위험을 59%까지 낮춘 것(위험비 0.41)으로 나타났으며, 뇌전이를 동반한 환자에서도 일관된 치료 혜택을 보였다. 특히 L858R 치환 변이의 경우, 단백 구조가 불안정하여 표적치료제와의 결합력이 약하고 흔하지 않은 EGFR 변이(uncommon EGFR mutation)를 동반할 가능성이 높아서 치료 성적이 떨어졌다. 이러한 L858R 환자에서 렉라자는 지금까지 보지 못한 위험비(L858R 환자에서 레이저티닙 투여군의 무진행생존기간 중앙값은 17.8개월, 게피티닙 투여군은 9.6개월로 위험비 0.36, 즉 L858R 환자에서 암 진행 또는 사망 위험을 64% 낮춤)를 보여줬다는 점에서 주목할 만하다.

EGFR 엑손 20번 내의 797번째 아미노산인 시스테인(cysteine)이 세린(serine)으로 바뀌는 C797S 변이를 포함해 타크리소에 대한 내성을 매개하는 돌연변이들이 밝혀지며, 이를 극복할 수 있는 새로운 4세대 TKI 약물들도 개발되고 있다.[91] 1~3세대 TKI 약물이 EGFR 키나아제 단백질의 ATP 결합 부위를 표적으로 했다면, 4세대 TKI 약물은 ATP 결합 부위와는 다른 부위를 표적으로 하여(다른 자리 입체성, allosteric) EGFR의 획득 돌연변이로 인한 내성을 극복할 수 있는 대안으로 떠오르고 있다. 가장 먼저 개발된 4세대 EGFR TKI인 EAI045라

---

[91] Marasco M & Misale S, "Resistance is futile with fourth-generation EGFR inhibitors", *Nat Cancer*, 2022 Apr;3(4):381-383.

는 약물은 EGFR 항체인 세툭시맙과 병용 투여 시 C797S-T790M-L858R 3중 돌연변이 세포에 효과가 있는 것으로 나타났고, JBJ-04-125-02와 후속 약물인 JBJ-09-063은 C797S-T790M-L858R 신호 억제 효과를 시험관 내(in vitro)와 생체 내(in vivo) 모두에서 나타냈으며 타그리소와 병용 시에는 더 효과적인 것으로 밝혀졌다. 타그리소 투여 후 T790M 돌연변이가 사라지는 경우에는 비소세포폐암 세포에 1세대 TKI 약물을 다시 투여하거나, T790M과 C797S 변이가 공존하는 경우에는 타그리소와 1세대 TKI를 병용하는 치료 전략이 가능성을 보이고 있다.[92]

전통적인 항암화학요법과 표적치료제의 결합을 EGFR 변이 양성인 비소세포폐암 환자의 생존율 개선 방안으로 생각해 볼 수 있다. 실제로 ELIOS 연구(NCT03239340)는 타그리소를 1차 치료제로 투여한 후 내성 기전을 연구하는데 종양 생검 조직과 혈장 유전자형 분석을 결합한 NGS 분석을 진행한다. 정밀의료 임상시험의 유형 중 하나인 플랫폼(platform) 임상시험인 ORCHARD 연구(NCT03944772)에서는 타그리소를 1차 치료제로 투여 후 진행된 환자들을 일치하는 생체표지자에 따라 환자군을 세분화하고 타그리소+이레사, 타그리소+c-MET 억제제 사볼리티닙(savolitinib), 타그리소+포트라자(성분명: necitumumab),

92   Leonetti A, Sharma S, Minari R, Perego P, Giovannetti E & Tiseo M, "Resistance mechanisms to osimertinib in EGFR-mutated non-small cell lung cancer", *Br J Cancer*, 2019 Oct;121(9):725-737.

백금기반 이중 항암화학요법+임핀지(성분명: durvalumab) 등 다양한 치료 옵션을 연구한다.[93]

항체에 항암화학요법제를 결합시킨 항체-약물 접합체(antibody-drug conjugate, ADC)도 비소세포폐암에서 주목받는 새로운 치료제다. HER2 유전자 변이가 있는 암을 특이적으로 타깃하는 항체인 트라스트주맙과 세포 증식 억제와 암세포 사멸을 유도하는 약물인 데룩스테칸(deruxtecan)을 하나의 약으로 만든 차세대 항체-약물 접합체 엔허투(Enhertu)는 2022년 HER2 변이가 있는 비소세포폐암의 최초 표적치료제로 FDA의 승인을 받았다. 그리고 EGFR 변이 양성 비소세포폐암에서는 텔리소투주맙 베도틴(telisotuzumab vedotin, Teliso-V), 파트리투맙 데룩스테칸(patritumab deruxtecan, HER3-DXd), 다토포타맙 데룩스테칸(datopotamab deruxtecan, Dato-DXd), MK-2870 등의 ADC에 대한 다양한 임상연구가 전 세계 곳곳에서 진행 중이다.[94]

전통적인 생검 외에 암세포에서 나와 혈액을 돌아다니는 순환종양 DNA(circulating tumor DNA, ctDNA)의 유전자형 분석(genotyping), 액체생검과 RNA 시퀀싱과 같은 최신 유전자 검사법이 타그리소 투여 후 내성 발현 기전이나 종양 내 이질성, 개체 간 이질성에 대한 큰 그림을 완성해가는 데 기여하고 있다. 그런가 하면, 유전자 DNA에 '분자적

---

93   ibid.

94   Hsu R & Benjamin DJ, "A narrative review of antibody-drug conjugates in EGFR-mutated non-small cell lung cancer", *Front Oncol*, 2023 Dec.

인 수술'을 할 수 있는 CRISPR/Cas 시스템은 내성의 근본적인 원인을 환자 개개인에 맞추어 영구적으로 해결할 수 있는 방법으로 연구되고 있다.[95]

암 치료가 어려운 이유는 같은 종양이라도 환자에 따라 그 특성이 다르거나 한 환자의 종양이라도 세포나 조직에 따라 다른 특성을 보이는 '종양 이질성' 때문인데, 어쩌면 너무나 당연하게도 그에 대한 해답은 발전된 유전자 검사법이나 새로운 유형의 임상시험 등 정밀의료 연구를 통해 환자와 그 종양 안에서 찾고 있다. 답은 멀리 있지 않다. 다만, 찾기 어려울 뿐이다. 영어권 노래 제목이나 책 제목처럼 '모든 답은 내 안에 있었다(The answers are all within)'라는 문장으로 이 과정을 요약할 수 있겠다. 인간에서 발생하는 질환을 치료할 수 있는 해답은 내 안에 있고, 그러므로 내 몸 안에서 그 해답을 찾는 노력을 기울여야 한다는 것이다. 바꿔 얘기하면, 인간에서 발생하는 암 질환을 치료할 수 있는 해답은 우리 몸의 면역계가 열쇠를 쥐고 있고, 내 몸의 면역계를 이해하고 면역계를 어떻게 조절할 것인가를 통해 해답을 찾아야 할 것이다.

---

95   Leonetti A, Sharma S, Minari R, Perego P, Giovannetti E & Tiseo M, "Resistance mechanisms to osimertinib in EGFR-mutated non-small cell lung cancer", *Br J Cancer*, 2019 Oct.

정밀의료 분야의 선두주자, 미국

다시 미국의 정밀의료로 돌아가 보자. 2015년 오바마 대통령이 '정밀 의료계획'을 선포하면서 미국은 본격적으로 정밀의료 분야를 선도하 게 되었는데, 그 이유는 무엇일까?

첫 번째 이유는 앞에서도 몇 차례 언급한 미국의 주도하에 성공적 으로 완료된 '인간 게놈 프로젝트' 때문이다. 2023년은 DNA 이중나 선이 발견된 지 70주년이고, 인간 게놈 프로젝트가 완료된 지는 20주 년이 되는 뜻 깊은 해다. 인간 게놈 프로젝트를 통해서 어느 염색체 의 어느 부위에 어떤 유전자가 있는지를 파악하여 거대한 인간 유전 자 지도를 완성했고, 이제 그 후속 과제로 각각의 유전자들이 인체 내 에서 어떤 기능을 하고 어떻게 조절되는지에 대한 연구들이 진행되고 있다. 이러한 연구의 일환이 미국 국립보건원이 주도하는 'All of Us 리서치 프로그램'인데, 인간 게놈 프로젝트가 바로 All of Us의 기반이 된 것이다. 실제로 인간 게놈 프로젝트에 참여했던 과학자들이 All of Us 리서치 프로그램에도 참여하고 있다.[96]

All of Us는 유전자, 인종, 성별, 진료기록, 직업, 생활습관 등의 정

---

96 National Institutes of Health, "Research Roundup: The Human Genome Project is in *All of Us*' *DNA*", 2023. 4. 20., https://allofus.nih.gov/news-events/announcements/research-roundup-human-genome-project-all-us-dna?utm_medium=email&utm_source=mailchimp&utm_campaign=researcher_news&utm_content=button

Data Snapshots

이 데이터 스냅샷은 All of Us 리서치 프로그램 데이터세트의 폭과 깊이를 잘 보여준다. All of Us의 데이터 스냅샷은 참여자의 인구학적 정보, 지리적 분포도 외 많은 내용을 제공하며 매일 업데이트된다.

809,000+
참여자
Participants

450,000+
전자건강기록 정보
Electronic Health Records

572,000+
수집된 생물검체
Biosamples Received

〔그림 3-4〕매일 업데이트되는 All of Us 리서치 프로그램 데이터 스냅샷(Adapted from https://www.researchallofus.org, 2024년 6월 기준)

보를 수집·분석하여 데이터베이스를 구축하고, 이를 바탕으로 질병의 원인과 치료 방법을 발굴하고 새로운 약제 개발의 기반을 마련하는 '정밀의학사전'을 만드는 것을 목표로 하는 국가 차원의 리서치 프로그램이다. 지금까지 80만 9천 명 이상의 참여자, 45만 건 이상의 전자건강기록 정보, 57만 2천 건 이상의 생물검체(혈액, 타액, 뇨 등), 24만 5천 개 이상의 전체유전체 염기서열을 확보하는 성과를 달성했다고 한다. 또 2024년 6월 기준 333건의 관련 학술 논문이 발표되었다.[97]

---

97 All of Us Publications, Accessed on 2023.05.01., https://www.researchallofus.org/publications/page/16/

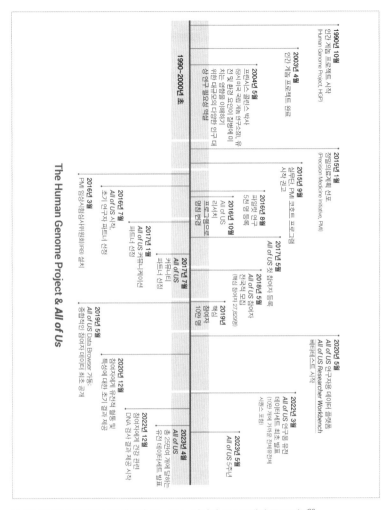

〔그림 3-5〕 인간 게놈 프로젝트와 All of Us 리서치 프로그램의 주요 여정[98]

---

98 Adapted from "Research Roundup: The Human Genome Project is in All of Us' DNA", 2023. 04. 20., https://allofus.nih.gov/news-events/announcements/research-roundup-human-genome-project-all-us-dna?utm_medium=email&utm_source=mailchimp&utm_campaign=researcher_news&utm_content=button

인간 게놈 프로젝트의 권위자 '프란시스 콜린스' 박사

'인간 게놈 프로젝트' 하면 빼놓을 수 없는 사람이 프란시스 콜린스 (Francis S. Collins) 박사다. 그는 인간 게놈 프로젝트를 주도하고 여러 질병 관련 유전자를 발견한 미국의 의사이자 유전체학자로, 2009년부터 2021년까지 역대 최장 기간 미국 국립보건원장을 역임하고 그 이전에는 미국 국립보건원 산하의 국립게놈연구소(National Human Genome Research Institute, NHGRI) 소장으로 인간 게놈 프로젝트와 여러 유전체 연구 프로젝트를 주도했다. 그는 정부기관에서 재직하기 이전에 미시간대학의 Howard Hughes Medical Institute에 9년간 재직하며 '유전자 사냥꾼(gene hunter)'으로 명성을 떨치기도 했으며, 2022년에는 조 바이든 미국 대통령의 과학자문위원으로 활동하기도 했다. 콜린스 박사와 그의

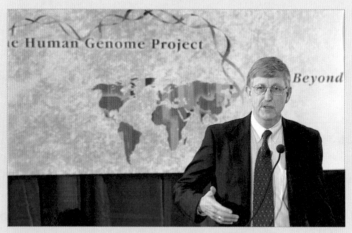

(출처: https://www.flickr.com/photos/genomegov/27254121813/)

연구팀의 주요 업적으로는 낭성섬유증(cystic fibrosis), 신경섬유종증(neurofibromatosis), 헌팅턴 무도병(Huntington's disease), 다발성 내분비종양 1형 증후군(multiple endocrine neoplasia type 1 syndrome), 허친슨-길포트 조로증 (Hutchinson-Gilford progeria syndrome)과 같은 유전질환의 원인이 되는 유전자 발견, 제2형 당뇨병 관련 유전자 발견 등이 있다.

미국이 정밀의료를 선도할 수 있는 두 번째 이유는 정부 주도의 컨트롤타워에 의해 이 거대한 프로젝트가 굴러가고 있기 때문이다. 미국 국립보건원은 이 프로젝트를 주도하여 여러 연구기관에 연구 예산을 배분하고 데이터 수집을 포함, 앞으로의 발전 방향을 기획하고 총괄하고 있다. 2015년 오바마 대통령의 발표 후에 많은 사람들이 이러한 유전체 분석에 대한 데이터를 축적하는 데 자발적으로 참여했다. 'The Human Genome Project & All of Us' 주요 여정에서 볼 수 있는 것처럼[그림 3-5], 2016년 8월에 벌써 5천 명의 자발적 참여자가 파일럿 연구에 등록하였고, 2019년도에는 참여자 수가 10만 명을 돌파하였으며, 2023년 6월 기준으로는 80만 9천 명 이상의 사람들이 All of Us 리서치 프로그램에 참여 등록을 시작하였다.

미국이 정밀의료의 선두주자가 될 수밖에 없는 세 번째 이유는 정부의 컨트롤타워에 의해 움직이는 정밀의료 생태계다. 10만 명 이상의 유전체 데이터를 수집하는 All of Us와 같은 거대한 프로젝트부터 거기에서 파생된 여러 프로젝트들이 조직적으로 기획되어 정밀한 로드맵하에서 움직이고 있다. 대륙 자체가 커서 각자 움직이는 것 같지만 매우 조화롭게 움직이고 있는 것이다.

이처럼 정밀의료를 둘러싼 이해관계자와 관련 집단이 함께 발전해서 생태계를 만들어가지 않는 한 정밀의료는 현실화되기 어렵다. 정밀의료 생태계에는 지금 현재 의료에 종사하는 이해관계자들이 그대로 포함된다. 예를 들어 의료 서비스를 제공하는 의사, 약사, 간호사 등 보건의료 전문가와 병의원, 보건소, 약국 등의 의료기관, 치료제와 진단 시약/기기 등을 만들어내는 제약회사, 바이오테크 기업, 진단기기 회사, 디지털헬스 관련 회사, 임상시험을 직접 시행하는 기관이나 연구소, 임상시험대행기관(contract research organization, CRO), 환자와 환자의 보호자, 환자 단체, 보험 지불자(우리나라로 치면 건강보험공단), 보건복지부, 식품의약품안전처, 건강보험심사평가원과 같은 관련 정부기관이 모두 모여 '정밀의료 생태계'를 형성한다.

또한 이 생태계가 살아 숨 쉬고 움직이기 위해서는 이해관계자들만 있으면 되는 것이 아니라 예산과 규제가 뒷받침되어야 한다. 특히 이런 생태계에 대한 '혁신적 규제(innovative regulations)'가 없으면 정밀의료의 구현은 어렵다. '혁신적 규제'는 다소 앞뒤가 안 맞는 용어이지만 일정한 규제 적용과 혁신적인 산업 성장이라는 이중적인 의미를 모두 담고 있다. 정밀의료 생태계의 이해관계자들이 환자를 중심으로 예방과 치료의 수단을 엮어가면서 질병 예방, 진단과 치료, 치료 경과에 대한 모니터링을 수행하고 관련 연구를 진행하기 위해서 가장 중요한 요소는 예산과 규제다. 미국은 이 모든 것을 정부 컨트롤타워의 주도로 진행해오고 있다. 정부가 주역이 되어 나서서 한다는 이야기가 아니라, 이들이 정밀의료 생태계 안에서 숨 쉴 수 있도록 예산을 지원하고 규제를 만들어가면서 정부는 뒤에서 후견자 역할을 하고 있다는 것이다. 이 두 가지는 우리나라 정부에서도 반면교사로 삼아야 될 중요한 부분이라고 생각한다.

정밀의료 생태계와 혁신적 규제에 대해서는 이 책의 8장에서 좀 더 자세히 풀어보도록 하겠다.

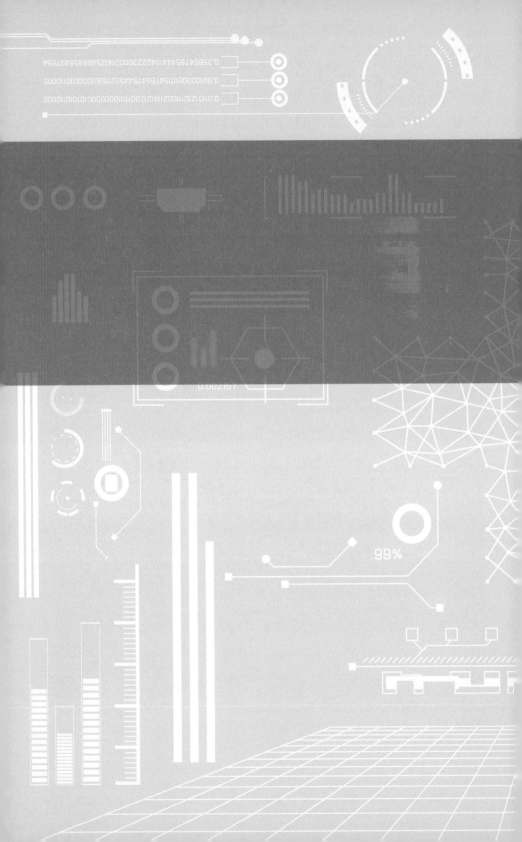

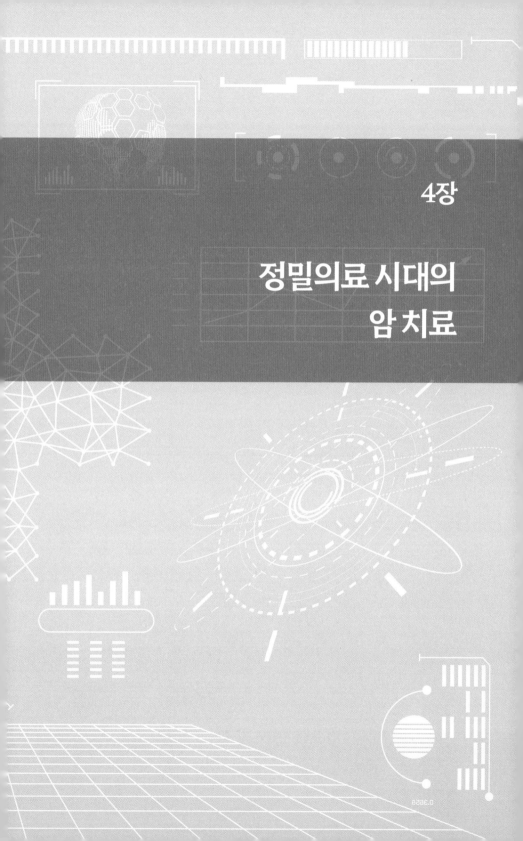

4장

정밀의료 시대의
암 치료

정밀의료의
첨병에 가다

나는 2018년부터 정밀의료 분야의 세계 최대 규모 학회인 Precision Medicine World Conference(PMWC)에 참석하고 있다. 당시에는 제목부터 '정밀의료'인 학회가 전혀 없어서 PMWC에서 보낸 홍보 이메일이 눈을 사로잡았다. 세계적인 첨단산업의 첨병인 미국 실리콘밸리에서 개최되는 학회였기에, 과학과 비즈니스의 접점에 관심이 컸던 나는 한국인 참석자는 아예 없었고 아시아인도 드물었던 시절 이 학회에 발을 들이게 되었다.

PMWC는 2009년에 설립되어 2010년부터 미국 실리콘밸리에서 매년 1월 말에 개최되고 있는데, 암뿐만 아니라 다양한 헬스케어·바이오테크 분야에서 정밀의료를 선도하고 있는 세계적인 석학들과 기업, 규제기관, 보건의료 전문가들이 한자리에 모여 정밀의료와 관련하여 최신 연구 결과나 정보 및 지식을 나누는 자리다. 샌프란시스코 캘리포니아대학교(UCSF), 듀크대학교, 스탠퍼드대학교, 존스홉킨스대학교, 미시간대학교 등 미국 유수의 대학 5곳이 공동 개최하는데, 쉽게 말하면 학회보다는 미국판 산·학·연 정기 세미나에 가깝다. 앞 장에서 설명했던 정밀의료 생태계를 구성하는 이해관계자 중 주요한 3개 그룹이 모이는 것이다. 이 학회는 굳이 '신약'을 매개로 하지 않고 디지털 의료기기나 진단기기 등 폭넓은 영역을 다루기 때문에 제약회사가 후원하지 않는다. 그러다 보니 AACR, ASCO, ESMO 같은 학회

보다 넉넉하거나 풍성하지는 않지만 1만여 명 이상의 참석자와 2백 명 이상의 연자가 함께 자리하여 정밀의료에 대해 최소 3~4년은 앞선 이야기를 나눈다. 일반적인 학회처럼 강의 형식이 아니라 벽난로 나 화롯가에 둘러앉아 편하게 이야기를 주고받는 노변담화(fireside chat) 형식으로 진행된다. 천편일률적인 강의 형식이 아니라 대화의 형식으로 첨단 지식을 공유하는 장을 마련한 것이다.

2018년 처음 참석했을 때(불과 5년 전인 당시에는 생소했던) 실사용데이 터에 대한 논의가 활발했던 기억이 난다. 실사용데이터를 어떻게 규 정할 것인지에 대한 미국 FDA의 발표, NGS 사업을 공격적으로 해 나갈 것이라는 써모피셔사이언티픽(Thermo Fisher Scientific) 부사장의 선 언, 라이센스 아웃(license out)을 목적으로 하는 바이오벤처 회사의 쇼 케이스 등이 인상 깊었다. 액체생검이나 고형암에서의 생검, 이중항 체 제조 플랫폼 등 같은 미국의 학회지만 AACR이나 ASCO에서는 들 어볼 수 없는 내용들이 주를 이루었다.

COVID-19 팬데믹이 전 세계를 휩쓸기 직전인 2020년 1월에 다 녀온 후 3년 만에 찾은 이번 PMWC에서는 주목받는 치료제, AI와 데 이터 사이언스, 진단 및 진료실 내 분자 프로파일링, 염기서열 분석과 액체생검, 영상의학의 4개 주요 트랙을 중심으로 여러 연자들의 발표 가 이어졌는데, 3년 전과 비교하여 눈에 띌 만큼 크게 발전한 분야는 인공지능과 데이터 사이언스 분야였다.

2023년 1월 PWMC 학회 참석을 계기로 돌아본 암 정밀의료의 화 두는 크게 세 가지로 이야기할 수 있겠다. 첫 번째는 차세대 염기서열

분석의 새로운 흐름, 두 번째는 CAR-T를 잇는 세포치료제, 세 번째
는 공간 유전체 분석이다. 하나씩 살펴보도록 하자.

NGS의
미래

첫 번째, NGS의 새로운 흐름을 이야기하려면 인간 유전체 게놈의
해독을 먼저 살펴봐야 한다. 앞서 얘기한 바와 같이, 1990년 시작해
2003년 4월에 완료된 '인간 게놈 프로젝트'와 이후의 후속 연구들을
통해 이루어진 인간 유전체 게놈의 해독과 그런 해독을 가능하게 한
유전체 검사 기술의 발전, 그에 따른 유전체 검사에 소요되는 시간 단
축과 비용 인하로 이런 기술들이 임상에 접목되기 시작하였고, 곧 정
밀의료 발전의 기폭제가 되었다.

'정밀의료=NGS'라는 인식도 있기는 하지만, 꼭 그렇지는 않다. 우
리나라도 2019년 5월부터 전체 고형암을 대상으로 NGS 검사 시 보
험급여가 적용되고 있지만, 미국의 경우에는 더욱 보편화되어 있다.
물론 NGS를 통해 밝혀지는 모든 발암유전자나 유전자 돌연변이에
대해 매칭되는 치료제가 존재하지 않는 것은 미국도 마찬가지이나,
우리나라보다 NGS를 활용한 임상시험이 더욱 활발하게 진행되며 보
다 자유롭게 참여가 가능하다는 차이점이 존재한다고 본다.

NGS 검사 현황에 대해 좀 더 살펴보면, 우리나라는 대학 병원을

중심으로 NGS 검사가 이루어지고 있다. 그렇다면 대학 병원에서만 NGS가 가능한가? 미국은 (한국으로 치면) 대학 병원급에서 20%, 나머지 80%는 카운티[99] 병원 등 지역 병원급에서 진행되고 있다. 어떤 약에 대한 임상시험을 진행하는 제약회사는 임상시험의 대상이 되는 환자들을 찾아가게 되어 있는데, 대학 병원에서 수행 가능한 임상시험의 건수가 포화 상태에 다다르다 보니, NGS 검사가 가능하고 항암치료 경험이 많은 지역 병원을 찾는 것도 한몫했다고 본다. 이런 지역 병원도 충분히 NGS 검사를 시행하고 정밀의료 서비스를 구현할 수 있는 것이다.

정밀의료 서비스가 꼭 대학 병원에서만 가능한가? 그렇지 않다고 생각한다. 우선 지금은 모든 정보가 공유되는 시대다. 또 미국의 경우에는 다른 임상 검사들과 마찬가지로 NGS 검사를 중앙실험실(central laboratory)에서 진행하는 것이 전혀 어색하지 않을 뿐만 아니라 충분히 가능하다. 우리나라처럼 각각의 대학 병원에서 NGS 검사를 하는 상황이 아니라는 이야기다. 그리고 지역 병원에서 NGS 검사를 진행하고 NGS 검사 결과에 따른 암 정밀의학 치료를 환자에게 적용하기 위해서는 다기관 분자종양위원회(Molecular tumor board, MTB)[100]가 필수적이다. 분자종양위원회는 종양내과 전문의, 병리과 전문의, 유전체 전

---

99   카운티(County): 미국의 주(State) 밑의 행정 구역 단위.

100   분자종양위원회(Molecular tumor board)는 암에 존재하는 유전적 변화에 기초하여 각 환자에게 최선의 치료제 선택을 논의하는 협의체로 종양내과 전문의, 유전체 분석 전문가, 병리학·진단검사학 전문의 및 임상시험 전문가 등으로 구성되어 있다.

문가(medical geneticist) 등으로 구성된다. 이 중 유전체 전문가는 NGS 검사를 통해 나온 수많은 유전체 중 무엇이 주요한 발암유전자이고 동반 돌연변이인지를 파악하고, 각각의 유전자 변이가 세포 내에서 어떤 역할을 하고 어떤 임상적 의의(clinical implication)를 가지는지 등 NGS 결과지 이면에 담긴 의미까지 설명하는 역할을 한다. 미국의 경우에도 모든 병원에 유전체 전문가가 상주하는 것은 아니고, 지역 병원 네트워크를 형성하고 거점 병원에 상주하면서 네트워크 내의 병원 간 인적 자원(유전체 전문가)을 공유하는 형태로 운영하고 있다.

일찍이 NGS가 도입되고 더 활성화된 미국에서도 검사 결과를 얻기 까지 소요되는 3주 이상의 시간(turnaround time)이 여전히 치료 방법 결정에 걸림돌로 작용하고 있다. 소요 시간에 더해, 가격을 더 낮추고 민감도는 더 높여서 보다 적은 양의 암 조직으로 더 신속하고 더 저렴하게 검사하는 방향으로 NGS가 진화하지 않을까 생각한다. 현재 NGS 검사에 사용되는 기기를 업그레이드하는 차원이 아니라 NGS 라는 검사의 개념 자체가 진화하는 것이다. NGS 검사 패널에 몇 개의 유전자를 더 넣을 수 있을지에 대한 논의는 혁신(innovation)이라고 할 수 없다. 현재의 NGS 검사를 완전히 뒤엎는 새로운 유전체 검사 방법이 등장할 것으로 보이며, 이는 다시 한번 파괴적 혁신을 불러일으키지 않을까 생각한다. 현재 NGS 검사에 대한 시간, 비용, 민감도 측면에서 미충족 수요가 존재하기 때문에 충분히 가능할 것이다.

암 조직 대신 혈액을 사용하는 액체생검 분야의 발전도 매우 흥미롭다. 액체생검은 NGS와 마찬가지로 미국에서 굉장히 활발하게 진행되고 있는데, 조직 검사를 싫어하거나 꺼리는 환자들이 많고 수술이나 조직 검사 시 일어날 수 있는 불상사에 대한 법적 소송이 급증하는 데에는 그 이유가 있을 것이다. 조직 채취를 위해 아무래도 침습적일 수밖에 없는 NGS와 비교했을 때, 환자나 검사자 모두에게 피를 뽑는 게 훨씬 수월할 뿐만 아니라 검사 소요 시간도 짧다. 우선 피 검사를 통해 발암유전자나 돌연변이가 있는지 보고, 추가적인 검사가 필요하면 조직생검을 진행하여 NGS 검사를 하는 알고리즘이 자연스럽게 자리를 잡아가는 모습이다. 물론 액체생검이 조직생검을 완전히 대체할 수 있을지에 대해서는 의문이지만, 우리나라와는 진료 패턴이 다른 미국에서 액체생검이 활발히 진행되는 것에 대해서는 이해가 되는 면이 있다.

액체생검이 지금보다 더 활성화되기 위해서는 더 많은 데이터가 축적되어야 하고, 순환종양 DNA를 혈액 속에서 더 잘 분리해 낼 수 있는 기술이 발전해야 한다. 액체생검은 암 진단뿐만 아니라 암 수술 후 영상 검사상에는 존재하지 않지만 혈액 속을 순환하고 있는 종양 DNA 또는 세포유리 DNA(cell free DNA, cfDNA)의 존재 여부나 엑소좀(exosome)[101]에서 종양 관련 DNA의 확인, 즉 미세잔존암(minimal residual disease, MRD)의 탐색을 위해서도 무척 중요하다. 미세잔존암이 있을 경

---

101 엑소좀(exosome): 세포가 세포 외부로 방출하는 소낭(extra cellular vesicles, EVs)의 일종으로, 진핵생물체(eukaryotic cells)에서 세포 간 정보 교환을 위해 분비하는 나노미터 크기의 물질이다. 엑소좀은 모체가 되는 세포 내부의 단백, 지질, DNA와 RNA 같은 핵산 등을 유사하게 포함하고 있어 세포의 아바타(avatar)로서 다양한 분야에 폭넓게 응용되고 있다.

우, 수술 후 보조 항암치료 여부를 결정해야 하기 때문이다. 전이 병소가 많을 경우, 하나의 조직이 아닌 여러 조직에서 흘러나온 유전체들을 검사할 수 있는 액체생검이 유리할 것이다. 그뿐만 아니라 혈액 속의 ctDNA는 표적치료제의 치료 성적 평가에도 중요하다. 표적치료제의 경우에는, 치료 과정을 장기적으로 추적하면서 ctDNA가 생기고 없어지는 것을 관찰하여 치료 효과를 모니터링하는 데 액체생검이 유용하게 쓰일 수 있다. 또 내성과 관련된 유전자 발현을 파악하거나, 수년 전에 생긴 암의 2차 암인지 아니면 새롭게 발생한 암인지를 알아내거나, 원발 병소를 모르는 암의 원발 병소를 찾아내는 데도 액체생검이 유용하다. 액체생검을 통해 DNA 특정 부위의 메틸화(methylation)를 검사하면 원발 병소를 알아낼 수 있기 때문이다.

액체생검은 NGS와 비교하여 덜 침습적이며 여러 차례 반복 가능하고 검사 결과를 빠르게 얻을 수 있다는 장점도 있지만, 검사 결과의 민감도나 정확도는 아직 암 조직을 직접 검사하는 NGS에는 미치지 못하는 단점도 있다. 그리고 고위험군 또는 건강한 일반인군에서 암을 미리 진단할 수 있는 스크리닝 방법으로 사용이 가능할지도 아직 미지수다. 종양학 분야에서 발전하기 시작한 NGS를 액체생검이 따라잡을 수 있을지 없을지는 현재 액체생검의 장단점 중 어떤 부분이 더 특화하고 발전할 수 있을 것인가에 달려 있을 것 같다.

더불어 현재 우리나라에서 암 조직을 검사하는 NGS는 병리과로, 혈액을 검사하는 액체생검은 진단검사과로 이원화되어 있는데, 두 검사 모두 가격도 낮아지고 검사 결과를 얻는 속도도 단축되어야 하겠지만 이렇게 이원화되어 있는 검사 체계를 어떻게 통합 발전시킬지에 대한 고민도 필요하다. NGS와 액체생검은 어느 하나가 다른 하나를 완전히 대체하는 것이 아니라 상호 보완적이기 때문이다.

CAR-T 이후
세포 치료제의 진화

두 번째는 CAR-T를 이을 세포 치료제다. 이번 PMWC에서는 최근 5년간 항암 신약으로 많은 주목을 받고 있는 이중항체나 항체-약물 접합체와 관련된 내용은 거의 찾아볼 수 없었고, CAR-T 이후의 세포 치료제에 대한 내용이 주를 이루었다. 현재 CAR-T세포 치료제는 'B세포 급성 림프구성 백혈병(B cell acute lymphoblastic leukemia, B-ALL)' '미만성 거대 B세포 림프종(diffuse large B cell lymphoma, DLBCL)' '소포성 림프종(Follicular lymphoma)' 등에 적응증을 갖고 있는데, CAR-T세포 치료제의 적응증을 확대해가는 것뿐만 아니라 자연살해세포(Natural Killer Cell, NK cell)를 이용한다던가, T세포가 아닌 B세포를 사용한 CAR-B 치료제의 개발을 고민하는 연구자도 있었다.

결론적으로 세포 치료제는 T세포든 NK세포든 어떤 형태의 세포를 이용하든지 간에, 중요한 것은 대부분 환자의 세포를 CAR-T세포 치료제와 같이 체외로 빼낸 후 유전자 공법(genetic engineering)을 이용해 암을 찾아가는 레이더를 달아주는 방식을 취한다[그림 4-1]. 환자의 말

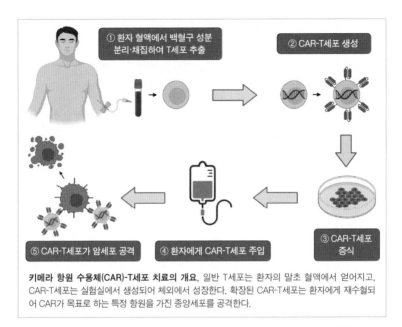

① 환자 혈액에서 백혈구 성분 분리·채집하여 T세포 추출

② CAR-T세포 생성

③ CAR-T세포 증식

④ 환자에게 CAR-T세포 주입

⑤ CAR-T세포가 암세포 공격

키메라 항원 수용체(CAR)-T세포 치료의 개요. 일반 T세포는 환자의 말초 혈액에서 얻어지고, CAR-T세포는 실험실에서 생성되어 체외에서 성장한다. 확장된 CAR-T세포는 환자에게 재수혈되어 CAR가 목표로 하는 특정 항원을 가진 종양세포를 공격한다.

〔그림 4-1〕 CAR-T세포 치료 과정(출처: John E. Niederhuber, MD 외(2024), 《임상 면역종양학(강진형 역)》, 서울: 바이오메디북)

초 혈액에서 백혈구 성분을 분리·채집하여 치료제의 원료가 되는 환자의 T세포를 모아 FDA 허가를 받은 미국의 실험실(제약사에서 직접 세포치료제를 제조하는 곳)로 보내면, 여기에서 유전자 공법을 통해 환자의 T세포 표면에 암세포를 항원으로 인식하게 하는 특이적 '키메라 항원 수용체(chimeric antigen receptor, CAR)'를 발현시킨다. 유전자 공법으로 완성된 CAR-T세포를 대량 증식 후 다시 우리나라로 보내오면, CAR-T세포 치료제를 환자에게 주입하게 된다.

환자의 T세포는 채집부터 미국으로 이송, 국내로 재공수하는 과정에서 변질되지 않게 환자의 치료를 맡은 병원에서 별도 처리 과정을 거쳐야 하고, 병원은 CAR-T세포 치료제를 처방하기 위해 환자 세포를 추출하여 보관·처리할 수 있는 의약품제조관리기준(GMP) 시설을 갖추고 첨단재생바이오의약법에 따라 식약처로부터 인체세포 관리업 허가를 받아야 한다. 이 같은 절차는 상당한 투자가 필요한 만큼, 실제 CAR-T세포 치료제 처방이 가능한 국내 의료기관은 현재 대학병원급 5~6곳 정도다.

세포치료제는 투여 과정도 어렵지만, 실험실에서의 성공적인 개발이 치료제로 상용화되기까지는 더 어렵고 까다로운 과정이 기다리고 있다. 세포의 순도라든지, 체내에 제대로 들어가서 효율적으로 T세포 표면에 항원이 발현되는지, 유전자 공법으로 조작하여 레이더를 단 세포가 체내에 주입되었을 때 암세포를 찾아가서 활성화된 상태로 그 위치에서 오랫동안 머물 수 있을지 등등 세포 치료제의 상용화에 있어 막대한 자금과 시간이 투자되어야 넘을 수 있는 어려운 과정이다. 또한 대량 생산으로 넘어갔을 때 각 공정의 퀄리티 컨트롤(quality control, QC)에 대한 이슈도 반드시 해결해야만 규제당국의 시판 허가를 받을 수 있다.

세계 최초로 CAR-T 치료제를 시장에 내놓은 스위스 제약사 노바티스(Novartis)도 자체적으로 이를 개발한 것이 아니라 처음 CAR-T를 개발한 미국 펜실베니아대학교 의과대학 마르코 루엘라(Marco Ruella) 교수팀으로부터 CAR-T 치료제의 임상적 미래를 예측하고 판권만 사온 것이다. 대학의 연구자로서는 CAR-T를 개발하기는 했지만 이를 대량 생산할 능력이나 미국 FDA나 유럽의약청(EMA)과 같은 규제기관의 허가를 받은 경험이 없었기 때문에 어쩌면 당연한 선택이었다고 할 수 있다.

바이오벤처 회사들은 기존의 CAR-T와 비슷한 치료제를 개발하기보다는 새로운 형태의 세포를 이용하거나 새로운 플랫폼의 개발, 혈액암이 아닌 고형암에서도 효과가 있는 세포치료제 개발에 몰두하고 있고, 학계에서는 이와 같은 새로운 세포치료제가 10년 내 나오리라고 기대하고 있다.

고형암에서도 CAR-T와 같은 세포치료제가 성공하려면 극복해야 할 여러 가지 난관이 존재한다. 중요한 것은 주입한 세포치료제가 암세포 주변에서 얼마나 오래 머물 수 있는지, 체외에서 유전자 조작을 통해 집어넣은 면역세포와 원래 몸 안에 존재하는 면역세포와 다르기 때문에 암세포에 대한 향성(tropism)을 잃지 않고 오랫동안 암세포와 상호작용이 가능한지의 여부라고 할 수 있다.

개인적으로는 다중 표적을 가지는 고형암보다는 표적이 비교적 많지 않은 고형암에서 새로운 세포치료제가 더 빠르게 등장할 가능성이 크다고 생각한다. 혈액암은 암세포가 환자 몸속의 피를 타고 둥둥 떠다니기 때문에 어디에도 기댈 언덕이 없지만, 고형암은 조직 간극(interstitium)에 존재하기 때문에 기대거나 몸을 숨길 언덕이 많다. 즉, 암세포가 숨어 있거나 치료제의 접근을 막을 수 있는 방어막이 많이 존재한다는 것이다. 고형암과 혈액암에서의 치료 효과가 크게 다른 근본적인 이유는 여기에 있다. 고형암에서는 세포치료제가 조직 간극에 오랫동안 머물러 있어야만 암을 이겨낼 수 있을 것이다. 그만큼 암이 숨어 있기 쉽고 방어하기 쉬운 진지를 꼭 붙잡고 오랫동안 있어야만 한다.

혈액암 치료를 위한 CAR-T세포 치료제는 유전적 공법을 통해 가능했지만, 고형암은 앞서 설명한 것과 같은 차이점이 존재하기 때문에 T세포 등 면역세포들을 체외에서 활성화시키기 위해서는 환자의 암세포가 가지고 있는 인식 부호를 유추해야 한다.

세포 내의 유전자 변이를 통해 어떤 신생 항원(neoantigen)이 생성될 것인지를 유추하는 알고리즘이 생물정보학(Bioinformatics)을 통해 수립되어 있어서, 신생 항원에 대한 분석을 마치면 이에 대한 합성 펩타이드나 단백질을 만든다. 이 펩타이드나 단백질을 암 환자의 몸에서 꺼낸 T세포와 배양해서 그 T세포가 활성화되어 암세포에 대항하겠다는 열의와 열망을 잃지 않도록 한다. 즉, 이론적으로는 잔뜩 독기가 오른 T세포를 다시 몸속에 집어넣었을 때 암 부위에 가서 오랫동안 머물면서 작용을 할 것이라는 이야기다. 하지만 아직은 인공적으로 알고리즘에 맞춰서 만든 합성 펩타이드가 신생 항원과 완전히 일치하는 수준에는 다다르지 못했다.

CAR-T세포 치료제와 관련하여 또 하나 유의할 점은 효과만큼이나 부작용도 만만치 않다는 점이다.[102] CAR-T세포 치료제와 관련된 가장 흔한 부작용은 '사이토카인 방출 증후군(cytokine release syndrome,

---

102 *ibid.*

CRS)'이다. CRS는 환자의 몸에 주입된 세포치료제로 인해 염증 반응이 촉발되어 전신의 백혈구가 활성화되면서 염증성 사이토카인이 일시적으로 과분비됨으로써 나타나는 다양한 증상을 말하는데, 중증 사이토카인 방출 증후군은 '사이토카인 폭풍(cytokine storm)'으로 불린다. CRS의 첫 증상은 흔히 발열로 시작하고 CAR-T 주입 1주 이내에 발생하는 경우가 많다. 이때 40도 이상의 고열이 나면서 몸이 뻣뻣해지거나(경직) 권태감을 느끼고, 두통, 근육통, 관절통, 식욕부진을 동반할 수 있으며 심하면 혈관 누출, 빈맥, 저산소증, 저혈압으로 생명에 위협이 될 수 있다.

CRS 발생 징후를 조기에 발견하고 빠르게 치료제를 투여하는 것이 중요한데, 자가면역질환 치료제로 쓰이는 인터루킨-6 억제제인 토실리주맙(tosilizumab)이나 실툭시맙(siltuximab), 종양괴사인자(tumor necrosis factor alpha, TNF-alpha) 억제제인 에타너셉트(etanercept), 스테로이드 등으로 CRS를 치료할 수 있다. CRS는 CAR-T 치료를 받은 림프종 또는 백혈병 환자의 90%까지 발생하는 것으로 보고된 바 있으며, CAR-T 치료제의 초기 임상에 참여했던 환자 중 45~50%는 CRS로 인해 중환자실에서 집중 치료를 받은 것으로 알려졌다.

CAR-T세포 치료제 투여 시 CRS 외에 iIEC-associated neurologic syndrome(ICANS)으로 명명된 신경독성과 2차 암 발생에도 유의할 필요가 있다. 2023년 11월 28일, 미국 FDA는 CAR-T세포 치료제 투여 후 T세포 악성종양이 발생했다는 이상 사례 보고가 담긴 안전성 서한을 배포하고 이에 대한 추가 조치 필요성을 검토 중이라고 밝혔다.[103] 이번 이상 사례는 임상시험 및 시판 후 데이터에서 발견된 것으로, 현재 FDA에서 승인한 모든 B세포 성숙화 항원(BCMA) 또는 CD19 타깃 CAR-T 치료제에 적용된다. 우리나라 식약처도 곧이어 CAR-T세포 치료제에 대한 안전성 서한을 배포하고, 현재 우리나라에 허가되어 있는 카빅티(Carvykti), 킴리아(Kymriah) 사용 시 주의 깊은 모니터링을 당부했다.[104]

물론 CAR-T 치료 경험이 늘어나면서 CRS나 신경독성의 발생 빈도와 중환자실 치료율은 떨어지고 있는 추세이기는 하지만 완치에 가까운 효과를 보이는 이면에는 심각한 부작용이 있을 수 있다는 점을 간과해서는 안 된다. 이런 부작용이 새로운 CAR-T 또는 유사한 세포 치료제 임상 개발에 주요한 장애물로 작용할 수 있기 때문이다.

---

103 U.S. Food and Drug Administration, "FDA Investigating Serious Risk of T-cell Malignancy Following BCMA-Directed or CD19-Directed Autologous Chimeric Antigen Receptor (CAR) T cell Immunotherapies", Nov 28, 2023, https://www.fda.gov/vaccines-blood-biologics/safety-availability-biologics/fda-investigating-serious-risk-t-cell-malignancy-following-bcma-directed-or-cd19-directed-autologous

104 식품의약품안전처 바이오의약품정책과, "첨단바이오의약품(키메라 항원 수용체 T세포 (CAR-T) 항암제) 안전성 정보", 2023.12.01., https://nedrug.mfds.go.kr/pbp/CCBAC01/getItem?safeLetterNo=507

차세대 유전체 분석법과 멀티오믹스

2023 PMWC에서 주요하게 다루어졌던 세 번째 주제는 '공간 유전체(spatial transcriptome)'다. 차세대 유전체 분석은 바로 '공간 유전체' 분석이 될 것이라는 이야기다. 세포를 모두 파괴시켜 세포 핵 안에 있는 DNA를 끄집어내어 분석하는 일반적인 DNA 염기서열 분석과 달리, 파라핀 조직에서 파라핀 성분을 다 제거하고 바닥에 RNA만 고이도록 해서 단세포 RNA 염기서열 분석(single cell RNS sequencing)을 진행한다. 이렇게 하면 세포와 세포 사이의 조직학적 구조(architecture)가 그대로 보존되면서 각 세포가 어떤 유전자 발현을 하는지 알 수 있기 때문에 종양 이질성을 이해하는 데 제격이다. 기존의 염기서열 분석에서는 채취한 조직의 인접한 모든 세포가 다 섞이면서 발생할 수 있는 정상세포의 오염(contamination)을 배제할 수 없으며, 세포 간 이질성이 존재한다고 가정하면 기존의 염기서열 분석으로는 이러한 이질성을 이해할 수 없다. 최근 각광을 받고 있는 단세포 RNA 염기서열 분석은 세포 간의 상호작용과 하나의 세포 내 유전자 변이를 보고 RNA를 보기 때문에 DNA와는 또 다른 부분이 있다. NGS 검사 결과를 보면서 의미 있는 DNA라고 해석할 수 있는 것은, 그 DNA의 어떤 부위에 유전자 변이가 발생했을 때 역할을 하는 RNA가 있는 것을 어느 정도 알고 있기 때문에 가능하다. RNA 염기서열 분석은 그런 DNA에 대한 정보가 없는 상황에서, 어떤 일이 발생했을 때 이 RNA들의 발현

이 올라가고 내려가는지를 보는 것이라서 RNA 간의 상호작용을 이해하는 데 굉장히 도움을 준다.

공간 유전체 분석에서는 세포의 구조가 망가지지 않기 때문에 그 조직을 있는 그대로 이해할 수 있으며, 실제로 암세포와 면역세포 사이의 거리 측정이 가능하다. 물론 공간 유전체 분석은 현재 실험실 연구 단계에 있고 실제 임상에는 적용되고 있지 않다. 가격이 매우 비싼 것도 임상 적용을 어렵게 만드는 점 중 하나다.

DNA를 이해하는 것도 중요하지만 DNA에서 전사가 이루어진 RNA가 어떻게 발현되는지, 그리고 이를 통해 만들어져서 궁극적으로 생체 내에서 실제 작용하는 단백질을 이해하는 것이 가장 중요하다. 2023년 PMWC에서의 또 다른 화두는 (아주 심도 깊게 다루어지지는 않았지만) '단백질을 어떤 형태로 분석할 것인가'였다. 그동안 액체 크로마토그래피 질량 분석기(LC-MS)를 비롯하여 많은 질량 분석 기기들이 등장했지만, 당화(glycosylation)되어 있는 단백질은 제대로 검출하지 못했다. 즉, 전체 단백체 중 빙산의 7분의 1또는 7분의 2 정도 일각만 이해하고 있는 셈이다. 당화는 세포질 안과 밖에서 단백질에 세포 부착(adhesion) 또는 연결(junction) 분자가 존재한다는 것을 의미하는데, 마치 솜사탕이 가느다란 막대에서 떨어지지는 않으면서 덜렁덜렁 붙어 있는 형상과 같다. 당화 단백질은 부착 분자의 형태로 존재하고 세포 간의 상호작용, 세포와 혈관 내피세포 간의 상호작용 등에 매우 중요한 역할을 한다. 내피세포와 같은 특정 조직에서 염증이 생기면 IL-1, TNF-a와 같은 사이토카인(cytokine)이 분비된다. 그러면 혈액 내

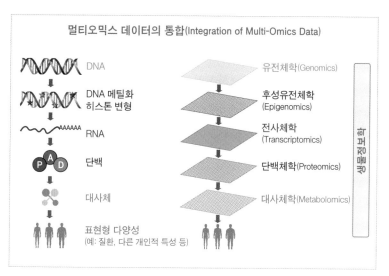

〔그림 4-2〕 멀티오믹스 데이터의 통합

에 돌아다니던 호중구(neutrophil)나 대식세포(macrophage)가 염증 부위로 달려가서 손상된 내피세포와 상호작용을 하는데, 이때 당화 단백질을 필요로 한다. 암 전이의 초기 단계에서는 이런 부착 분자(adhesion molecule)의 역할이 중요하기 때문에 근치적인 수술이 이루어진 고형암 환자에서 재발 여부를 알아내기 위해 말초 혈액에서 당화 단백질을 검출하는 것이 중요할 것으로 생각된다.

그 외에도 세포 내 많은 단백체들이 당화된 상태로 존재할 것으로 생각되는데, 당화된 상태는 세포 밖에 존재하지만 당화 자체는 세포 내 리보솜(ribosome)에서 일어나기 때문이다. 여태까지는 이것을 제대로 검출하지 못했다는 이야기다. 공간 유전체 분석과 같은 진일보한 방법을 통해서, 동일한 조직 또는 혈액 내에서 지금까지는 우리가 제대로 알지 못했던 DNA, RNA, 단백질까지 좀 더 총체적인 데이터 분석이 가능해질 것으로 본다.

이와 같은 분석법도 중요하지만, 분석을 통해 나오는 여러 데이터의 수직·수평적 통합이 필요하다[그림 4-2]. 이런 데이터들을 총체적으로 분석할 수 있는 플랫폼이 멀티오믹스(Multiomics)다. 멀티오믹스는 유전체·전사체·단백체 등 세포 내 분자 수준에서 생성된 다수의 오믹스(Omics)를 통합 분석하는 것을 말하는데, 인간의 몸 안에 있는 세포 내에 어떤 DNA, RNA, 단백질들이 존재하고 어떻게 상호작용하는지에 대해 연구하며 이 데이터들을 실제 임상에 적용시킬 수 있는 방법들이 개발되고 있다. 여기에서 더 영역이 확장되면 디지털 병리, 영상 자료 등과 오믹스 간의 수평적 통합도 일어날 것으로 본다. 이런 데이터들이 어떻게 활용될지에 대한 정론은 아직까지 없으나, 질병 예측에 사용될 것으로 생각한다.

정밀의료는 치료 방법을 결정하는 데에도 사용되지만 질환 예측과 관련되어 훨씬 더 넓은 영역을 차지하게 될 것이다. 앞으로 암 환자를 조기에 발견하기 위한 스크리닝을 어떻게 해야 될지, 지금까지 설명했던 액체생검만으로는 어려울 것이다. 암 발생 가능성이 높다고 이야기하는 데 그치지 않고 직접 눈으로 확인해야 할 것이다. 어떤 발암 유전자가 나왔을 때 암 발생 가능성이 높으니 몇 개월 뒤에 검사를 해 보라고 말해야 할 텐데, 과연 액체생검 하나로 환자들의 걱정을 해소시킬 수 있을까. 결국 설득력 있는 조기 진단 방법은 액체생검과 분자영상학(molecular imaging) 같은 다른 검사 방법의 병용이 되지 않을까 생각한다. 즉, 액체생검을 하다가 결정적인 순간에는 분자영상학을 통해 어느 위치에 암이 생겼는지 진단하는 것이 필요하다.

분자영상학은 다양한 영상 기술(X선, 양전자 단층촬영/PET, 컴퓨터 단층촬영/CT, 자기공명영상/MRI, 자기공명분광/MRSI, 형광, 발광 등)을 이용하여 인체 내에서 일어나는 유전자 발현이나 단백질 간의 상호작용, 세포 신호전달, 대사체의 변화 등 다양한 생물학적 과정을 세포 및 분자 수준에서 '시각화'하고 '정량화'하는 분야다. 영상 기술을 사용하여 각종 질환의 징후, 질병의 발생 초기 단계부터 생물학·생화학적·생리학적·조직학적 변화를 비침습적 영상 촬영으로 측정해서 질병의 조기 진단, 신약 후보물질 개발, 약물의 치료 효과 평가, 세포치료 기술 개발 연구 등에 응용되고 있다.[105] 방사성 동위원소(radioisotope)에 특정 분자 표적을 찾아가는 리간드(ligand)를 결합한 방사성의약품(radiopharmaceutical therapy, RPT 또는 radioligand therapy, RLT)을 통해 암을 진단하고 치료하는 '방사성 테라노스틱스(radiotheranostics)'도 최근 주목받고 있는 정밀의료의 한 분야다. 방사성의약품의 현황과 미래에 대해서는 이 책의 11장에서 좀 더 자세하게 다루어 보겠다.

---

105 문우경, "환자 맞춤 의학을 준비하는 분자영상 연구", 서울대학교 병원 VOM 매거진 5호, 2014. 02., https://blog.naver.com/chsnuh/220272164870

리바인 암센터:
지역병원 중심의 암 정밀의료 네트워크

암 정밀의료의 선봉에 있는 동료 연구자의 사례를 하나 소개하겠다.

약 15년 전 서울과 제주에서 개최되었던 표적치료제 관련 폐암 전문가 심포지엄에서 처음 만난 한국계 미국인 에드워드 김 박사는 수년이 흐른 뒤, 텍사스의 MD 앤더슨 암센터를 떠나 미국에서 가장 큰 대학-지역 간 하이브리드 암센터 중 하나인 노스&사우스 캐롤라이나 지역의 리바인 암센터(Levine Cancer Center)로 자리를 옮겼다. 김 박사는 여기에서 고형암 및 임상시험 치료제 분야 의장, 암 연구 분야 의장, 임상시험 관련 의학 디렉터 등을 역임하며, 지역 병원 중심의 암 정밀의료 네트워크 구축에 성공하였다. 그리고 지금은 캘리포니아 주의 City of Hope Orange County 병원으로 자리를 옮겨 그 성공을 재현하고 있다.[106]

지난 2018년 1월 미국 임상종양학회에서 개최한 '미국의 새로운 암 치료 상황(State of Cancer Care in America, SOCCA)' 행사의 개회식인 '정

---

106 'City of Hope'는 캘리포니아, 애리조나, 일리노이와 조지아 주를 아우르는 의료 네트워크를 형성하고 있으며, 미국 국립암연구소에서 지정한 통합 암센터 52개 중 하나로 미국 종합 암 네트워크(National Comprehensive Cancer Network, NCCN)의 창립 회원이기도 하다. 에드워드 김 박사는 캘리포니아 어바인(Irvine) 지역에 위치한 City of Hope Orange County 병원의 대표 의사이자 City of Hope 국립의학센터의 부대표 의사로 재직 중이며, 유망한 의료팀과 함께 최신 암 치료에 대한 지역 주민들의 접근성을 향상시키고자 노력하고 있다. https://www.cityofhope.org/edward-kim

밀의료: 기회의 확장' 행사와 같은 시기에 개최된 PMWC를 통해 리바인 암센터의 성공 사례를 들을 기회가 있었다.

리바인 암센터는 노스캐롤라이나 주와 사우스캐롤라이나 주를 아우르는 26개의 센터로 구성되어 있으며 연간 15,000명의 새로운 암 환자를 진료하고 있다. 또한 리바인 암센터 소속 의사들은 400건에 달하는 임상시험의 연구책임자(principal investigator, PI) 또는 연구자로 참여하고 있다고 한다. 리바인 암센터에서의 정밀의료[107]는 유전체 검사와 병원 내 분자종양위원회, 탄탄하게 갖춰진 전자임상경과시스템(Electronically Accessible Pathways, EAPathways)과 임상시험 매칭 시스템을 기반으로 한 표준화된 진단과 치료를 통해 제공되며, 지역 병원에서도 고품질 의료 서비스를 제공하고 지역 편차나 표준화되지 않은 의사결정 과정에서 비롯될 수 있는 바람직하지 않은 변동성을 제거하는 것을 목표로 하고 있다. 리바인 암센터는 병원 내에서 특정 질환의 표준 치료를 반영하는 작은 패널의 유전체 검사를 시행하고 있으며, 검사 결과는 3~5일 내에 받아볼 수 있도록 하고 있다. 검사 결과의 해석은 명확하고, 치료 옵션은 관련되는 임상 경과에 따라 결정된다. NGS 검사는 임상시험 참여가 가능한 환자를 대상으로 외부 기관을 통해 진행되는데, EAPathways를 통해 처방이 내려지고 조직이 NGS 검사에

---

107 Levit LA, Kim ES, McAneny BL, Nadauld LD, Levit K, Schenkel C & Schilsky RL, "Implementing Precision Medicine in Community-Based Oncology Programs_Three Models", *J Oncol Pract*, 2019 Jun 15(6):325-329.

적합한지 실험실 검사가 진행된 후 이루어진다. 병원 내 다학제 분자 종양위원회는 주 1회 미팅을 통해서 모든 환자의 외부 분자 검사 결과를 검토하며, 참여 의사들은 심도 깊은 논의를 위해 특정 증례를 제출하기도 한다.

리바인 암센터의 Link System은 유전체 진단 검사 회사의 가공되지 않은 데이터를 병원의 전자건강기록시스템(electronic health system, EHR)에 입력하여 내부 보고서를 만든다. 이 보고서는 환자의 유전체 데이터와 리바인 암센터에서 진행 중이거나 예정된 임상시험을 매치하고, 만약 매칭되는 임상시험이 없을 경우에는 분자종양위원회에서 '허가범위 외 사용(off-label use)' 등을 포함하여 해당 환자를 위한 최적의 치료 옵션을 논의한다. 리바인 암센터의 EAPathways는 종양내과 의사들에게 고형암, 혈액암, 희귀암을 아우르는 70개 이상의 임상 치료 옵션을 제공하는데, 여기에는 치료 및 지지 관리 가이드라인뿐만 아니라 부작용 관리에 대한 내용이 포함되어 있다. EAPathways는 각 환자에 맞는 임상시험이 있을 경우 알림 서비스를 제공하며, 임상시험 프로토콜 통합본 및 요약본, 동의서, 프로토콜 코디네이터의 이메일 연락처를 함께 제공한다. 이를 통해 임상 의사들은 각 환자에게 맞는 임상시험을 빠르게 찾아내고 등록할 수 있다. EAPathways는 암센터 내에서 금연 프로그램, 지지 관리 등 환자를 위한 다양한 서비스에 대해 안내가 이루어질 수 있도록 한다. 또한 표준치료가 아닌 치료를 받고 있는 환자들을 위한 참여 철회(opt-out) 버튼이 있어서 논리가 명확한 경우 정해진 임상 경과에서 벗어난 치료를 제공할 수 있도록 하고 있다. EAPathways는 내부 인터넷망을 통해서 운영되어 새로운 치료약이 허가된 경우 몇 시간 내에 업데이트되며, EHR을 통해서 EAPathways에 접속이 가능하다.

에드워드 김 박사의 성공 사례에서 볼 수 있는 것처럼 암 정밀의료를 반드시 대학 병원에서만 구현할 수 있는 것은 아니다. 지역 거점 병원 통합 네트워크를 형성하고, 정밀의료 데이터의 수집과 저장, 분자종양위원회와 같은 인적 자원 공유 및 활성화 등을 도입한다면 미국의 한 주에서 이루어지고 있는 지역 병원 중심의 암 정밀의료를 우리나라에서도 충분히 구현할 수 있을 것이라고 생각한다.

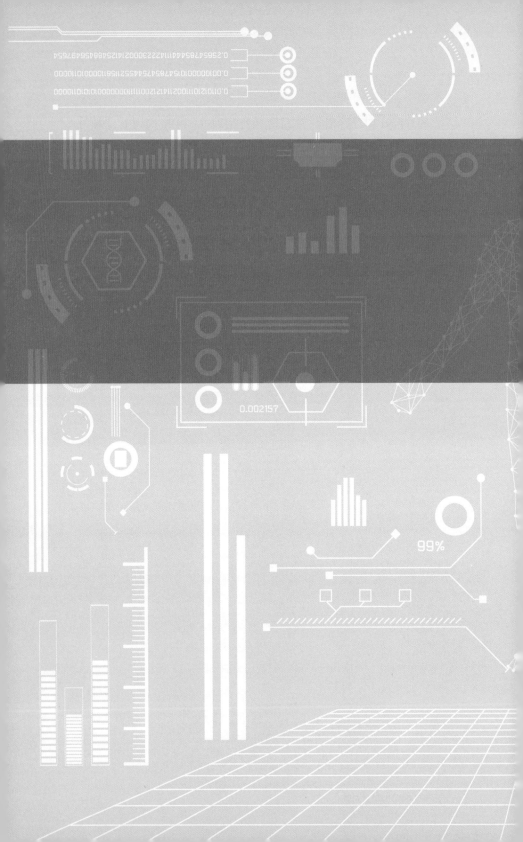

5장

정밀의료는
암 치료에만 적용될까

2018년부터 Precision Medicine World Conference에 참석해서 여러 강의와 발표, 토론을 들어보고 새롭게 발표되는 관련 논문들을 읽어보면, 정밀의료는 나의 전문 분야인 '암'과 관련하여 가장 활발하게 도입되고 연구되고 있다. 그렇다고 해서 정밀의료가 암에만 국한되어 발전하고 있는 것은 아니다. 만성질환이나 희귀질환에 정밀의료를 적용하는 것에 관련된 연구들이 진행되며, 학회 차원에서 논의와 검토가 이루어지고 있다.

이번 장에서는 암 외에 정밀의료가 적용 또는 도입되기 시작한 질환 중에서 당뇨, 고혈압, 천식, 심부전, 희귀질환 등에 대해 독자들이 흥미롭게 볼 수 있는 내용을 중심으로 간략하게 다루어 보고자 한다. 지면의 한계로 정밀의료 도입이 시작되었거나 검토된 모든 질환을 다루지 못하였고, 여기에 소개하는 질환에 대해서도 정밀의료의 모든 면면을 다루지는 않았다는 점을 미리 밝힌다.

당뇨 정밀의료

당뇨병 분야의 세계 양대 학회인 미국 당뇨병학회(American Diabetes Association, ADA)와 유럽 당뇨병연구협회(European Association for the Study of Diabetes, EASD)는 지난 2020년 공동으로 당뇨에서의 정밀의료에 대

한 합의서(consensus report)를 출간하였다.[108, 109] 이 합의서는 두 학회가 2018년에 발족한 당뇨병 정밀의료 추진계획(Precision Medicine in Diabetes Initiative, PMDI)[110] 이후 첫 보고서로, 관련 용어의 정의를 포함하여 당뇨병의 진단, 예방, 치료에 있어 정밀의료의 현황과 미래의 가능성에 대해 기술하고 있다.

보고서에 따르면, 당뇨 정밀의료(precision diabetes medicine)는 다면적인 데이터들을 통합하고 개개인의 차이를 고려하여 당뇨의 진단, 예측, 예방, 치료를 최적화하는 접근법으로 개개인의 건강 상태, 유전적 소인, 예후 및 가능한 약물 반응과 같은 특징을 알아낼 수 있는 복잡한 '데이터'를 사용한다는 점이 전통적인 의학과 가장 큰 차이를 보인다.

당뇨 정밀의료는 세부적으로 정밀진단, 정밀치료와 치료제의 선택, 정밀예방, 정밀예후, 정밀모니터링으로 나누어진다. '정밀진단'은 각 개인만의 생물학적 특성, 환경 또는 사회·문화적 상황 등 다양한

---

108 Chung WK, Erion K, Florez JC, Hattersley AT, Hivert MF, Lee CG, McCarthy MI, Nolan JJ, Norris JM, Pearson ER, Philipson L, McElvaine AT, Cefalu WT, Rich SS & Franks PW, "Precision Medicine in Diabetes: A Consensus Report From the American Diabetes Association(ADA) and the European Association for the Study of Diabetes(EASD)", *Diabetes Care*, 2020 Jul;43(7):1617-1635.

109 전언주, "2형당뇨병에서의 정밀의료", *J Korean Diabetes, 2022;23:77-82*.

110 Nolan JJ, Kahkoska AR, Semnani-Azad Z, Hivert MF, Ji L, Mohan V, Eckel RH, Philipson LH, Rich SS, Gruber C & Franks PW, "ADA/EASD Precision Medicine in Diabetes Initiative: An International Perspective and Future Vision for Precision Medicine in Diabetes", *Diabetes Care*, 2022 Feb 1;45(2):261-266.

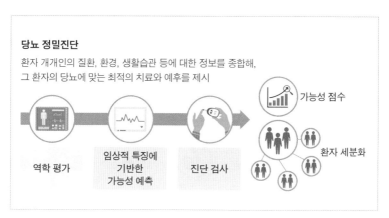

당뇨 정밀진단

환자 개개인의 질환, 환경, 생활습관 등에 대한 정보를 종합해,
그 환자의 당뇨에 맞는 최적의 치료와 예후를 제시

역학 평가

임상적 특징에
기반한
가능성 예측

진단 검사

가능성 점수

환자 세분화

〔그림 5-1〕 당뇨 정밀진단

정보를 활용하여 최적의 치료 또는 명확한 예후 개선을 위한 정밀한 당뇨 진단을 말한다〔그림 5-1〕. '정밀예방'은 이러한 다양한 정보를 활용하여 건강 중재에 반응할 가능성과 위험요인을 파악하고 질병 진행을 모니터링하는 것이며, '정밀치료와 치료제 선택'은 앞서 서술한 다양한 정보를 활용해서 각 개인의 당뇨 예방 혹은 치료 목적에 맞춰 의학적 접근을 맞춤화하여 불필요한 부작용은 줄이면서 원하는 치료 목표 또는 결과에 도달할 수 있도록 효과적인 치료제를 선택하는 것이다〔그림 5-2〕. '정밀예후'는 각 환자의 다양한 정보를 활용하여 질병 관련 결과 예측의 정확도와 정밀도를 개선하고〔그림 5-3〕 '정밀모니터링'은 연속혈당측정과 같은 생물학적 표지자, 운동, 식이, 수면, 정신적 스트레스 등을 세부적으로 평가하는 것으로 정의하였다.

이렇게 보면 당뇨 정밀의료는 앞서 이야기한 암 정밀의료 또는 정밀의료의 전반적인 개념과 다르지 않다. '데이터'가 중요하며, 데이터

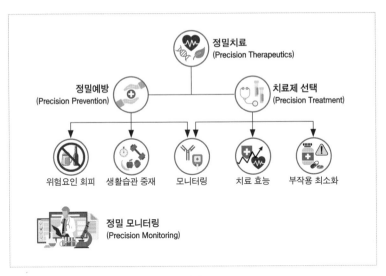

〔그림 5-2〕 당뇨 정밀치료, 치료제 선택 및 예방

가 전통적인 의학과 정밀의료 간의 차별점이라고 설명하는 것도 마찬가지다. 유전 및 대사 상태의 평가, 데이터를 활용한 질병 유형 분류, 특정 병리학적 상태에 맞춘 과학적 근거의 예방과 치료 결정에 따라 가장 적합한 환자에게 가장 적합한 치료를 가장 적합한 시기에 한다는 것이다.

당뇨병과 관련된 다양한 분자학적 및 환경적 과정을 제대로 이해하지 못하고, 개개인에서 당뇨병을 유발하는 병태생리학적 기전을 알아내지 못하는 것은 당뇨병을 예방하고 치료할 수 있는 가능성을 제한한다. 현재 미국 FDA로부터 승인받은 12가지 계열의 당뇨 치료제는 혈당 조절과 질병 진행의 조정 정도만 가능하며, 당뇨를 완치할 수는 없지만 비용, 부작용, 환자 선호도, 동반질환 등 당뇨라는 질환 외

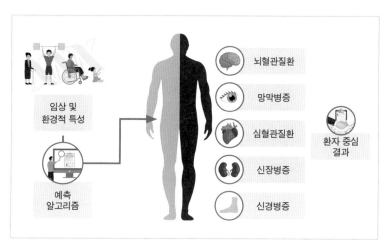

〔그림 5-3〕 당뇨 정밀예후

의 요인들을 고려하여 처방된다. 실제 진료 현장에서 경험하는 바도 이와 맥락을 같이한다. 내가 진료하는 폐암 환자들의 40~50%는 당뇨와 같은 만성질환을 동반하는데, 이 환자들을 자세히 살펴보면 당뇨의 발병 기간이나 약물에 의한 혈당 조절 정도와 혈관 합병증의 발현 및 그 중증도가 비례하지 않는다. 즉, 약물에 의한 혈당 조절과 상관없이 환자 개개인에 따라 당뇨의 4대 혈관 합병증이 뇌혈관(뇌졸중), 심혈관(관상동맥질환), 신장혈관(만성신부전), 망막혈관(당뇨병성 망막병증)에 나타나는 것에 차이를 보인다. 그렇다고 해서 혈당 조절을 잘할 필요가 없다는 의미는 아니지만, 여기에는 개인적인 유전적 감수성의 차이가 존재하는 것으로 생각된다. 당뇨로 인한 혈관 합병증을 호발하는 여러 가지 관련 유전자들의 유전자 다형성(polymorphism)을 찾아내고 위험도 분석 결과에 따라 여러 군으로 나누어서 치료와 관리를 달리해야 한다.

이런 이유들로 인해 전 세계적으로 새로운 당뇨 환자뿐만 아니라 제대로 치료되지 않아 합병증까지 진행되는 환자들이 증가하고 있어 심각한 보건의료적 부담과 사회경제적 부담으로 이어지고 있다. 보고서는 이와 같은 상황에서 당뇨병에서 정밀의료를 적용할 수 있는 5가지 근거를 제시하고 있다:

1) 단일유전자 결함에 의해 발생하는 당뇨병(monogenic diabetes)에서는 표적치료가 가능하고 효과적일 수 있다. 단일유전성 당뇨병에 대한 당뇨 정밀의료의 적용 가능성이 입증되어 실제 진료 현장에 도입되었다.

2) 췌도세포 자가항체(islet autoantibody)에 대한 생체표지자와 유전적 위험이 있다면 자가면역 당뇨병(autoimmune diabetes)으로 접근하여 면역 중재 임상시험에 참여시키고, 합병증이 생기기 전 모니터링을 통해 합병증 발생 위험을 감소시키며 환경적 위험요소를 미리 알아내도록 한다.

3) 제2형 당뇨병의 발생 위험을 변화시키는 여러 생체표지자와 유전 변이가 발견되면서 새로운 생물학적 경로가 밝혀져 이를 표적하는 것이 가능하다.

4) 제2형 당뇨병은 여러 상태와 경로가 복합적으로 결합되어 나타나므로 특정 경로에 따른 하위군을 정의할 수 있고, 이 중 고위험군에 속하는 사람을 대상으로 한 표적치료가 가능하다.

5) 약물 반응에 대한 생물학적, 환경 및 생활습관의 영향을 예측할 수 있는 도구, 자원, 데이터를 활용하여 다양한 임상적 결과를 측정할 수 있다.

또 미국 당뇨병학회와 유럽 당뇨병연구협회는 당뇨 정밀의료가 실제 진료 현장에 도입되는 과정은 지속적인 피드백과 새로운 데이터 생성, 과학적 근거 또는 진료지침의 업데이트, 사용 가능한 치료제 등을 반영하여 지속적으로 '정밀화'되는 순환주기와 같다고 설명한다. 그리고 이를 위해 이미 '당뇨병 정밀의료 추진계획'에 참여하고 있는 학계, 산업계(제약회사, 의료기기 회사, 데이터 사이언스 및 영양/생활습관 관련 회사), 보건의료 전문가, 과학자와 데이터 전문가, 정부, 규제기관, 법률·사회·윤리 전문가 및 당뇨 환자들을 비롯하여 앞으로도 다양한 이해관계자들이 관여할 것이라고 예측하였다[그림 5-4].[111]

미국 당뇨병학회와 유럽 당뇨병연구협회의 첫 보고서는 당뇨 정밀의료 치료법에 관한 구체적인 내용을 담고 있지는 않다. 두 학회는 두 번째 보고서에 좀 더 구체적인 내용과 함께 당뇨의 정밀진단 및 치료에 관한 체계적인 근거 고찰 결과가 담길 것이라고 밝힌 바 있다. 현재까지 나와 있는 임상적 근거들을 요약하여 등급을 매기고 당뇨 정

---

111   Nolan JJ, Kahkoska AR, Semnani-Azad Z, Hivert MF, Ji L, Mohan V, Eckel RH, Philipson LH, Rich SS, Gruber C & Franks PW, "ADA/EASD Precision Medicine in Diabetes Initiative: An International Perspective and Future Vision for Precision Medicine in Diabetes", *Diabetes Care*, 2022 Feb 1;45(2):261-266.

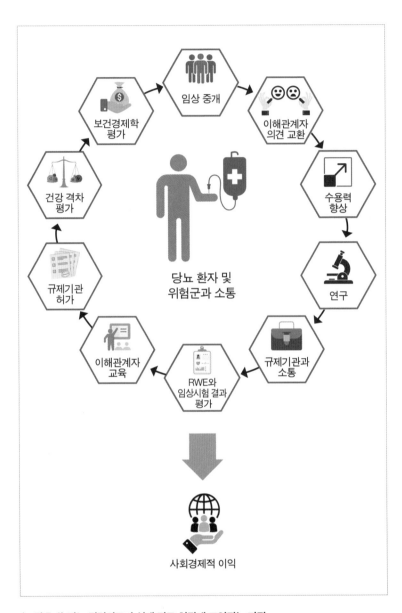

〔그림 5-4〕 당뇨 정밀의료가 실제 진료 현장에 도입되는 과정

밀의료가 진료 현장에 도입되기 위해 메워야 할 빈틈이 무엇인지 파악하는 체계적 근거 고찰은 그 자체로 많은 인력과 시간을 필요로 하는 거대한 프로젝트이기 때문이다. 일례로, 영국 스코틀랜드 던디대학의 당뇨 의학 교수인 이완 피어슨(Ewan Pearson) 박사가 제2형 당뇨병 정밀치료 워킹 그룹을 이끌며 진행하고 있는 연구는 7개 계열의 당뇨 치료제(메트포르민, 설포닐우레아, DPP-4 억제제, TZD, SGLT-2 억제제, GLP-1 작용제, 기저 인슐린)의 인종, 다른 표현형 표지자(예: 성별), 대사 상태(예: 체질량지수), 유전적/후성유전적 특징 등을 포함한 여러 다른 표지자에 따른 치료 결과 차이를 당화혈색소(HbA1c) 변화, 치료 실패, 부작용, 심혈관계 결과, 신장 관련 결과, 사망률 등 6개의 카테고리에 따라 분석할 예정이다.

당뇨 정밀의료에 대해 낙관적인 견해도 존재하지만 비판적인 시각도 있다. 2021년 온라인으로 개최된 유럽 당뇨병연구협회의 연례 학술대회에서 미국 당뇨병학회와 공동으로 "당뇨 진단, 예방, 치료의 최적화: 당뇨병 환자에게 정밀의료가 답을 제시할 수 있을까?"라는 주제의 심포지엄이 열려 당뇨 정밀의료에 대한 찬반 발표가 이루어졌다.[112]

미국 하버드 의대의 미리암 우들러(Miriam Udler) 교수는 "왜 정밀의료가 당뇨 의학의 미래인가?"를 주제로 한 발표에서 정밀의료는 당뇨병의 진단부터 치료, 예후 예측까지 전 과정에서 역할을 할 수 있다고

112   양민후 기자, "정밀의료, 당뇨병의 해답일까?", 〈메디칼업저버〉, 2021.09.30., http://www.monews.co.kr/news/articleView.html?idxno=307403

설명했다. 당뇨병의 유형에 따른 유전적 경로나 유전자 변이가 밝혀지고 있어 이런 특정 경로나 변이를 표적으로 하는 맞춤 치료법이 가능하며, 높은 혈당 증상을 낮추기만 하는 획일적인 치료(one-size-fits-all)에서 환자 개개인의 특성에 맞춘 정밀의료를 통해 '당뇨'라는 질환 자체를 치료하는 목표를 달성해야 한다고 밝혔다.[113]

정밀의료에 대해 낙관적인 견해를 피력한 우들러 교수의 발표에 이어, 영국 케임브리지대학교의 사이먼 그리핀(Simon Griffin) 교수는 "정밀의료가 왜 당뇨 의학의 미래가 아닌지"라는 완전히 상반된 주제 발표에서, 정밀의료가 개개인의 복잡한 데이터에 기반하여 환자의 특성에 최적화된 진단·예방·치료 등을 제공함으로써 이익은 극대화하고 위해는 최소화하는 것을 목적으로 하지만 아직까지는 그럴싸한 정밀함과 과도한 복잡함, 지나친 개인화 등의 문제로 설익었으며, 과도한 낙관론에 대해 우려된다며 보다 많은 환자군에게 적용되려면 개선이 필요하다고 밝혔다.[114] 그리핀 교수는 정밀의료에 대한 비판적 견

113 Miriam Udler, "Why precision medicine is the future of diabetes medicine - EASD 2021 Session: EASD/ADA Symposium: Optimising diabetes diagnosis, prevention and care: Is precision medicine the answer?", [video], *EASD〉Media Centre*, 29. September 2021 10:00~ 10:30, https://www.easd.org/media-centre/home.html?fbclid=IwAR0b8fdQdqu2d_4wQPySEbYhtpKc1I9VzGkQLIS0wOyL0uF0DD1X_LqcBEY#!resources/b-why-precision-medicine-is-the-future-of-diabetes-medicine-b

114 Simon Griffin, "Why precision medicine is not the future of diabetes medicine - EASD 2021 Session: EASD/ADA Symposium: Optimising diabetes diagnosis, prevention and care: Is precision medicine the answer?", [video], *EASD〉Media Centre*, 29. September 2021 10:30~11:00, https://www.easd.org/media-centre/home.html?fbclid=IwAR0b8fdQdqu2d_4wQPySEbYhtpKc1I9VzGkQLIS0wOyL0uF0DD1X_LqcBEY#!resources/b-why-precision-medicine-is-not-the-future-of-diabetes-medicine-b

해의 근거로 생체표지자 기반의 약효는 일관성이 부족했다는 연구 결과, 복잡한 개인의 특성보다는 단순한 복약순응도가 약의 효능을 더 우수하게 예측했다는 분석 결과, 생체표지자보다는 환자의 성별이 메트포르민의 약물 이상반응을 더 잘 예측했다는 연구 결과 등을 예시로 들었다. 그리핀 교수는 이후 2022년 발간된 논문[115]을 통해 정밀의료에 대한 자신의 비판적 견해를 좀 더 상세히 밝히기도 했다.

당뇨병에 정밀의료를 도입하는 것에 해외 학회나 전문가들만 적극적으로 나서고 있는 것은 아니다. 우리나라에서도 여러 연구진들이 인공지능, 웨어러블, 원격의료 등 ICT와 융합된 디지털 기술이 접목된 건강관리 및 의료 서비스를 총칭하는 '디지털 헬스(Digital Health)'를 통한 당뇨 정밀의료를 활발히 연구하고 있다. 당뇨병이나 심혈관질환과 같이 한 번 발병하면 완치가 어렵고 평생을 같이 가야 하는 만성질환은 24시간 생활 속 관리가 필요한데, 디지털 헬스를 통해 환자 스스로 자신의 의료 데이터를 가지고 의사와 소통하면서 주도적으로 관리할 수 있고, 이를 동네 병의원과 같은 1차 의료기관을 중심으로 시행한다면 가파른 고령 인구 증가에 따른 의료비 상승에도 대처할 수 있을 것이라는 데[116] 매우 동의한다. 실제로 당뇨 환자들에게 집에서 혈당을 측정하도록 하고 인터넷 기반으로 이를 관리해주는 시스템을 시

---

115 Griffin S, "Diabetes precision medicine: plenty of potential, pitfalls and perils but not yet ready for prime time", *Diabetologia*, 2022 Nov;65(11):1913-1921.

116 Lee J, Yu J & Yoon KH, "Opening the Precision Diabetes Care through Digital Healthcare", *Diabetes Metab J*, 2023 May;47(3):307-314.

행한 연구 결과, 환자들이 적극적으로 치료에 참여하는 동기부여가 되었고, 당화혈색소나 식후 혈당 감소 등 건강 상태가 좋아진 것으로 나타났으며, 당뇨 합병증도 줄어드는 것으로 나타났다.[117, 118, 119]

당뇨의 경우도 마찬가지로 보건의료 데이터의 중요성, 특히 데이터의 통합과 표준화가 중요하다는 의견이 제시되고 있다. 지난 2020년 대통령 직속 4차산업혁명위원회에서 추진한 의료 데이터 통합·활용 플랫폼인 '마이 헬스웨이(My Healthway)'를 보다 활성화할 수 있는 방안으로, EMR 코드를 하나로 만들어서 병원들 사이에 호환이 되도록 하고 공통의 API(응용프로그램 인터페이스)를 만들거나 인터페이스를 똑같이 만들어 그 안에 들어가는 언어를 표준화하는 방안 등이 그 예시다.

117 Cho JH, Kim HS, Yoo SH, Jung CH, Lee WJ, Park CY, Yang HK, Park JY, Park SW & Yoon KH, "An Internet-based health gateway device for interactive communication and automatic data uploading: Clinical efficacy for type 2 diabetes in a multi-centre trial", *J Telemed Telecare*, 2017 Jul;23(6):595-604.

118 Cho JH, Lee JH, Oh JA, Kang MJ, Choi YH, Kwon HS, Chang SA, Cha BY, Son HY & Yoon KH, "Complication reducing effect of the information technology-based diabetes management system on subjects with type 2 diabetes", *J Diabetes Sci Technol*, 2008 Jan;2(1):76-81.

119 Cho JH, Chang SA, Kwon HS, Choi YH, Ko SH, Moon SD, Yoo SJ, Song KH, Son HS, Kim HS, Lee WC, Cha BY, Son HY & Yoon KH, "Long-term effect of the Internet-based glucose monitoring system on HbA1c reduction and glucose stability: a 30-month follow-up study for diabetes management with a ubiquitous medical care system", *Diabetes Care*, 2006 Dec;29(12):2625-31.

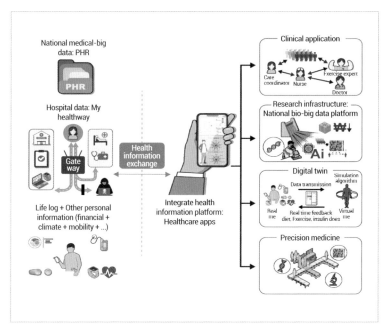

〔그림 5-5〕 디지털헬스를 통한 당뇨 정밀의료[120]

고혈압 정밀의료

당뇨와 함께 대표적인 만성질환 중 하나인 고혈압 역시 지금까지는
인구집단 대상의 관찰 연구와 많은 수의 환자군에 대한 임상시험 결

120　Lee J, Yu J & Yoon KH, "Opening the Precision Diabetes Care through Digital Healthcare",
　　 Diabetes Metab J, 2023 May;47(3):307-314.

과들에 기반한 예방 및 치료 가이드라인이 적용되어 왔다.[121] 고혈압의 진단과 치료는 그렇게 복잡하지 않음에도 불구하고 약물 치료를 받더라도 가이드라인에서 제시하는 목표 혈압에 도달하지 못하는 환자들이 40~50%에 달하는 것이 현재의 실상이다. 이는 약물의 내약성 부족, 무증상이거나 약물 비용으로 인한 복용순응도 저하, 의료진의 타성, 어떤 계열의 항고혈압제를 선택할지에 대한 기전적 정확도 부족 등을 포함한 매우 복잡한 원인들에 기인한다.[122] 더불어, 고혈압의 복잡한 생물학과 이로부터 파생된 생리학적 측면을 과도하게 단순화하여 그저 몇 개의 유형으로만 나누어 놓은 것 또한 제대로 혈압을 조절하지 못하는 원인으로 생각된다.

흥미로운 사실은 고혈압이 정밀 표현형 분석(precision phenotyping)이 시도된 최초의 질환 중 하나라는 것이다. 무려 1970년대에 존 라라(John H. Laragh) 등이 혈장 레닌(renin) 활동성의 표준화된 측정법에 기반하여 본태성 고혈압 환자를 레닌 수치가 높은 군과 낮은 군을 나누어 치료할 것을 제안하였는데, 결론적으로 레닌 기반의 치료 효과는 매우 제한적이긴 했으나 생리적 표현형에 따른 치료 시도는 이후

---

121 Kotchen TA, Cowley AW Jr & Liang M, "Ushering Hypertension Into a New Era of Precision Medicine", *JAMA*, 2016 Jan 26;315(4):343-4.

122 Loscalzo J, "Precision Medicine: A New Paradigm for Diagnosis and Management of Hypertension?", *Circ Res*, 2019 Mar 29;124(7):987-989.

고혈압 치료에 있어 중요한 개념이 되었다.[123, 124] 고혈압은 안지오텐신 전환효소(angiotensin-converting enzyme, ACE)의 유전형 분석(genotyping)을 통한 하위군 특성 파악이 진행된 최초의 질환 중 하나이기도 하며, 현재까지 전체유전체 상관관계 분석 연구(genome-wide association study, GWAS)가 가장 활발히 진행되는 질환이기도 하다.[125] 그런데도 아직까지는 이런 연구들이 고혈압의 정밀치료로 이어지지는 못하고 있는데, 이는 본태성 고혈압이 유전적으로 너무나 복잡하고 표현형도 매우 다양하기 때문이다. 쉽게 설명하자면, 몇 개의 고혈압 관련 유전자가 밝혀졌다고 해서 단지 그것만을 타깃으로 하면 효과적으로 혈압이 조절될 것이라고 단순히 생각할 수 없다는 것이다. 고혈압 관련 유전자와 그 주변의 다른 유전자들과의 관계나 고혈압으로 연결되는 대사적 및 생리적인 표현형 분석, 수축기 및 이완기 혈압, 맥박, 야간 고혈압, 24시간 혈압 변화 양상, 동맥의 파형, 혈관 경직도, 하루 동안의 평균 혈압 변동성, 백의고혈압(white coat hypertension) 등을 포함한, 보다 정밀한 표현형 분석과 함께 개개인의 환경, 생활습관 등의 요소까지도 고려해서 환자들을 세분화하고 각각에 맞는 혈압 강하 전략을 개발해야

---

123   *ibid.*

124   Brunner HR, Sealey JE & Laragh JH, "Renin subgroups in essential hypertension. Further analysis of their pathophysiological and epidemiological characteristics", *Circ Res*, 1973;32(suppl 1):99-105.

125   Loscalzo J, "Precision Medicine: A New Paradigm for Diagnosis and Management of Hypertension?", *Circ Res*, 2019 Mar 29;124(7):987-989.

할 필요가 있다.[126]

지금까지 알려진 혈압의 유전적 구조(genetic architecture)는 30개 이상의 유전자로 구성되는데, 여기에는 단일유전자 이상으로 드물게 발생하는 고혈압과 저혈압, 혈압의 표현형과 연관되는 1,477개 이상의 공통된 단일염기다형성(single nucleotide polymorphism, SNP)이 포함된다.[127] 혈압과 관련이 있는 단일염기다형성은 다면적인 상관관계를 보여주고 있기 때문에 앞으로 이런 분야를 보다 깊이 연구한다면 혈압이 상승하는 원인과 경로를 정확히 이해하고 이를 정밀하게 타깃하는 치료적 접근법이 제시될 수 있을 것으로 기대된다.

심장질환 정밀의료

다음으로 심장질환에서의 정밀의료를 살펴보자. 심장의 구조나 기능 저하로 신체에 혈액을 제대로 공급하지 못해서 생기는 심부전은 심장질환의 마지막 단계에 나타나는데, 심장근육질환에 대한 생물학적 통찰과 각 개인이 가지고 있는 유전적 소인에 대한 이해가 결합되면서

---

126 *ibid.*

127 Padmanabhan S & Dominiczak AF, "Genomics of hypertension: the road to precision medicine", *Nat Rev Cardiol*, 2021 Apr;18(4):235-250.

정밀의료 치료법이 적용 가능한 새로운 전기를 맞이하고 있다.[128]

심부전과 심근 구조에 대한 전체유전체 상관관계 분석 연구들로부터 심부전 위험과 연관된 공통된 변이를 가진 새로운 유전자들이 발견되었고, 약리유전학(pharmacogenetics) 연구를 통해 심부전 치료제의 임상적 반응에 영향을 미치는 여러 수용체와 수용체 키나아제, 단백질 등 유전적 표지자(genetic markers)들이 밝혀졌다. 그뿐만 아니라 단백체학(proteomics) 연구를 통해서는 심부전 위험과 약물 반응을 조절하는 염증, 기질 리모델링, 응고 시스템, 산화 스트레스, 혈관생성 등 생물학적 경로들이 밝혀졌다.

최근에는 위에서 기술한 유전체학, 약리유전학, 단백체학 등의 연구로부터 얻어진 각 개인의 심부전 특징에 대한 정보와 임상 데이터를 머신러닝으로 처리해서 얻은 정보와 합쳐 심부전이 발생하는 근본적인 원인을 찾아내 이를 치료하는 정밀치료의 개념이 제시되고 있다.[129] 스웨덴 카롤린스카 의대의 오사 헤드만(Åsa Hedman) 박사가 이끄는 유럽과 미국의 연구팀은 심박출 보존 심부전(heart failure with preserved ejection fraction, HFpEF) 환자 320명을 대상으로 심장초음파와 실험실 검사 결과(헤모글로빈, 백혈구, 크레아티닌, 나트륨, 칼륨, eGFR 등)를 바탕으로 임상적 결과와 단백체 표지자의 혈장 수치에 따라 구분되는 6개

---

128 Weldy CS & Ashley EA, "Towards precision medicine in heart failure", *Nat Rev Cardiol*, 2021 Nov;18(11):745-762.

129 *ibid.*

의 표현군(phenogroup)을 제시하는 알고리즘을 개발하였다. 헤드만 박사팀은 보다 중증의 심부전 또는 예후가 좋지 않은 경우와 이보다 경증이거나 예후가 좋은 경우에 따라 6개의 표현군 모델을 제시했는데, 실제로 320명의 환자들을 6개 표현군으로 나누어 1,000일간 생존 가능성을 장기 추적관찰한 결과도 각 표현군별 특징과 일치하는 것으로 나타났다.[130]

크로아티아 자그레브 의대의 마야 시케스(Maja Cikes) 박사가 이끄는 유럽과 미국의 연구팀도 머신러닝을 사용하여 1,100여 명 환자의 다원 유전자 위험도, 약리유전학적 배경, 단백체 시그니처, 전자의무기록 데이터를 분석하고, 4개의 표현군으로 나누어 각 군별 누적 무사건 생존율을 분석하였다. 표현형 1군과 3군의 환자들은 삽입형 제세동기(implantable cardioverter-defibrillator, ICD)만 시술한 경우보다 제세동기 기능이 추가된 심장재동기화치료(cardiac resynchronization therapy-defibrillator, CRT-D)로부터 더 많은 이익을 받았고, 표현형 2군과 4군의 환자들은 생존율이 상대적으로 높았다.[131]

이처럼 데이터와 머신러닝을 접목한 정밀의료 접근법은 현재의 심

130 Hedman ÅK, Hage C, Sharma A, Brosnan MJ, Buckbinder L, Gan LM, Shah SJ, Linde CM, Donal E, Daubert JC, Mälarstig A, Ziemek D & Lund L, "Identification of novel phenogroups in heart failure with preserved ejection fraction using machine learning", *Heart*, 2020 Mar;106(5):342-349.

131 Cikes M, Sanchez-Martinez S, Claggett B, Duchateau N, Piella G, Butakoff C, Pouleur AC, Knappe D, Biering-Sørensen T, Kutyifa V, Moss A, Stein K, Solomon SD & Bijnens B, "Machine learning-based phenogrouping in heart failure to identify responders to cardiac resynchronization therapy", *Eur J Heart Fail*, 2019 Jan;21(1):74-85.

부전 치료를 보다 이상적이고 최적화된 치료로 바꿀 수 있다.[132] 현재 심박출 감소 심부전(heart failure with reduced ejection fraction, HFrEF)은 심부전 증상이 나타나는 즉시 베타 차단제, 안지오텐신 수용체 차단제, 이뇨제(spironolactone), SGLT-2 억제제 등의 약물 치료를 시작한다.

반면, 정밀의료 접근법을 도입한 심부전 치료 모델은 유전적으로 심혈관질환이 의심되는 환자에서 3대 가족의 병력을 모두 조사하고 유전자 변이 검사와 함께 유전 상담을 받도록 한다. 심근병증 유전자 패널을 사용하여 심근병증 유전자 변이를 진단하고 특정 질환에 대한 영상 및 실험실 검사도 함께 한다. 유전자 검사로 비후성 심근병증(hypertrophic cardiomyopathy, HCM), 파브리병, 아밀로이드증(amyloidosis)이나 사르코이드증(sarcoidosis) 등을 찾아내서 치료 계획을 완전히 바꿀 수 있으며, 이는 (같은 유전자를 가지고 있을 가능성이 있는) 환자의 가족을 대상으로도 유전자 검사와 스크리닝이 시행될 수 있다.

이와 같은 유전자 진단을 조기에 시행하면 의사는 조절 가능한 위험인자를 미리 관리할 수 있고, 유전체학을 통해 알아낸 심장질환의 생물학적 원인에 약리유전학, 단백체학, 전자의무기록 데이터와 환자의 실제 진료 현장 치료 결과(Real-world outcome), 무작위배정 임상시험 결과 등을 모두 종합한다면 보다 이상적인 치료법이 제시될 수 있을 것이다.

---

132 *ibid.*

아직 정밀의료가 심부전 치료를 획기적으로 개선했다고 말하기는 시기상조이나, 우리나라에서도 2021년 대한심부전학회 산하에 '정밀의료 및 유전체 연구회' '인공지능 연구회' '중증 심부전 연구회'가 발족되어 활발한 연구활동이 진행되고 있으니 곧 진료 현장에서도 심부전 정밀의료가 본격화되는 계기가 마련될 것으로 보인다.

호흡기질환 정밀의료

당뇨, 심부전뿐만 아니라 천식이나 알레르기비염과 같은 호흡기 질환에서도 각 개인의 유전자 및 생체표지자와 이를 기반으로 한 맞춤 치료에 대한 연구들이 국내외에서 활발히 진행되고 있다.

인공지능 기반의 진단법도 속속 개발되고 있는데, 최근 국내 연구진에 의해 호흡기질환을 앓고 있는 소아 환자들의 호흡음을 학습시켜 천명음(wheezing)을 감별하는 AI 모델이 개발되었다.[133] 천명음은 폐로 오가는 공기의 통로인 기도가 좁아지면서 압력에 의해 숨을 쉴 때마다 가슴에서 나는 '쌕쌕' 소리가 나는 호흡음으로, 어린이 호흡기질환을 조기 진단하는 가장 중요한 지표다.

그럼에도 아직까지 가슴에 청진기를 대고 직접 숨소리를 듣는 전

---

133   Kim, B.J., Kim, B.S., Mun, J.H. *et al.*, "An accurate deep learning model for wheezing in children using real world data", *Sci Rep 12*, 22465 (2022).

통적인 방식으로 판별하고 있어 진료 의사의 경험과 판단에 따라 정확도의 차이가 클 수 있는데, 이를 AI로 보완하여 진단의 정확도를 높이는 방법이 개발된 것이다. 연구진은 정확한 예측을 가능하게 하면서 AI의 학습 능력은 유지할 수 있도록 인공신경망 기술도 적용하였으며, 개발된 모델의 성능을 확인한 결과 정확도 91.2%, 정밀도 94.4%로 의료 현장에 적용할 수 있는 수준으로 나타났다. 또한 작은 크기의 저장 공간만으로도 분석이 가능해 모바일 기기에 적용하여 환자 개인별 상태를 시간이나 장소의 제약 없이 모니터링할 수 있을 것으로 전망된다.[134]

희귀질환 정밀의료

그런가 하면 KAIST 의과학대학원 김진국 교수와 미국 하버드대 의대 보스턴어린이병원 티머시 위 교수 연구팀은 최근 〈네이처(Nature)〉에 발표한 연구 결과[135]를 통해, 현재 치료법이 없어 증상이 시작되면

134 이병철 기자, "분당서울대병원, 어린이 '쌕쌕' 소리 듣고 호흡기질환 찾는 AI 개발", 〈사이언스조선〉 2023. 01. 31., https://biz. chosun. com/science-chosun/bio/2023/01/31/Y667W4IDV5EN HHBGTTVQ62K3DQ/

135 Kim J, Woo S, de Gusmao CM, Zhao B, Chin DH, DiDonato RL, Nguyen MA, Nakayama T, Hu CA, Soucy A, Kuniholm A, Thornton JK, Riccardi O, Friedman DA, El Achkar CM, Dash Z, Cornelissen L, Donado C, Faour KNW, Bush LW, Suslovitch V, Lentucci C, Park PJ, Lee EA, Patterson A, Philippakis AA, Margus B, Berde CB & Yu TW, "A framework for individualized splice-switching oligonucleotide therapy", *Nature*, 2023 Jul;619(7971):828-836.

되돌릴 수 없는 희귀유전질환을 증상 발현 전 유전체 검사를 통해 진단하고 환자 맞춤형 유전치료제를 개발하여 치료에 적용 가능하다는 것을 입증하였다.[136] 연구팀은 암 발생 등과 관련이 있는 것으로 알려진 ATM 유전자가 비활성화되어 발생하는 열성 희귀유전질환인 '모세혈관 확장성 운동실조 증후군(ataxia-telangiectasia, A-T)' 환자 235명의 유전체를 분석하여, 15%는 맞춤형 치료제 개발과 적용이 가능하다는 것을 확인했다고 밝혔다. A-T는 보통 유아기에 운동 조절 어려움으로 증상이 시작되어 소뇌 변성, 면역 결핍, 암 등으로 진행되는데, 현재로서는 가능한 치료 방법이 없다.

연구팀은 235명의 A-T 환자들의 전체유전체 염기서열 분석(whole genome sequencing)을 통해, 이 중 15%의 환자는 단백질 암호 정보 자체를 망가뜨리는 변이가 아니라 RNA 접합(RNA splicing)이라는 현상을 통해서 단백질 암호 정보가 조합되는 과정을 망가뜨리는 유전자 변이로 A-T가 발병한다는 사실을 밝혀냈다. 그리고 9%는 맞춤형 유전자 치료에 반응할 가능성이 매우 높고, 6%는 맞춤형 치료제 적용이 가능할 것으로 분석하였다. 이 가운데 출생 직후 A-T 진단을 받은 환자 1명에 대해 맞춤형 치료제인 RNA 기반 유전치료 물질, '안티센스 올리고뉴클레오타이드(antisense oligonucleotides, ASO)'를 개발하여 적용하는 시험적 임상연구를 진행한 결과, 3년 이상 심각한 부작용 없이 치료

---

136 이주영 기자, "[사이테크+] 게놈 검사로 치료가능 희귀질환 환자, 선별·치료제 개발 가능'", 〈연합뉴스〉, 2023. 07. 13., https://www.yna.co.kr/view/AKR20230711065500518

174

효과가 지속되고 있다고 밝혔다.

정밀의료의 맞춤형 유전자 치료에서 특정 유전자가 있는 DNA를 잘라내고 교정할 수 있는 '유전자가위'를 빼놓을 수 없다. 크리스퍼/카스9(CRISPR/Cas9)은 표적이 되는 DNA를 찾아가는 '가이드 RNA'와 DNA를 자르는 '카스9' 효소로 이루어진 3세대 유전자가위로 10여 년 전 처음 개발되었다. 2016년 미국 듀크대학의 연구진은 마우스 모델에서 CRISPR/Cas9으로 디스트로핀(dystrophin) 유전자 변이를 제거했더니 듀켄씨근이영양증(Duchenne muscular dystrophy, DMD)[137]으로 인한 근육 약화를 역전시키는 효과를 나타냈다는 연구 결과[138]를 〈사이언스(Science)〉에 게재했는데, 이는 크리스퍼 기술이 유전질환에 성공적으로 적용될 수 있다는 것을 보여준 최초의 연구 결과로 큰 관심을 끌었다.

아직까지 듀켄씨근이영양증에 크리스퍼 유전자가위 치료가 상용화되지는 않았지만 여러 연구가 지속되고 있다. '겸상적혈구 빈혈(sickle cell anemia)'은 헤모글로빈의 유전정보를 가진 유전자에서 염기

---

137 듀켄씨근이영양증은 남아 5천 명 중 1명꼴로 나타나는 X 염색체 열성의 치명적 유전질환으로 디스트로핀(dystrophin) 유전자에서 하나 이상의 엑손 결실로 인한 변이로, 주로 골격 및 심장 근육에 위치하여 근섬유를 안정화하고 보호하는 디스트로핀 단백질이 발현되지 않아, 디스트로핀 소실로 인한 진행성 근육 영양실조가 발생하며 이는 근육 퇴행, 운동 소실, 조기 사망으로 이어진다.

138 Nelson CE, Hakim CH, Ousterout DG, Thakore PI, Moreb EA, Castellanos Rivera RM, Madhavan S, Pan X, Ran FA, Yan WX, Asokan A, Zhang F, Duan D & Gersbach CA, "In vivo genome editing improves muscle function in a mouse model of Duchenne muscular dystrophy", *Science*, 2016 Jan 22;351(6271):403-7.

하나가 바뀌게 되면 비정상적인 헤모글로빈이 적혈구에 축적되어 적혈구 모양이 낫(겸상) 모양으로 변하는 유전질환인데, 크리스퍼 유전자가위 기술을 적용한 '카스제비(Casgevy, 성분명: 엑사셀 exagamglogene autotemcel, exa-cel)'가 '겸상적혈구 빈혈' 치료제로 2023년 12월 8일 미국 FDA의 승인을 받았다는 역사적인 소식이 전해졌다.[139] 미국 FDA의 허가를 받은 최초의 크리스퍼 유전자가위 기술 적용 치료제인 엑사셀은 미국의 버텍스 제약(Vertex Pharmaceuticals Inc.)과 스위스의 크리스퍼 테라퓨틱스(CRISPR Therapeutics)가 공동 개발한 유전자 교정 세포 치료제로, 환자의 조혈모세포를 크리스퍼 유전자가위로 편집하여 적혈구에서 건강한 헤모글로빈(hemoglobin F, HbF)을 증가시키는 방식으로 겸상적혈구 빈혈을 치료한다. HbF는 태아의 성장 기간 동안 자연스럽게 발생하는 산소 운반 헤모글로빈으로, 출생 후에 성인 형태의 헤모글로빈으로 바뀌게 된다. 엑사셀로 HbF를 증가시키면 겸상적혈구 빈혈 환자에서는 통증과 쇠약을 유발하는 '혈관 폐색 위기(vascular occlusion crises, VOCs)'를 줄이거나 없앨 수 있고, '수혈 의존성 베타 지중해 빈혈(transfusion-dependent β thalassemia, TDT)' 환자에서는 수혈의 필요성을 줄일 수 있다는 결과가 여러 건의 임상시험을 통해 보고되었다. 미국 FDA는 엑사셀의 겸상적혈구 빈혈 적응증을 우선 심사(Priority

---

139 U.S. Food and Drug Administration, "FDA Approves First Gene Therapies to Treat Patients with Sickle Cell Disease", December 8, 2023, https://www.fda.gov/news-events/press-announcements/fda-approves-first-gene-therapies-treat-patients-sickle-cell-disease

Review) 대상으로 지정하고 2023년 12월 8일 시판 허가를 승인했으며, 엑사셀의 또 다른 적응증인 '수혈 의존성 베타 지중해 빈혈'에 대해서도 2024년 3월 30일로 예정되었던 표준 승인절차보다 두 달이나 앞선 2024년 1월 16일 시판 허가를 승인했다.[140]

희귀질환에 분자유전학적 진단을 기반으로 한 정밀의료가 적용된 예는 또 있다. 스미스-마제니스 증후군(Smith-Magenis syndrome, SMS)은 1986년 미국 덴버 어린이병원의 앤 스미스(Ann Smith)박사와 오리건보건과학대학의 루스 마제니스(Ruth Magenis) 박사 등이 최초로 보고하고 명명한 신경발달장애로, 17번 염색체(17p11.2) 미세 결손과 RAI1(retinoic acid induced 1) 유전자 변이와 관련이 있으며 지적결함, 언어지연, 행동장애 및 전형적인 수면장애가 나타난다.[141, 142] 스미스-마제니스 증후군은 출생아 25,000명 중에 1명꼴로 발생하는 희귀질환으로, 분자유전학의 발달로 진단법이 개선되면서 해당 환아들의 수가 점점 늘어나고 있다. 이 질환에서 특징적으로 나타나는 심각한 불

---

140 Vertex Pharmaceuticals Incorporated, "Vertex Announces US FDA Approval of CASGEVY™ (exagamglogene autotemcel) for the Treatment of Transfusion-Dependent Beta Thalassemia", [Press Release], January 16, 2024, https://investors.vrtx.com/news-releases/news-release-details/vertex-announces-us-fda-approval-casgevytm-exagamglogene

141 Smith AC, McGavran L, Robinson J, Waldstein G, Macfarlane J, Zonona J, Reiss J, Lahr M, Allen L & Magenis E, "Interstitial deletion of (17)(p11.2p11.2) in nine patients", *Am J Med Genet*, 1986 Jul;24(3):393-414.

142 Smith ACM, Boyd KE, Brennan C *et al.*, "Smith-Magenis Syndrome", 2001 Oct 22 [Updated 2022 Mar 10]. In: Adam MP, Mirzaa GM, Pagon RA *et al.*, editors, GeneReviews®[Internet], Seattle(WA):UniversityofWashington,Seattle;1993-2023, https://www.ncbi.nlm.nih.gov/books/NBK1310/

면증은 한밤중에 가장 많이 분비되어야 하는 호르몬인 멜라토닌이 낮 시간 동안 분비되어(멜라토닌의 역분비 증상) 수면 부족을 유발함으로써 나타나는데, 이는 의미론적 기억[143] 방해와 불안 증가, 과잉행동과 주의력장애로 이어질 수 있다. 더불어, 스미스-마제니스 증후군 환아의 경우 자폐스펙트럼장애(autistic spectrum disorder, ASD)를 동시 질환으로 가지고 있는 경우가 많고, 출생 후 18개월 정도에 자폐 유사 행동과 증상이 나타나기 시작하는 것으로 보고되었다.[144] 우리나라에서 소아신경정신과 진료를 받는 자폐증후군 환자 중에는 일부 스미스-마제니스 증후군 환아가 포함되어 있을 가능성이 있기 때문에 유전자 검사를 통한 조기 발견과 체계적인 관리가 필요하다.

이와 같이 멜라토닌 생성·분비에 관여하는 유전자의 변이로 인해 불면증이 나타나는 스미스-마제니스 증후군 환아들을 대상으로 낮 시간 동안에 비정상적인 멜라토닌 생성을 방해하는 베타 차단제와 밤 시간에는 부족한 멜라토닌을 보충해주는 서카딘을 투여한 결과, 평균 취침시간과 평균 기상시간은 각각 30분과 1시간 10분 지연되었고 평균 수면시간도 30분 증가하였다.[145] 환아들은 약물 투여 후 잠을 자는

---

143 의미론적 기억(semantic memory): 기억 유형 중 세상의 다양한 대상, 사물 또는 현상에 관하여 일반적인 지식 형태로 저장되어 있는 기억을 지칭함.

144 Laje G, Morse R, Richter W, Ball J, Pao M & Smith AC, "Autism spectrum features in Smith-Magenis syndrome", *Am J Med Genet C Semin Med Genet*, 2010 Nov 15;154C(4):456-62.

145 De Leersnyder H, Bresson JL, de Blois MC, Souberbielle JC, Mogenet A, Delhotal-Landes B, Salefranque F & Munnich A, "Beta 1-adrenergic antagonists and melatonin reset the clock and restore sleep in a circadian disorder, Smith-Magenis syndrome", *J Med Genet*, 2003 Jan;40(1):74-8.

동안 깨지 않았고, 뇌파 검사 결과 더욱 규칙적인 수면단계의 구축과 빠른 3~4단계(서파 수면단계)로의 진입이 확인되었다. 환아들의 수면은 깊고 조용하게 이루어져, 환아뿐만 아니라 환아 가족들의 낮과 밤 생활의 질까지 극적으로 개선시켰다.

이는 앞서 소개한 '모세혈관 확장성 운동실조 증후군'이나 '겸상적 혈구 빈혈'처럼 맞춤형 유전치료로 접근하는 것은 아니지만, 스미스-마제니스 증후군 환아뿐만 아니라 가족의 삶의 질을 심각하게 저해하는 불면증에 대해 분자유전학적 진단에 근거한 정밀의료 치료법을 적용하여 현저한 개선 효과를 가져온 것이라 할 수 있다.

위에서 예시로 든 당뇨, 심부전, 천식, 희귀질환은 모두 정밀의료가 도입되었거나 검토되고 있는 일부 질환들이다. 이들 질환에서의 정밀의료 접근법을 살펴보면 모두 유전정보, 임상정보 등 다양한 정보를 기반으로 한 정밀 진단을 통해 질환의 근본적 원인을 분석하고 이를 사전에 예방하거나 정확히 표적하는 치료법을 적용함으로써 최적의 치료 효과를 찾으려 한다는 것을 알 수 있다. 또 이렇게 하는 과정에서 핵심이 되는 것이 모두 '데이터'라는 공통점도 갖고 있다. 정밀의료에서 데이터의 중요성과 이 장에서 잠깐 언급된 AI, 디지털 헬스에 대해서는 별도의 장에서 다루어 보겠다.

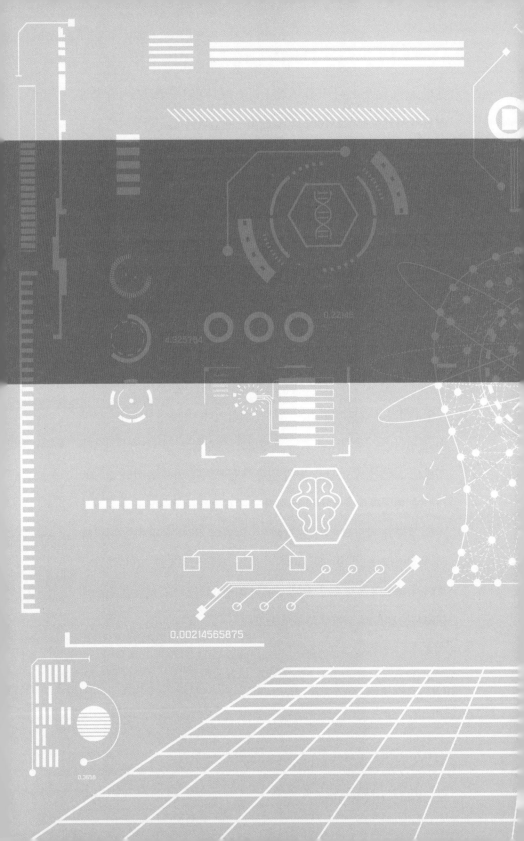

6장

정밀의료 시대의
임상시험

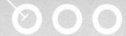

실험적 치료인 '임상시험'은
어떻게 진행되어 왔나

어떤 약이나 치료제가 연구·개발되어 환자에게 투여되기 위해서는 '임상시험'을 반드시 실시하고, 그 결과를 근거로 규제기관의 시판 허가를 받는 과정을 거쳐야 한다. '임상시험'이란 인체를 직접 대상으로 하여 약물과 같은 특정 방법의 치료 또는 예방 효능을 평가하는 실험적 연구로 정의된다.[146] 쉽게 풀어 설명하면, 임상시험은 새로운 약을 사람에게 직접 투여해서 기존의 약이나 가짜 약(플라시보)의 효능이나 안전성을 비교하는 것이다.

임상시험이 언제부터 시작되었는지에 대해서는 1060년경 중국 송나라의 〈본초도경(本草圖經)〉이라는 의학서에 기록된, 인삼을 먹인 사람과 먹이지 않은 사람에게 달리기를 하도록 하고 호흡곤란 정도를 비교한 것이 최초의 임상시험이라고 주장하는 이도 있다.[147] 그러나 일반적으로 1753년 영국군 외과의 제임스 린드(James Lind)가 수행한 괴혈병 치료 방법에 관한 비교 시험이 최초의 임상시험으로 받아들여지고 있다.

15세기 무렵 시작된 대항해시대(The Age of Discovery)에 유럽인들은

---

146   식품의약품안전청·국립독성연구원, 임상시험 관련자를 위한 기본 교재, 2006.

147   이석원 기자, "수세기가 필요했던 '임상시험의 역사'", 〈테크 레시피〉, 2021.06.01., https://techrecipe.co.kr/posts/18238

바람으로 가는 범선을 타고 구대륙(유럽)에서 신대륙(아메리카)으로 가는 항로와 아프리카를 돌아 인도와 동남아시아, 동아시아로 가는 항로를 발견하고 최초의 세계일주를 시작했다. 이탈리아의 탐험가인 크리스토퍼 콜럼버스가 에스파냐(현재의 스페인) 이사벨 여왕의 후원을 받아 대서양을 횡단하여 동양으로 가는 새로운 항로를 개척하려고 했고, 이 과정에서 신대륙을 발견하면서 본격적인 대항해시대가 열리게 되었다. 영국과 네덜란드, 프랑스는 스페인, 포르투갈에 비해서는 다소 후발주자로 대양 탐험을 통한 새로운 시장 개척에 나서게 되었는데, 이 다섯 나라는 서로 더 좋고 많은 영토를 차지하기 위해 전쟁도 불사했다.

1740년대 영국의 해군 제독인 조지 앤슨(George Anson)은 스페인 군과의 전투를 위해 2,000여 명의 병력을 이끌고 출항했는데 돌아올 때는 700여 명밖에 남지 않았다. 훗날 앤슨 제독은 "거의 모든 병사들이 곰팡이가 잔뜩 핀 것 같은 피부와 악취를 풍기는 잇몸으로 고통받았으며, 이는 정말 끔찍한 공포였다"라고 소회하였다. 많은 병사들은 기이한 정신적 실의에 고통스러워하며 꼼짝없이 누워 있었고, 해먹 밖으로 가까스로 나올 수 있었던 일부 선원들은 갑판에 다다르기 전에 죽음에 이르렀다고 전해진다. 이 괴질은 앤슨 제독의 범선뿐만 아니라 항해에 나선 다른 배들에서도 빈번하게 발생했다. 신대륙이나 새로운 영토를 찾아 떠난 항해의 기간이 너무 길었고, 당시에는 음식 보존 기술이 발달하지 않았기 때문에 대부분의 선원들은 부실한 식사로 인해 영양 상태가 좋지 않았다. 괴질을 퇴치하기 위해 맥아와 사우어

크라우트 또는 황산 희석액을 먹이거나, 피를 빼거나, 바다의 나쁜 공기 질을 정화한다는 명목하에 환자의 입에 잔디 조각을 넣는 등의 다양한 시도가 있었다. 일부 선원들은 살아남기 위해 배에 돌아다니는 쥐를 잡아먹기도 했는데, 쥐는 자체적으로 비타민C 합성이 가능하여 쥐를 잡아먹은 선원들은 우연찮게 괴질로부터 스스로를 보호할 수 있었다. 실제 레몬이나 오렌지 같은 감귤류 섭취가 괴질 퇴치에 도움이 되었다는 기록이 남아 있기도 하다.

한 세기 이상의 세월이 흐른 뒤 레몬이나 오렌지와 같은 감귤류가 괴질을 치료할 수 있다는 것을 과학적으로 증명한 사람이 제임스 린드였다. 제임스 린드는 영국 에든버러에서 상인의 아들로 태어나, 1730년대에 외과의사 조수로 영국 해군에 입대하였다. 1747년 솔즈베리(Salisbury)호에 승선한 제임스 린드는 괴질 증상을 앓고 있던 12명의 선원들을 2명씩 6개의 그룹으로 나누어 기존 괴질 치료에 시도되었던 다음의 여섯 가지 방법을 시도하고 그 결과를 비교해보았다.

1) 1일 1회 시드르(사과즙을 원료로 한 발효주) 1쿼터 마시기

2) 1일 3회 황산 희석액 25방울 섭취

3) 1일 1회 바닷물 1/2파인트 마시기

4) 1일 3회 마늘, 겨자씨, 홀스래디시(양고추냉이), 페루 발삼(balsam of Peru), 몰약을 육두구 1알 크기로 만들어 섭취

5) 1일 3회 식초 2숟가락 섭취

6) 1일 1회 오렌지 2개와 레몬 1개 섭취

위의 여섯 가지 방법을 일주일 동안 시도한 결과, 6번째 오렌지와 레몬을 섭취한 2명은 다른 선원들을 돌볼 수 있을 정도로 건강 상태가 호전되었다. 제임스 린드 박사는 훗날 에든버러에서 환자들을 진료하며 1753년 이 연구 결과를 기록한《괴혈병 논문(Treatise of the Scurvy)》을 출판하기도 하였는데,[148] 이와 같은 제임스 린드 박사의 괴혈병 치료법에 대한 연구가 최초의 임상시험으로 받아들여지고 있다. 그런데 영국 해군에게 괴혈병 치료를 위한 레몬주스가 제공된 것은 이 연구가 수행된 때로부터 50년이 지난 후였다고 한다.

이후 19세기와 20세기를 거치며, 의학의 발전과 더불어 임상시험도 진보하였다. 임상시험을 통해 검증하고자 하는 치료법을 적용하는 환자군과 치료법을 적용하지 않는 대조군의 개념, 무작위 배정과 눈가림법, 위약(플라시보) 사용, 수학적·통계적 검증 등이 시도되고 도입되면서 임상시험은 보다 과학적이고 정교화된 지금의 모습에 가까워졌다.

최초의 적절한 무작위 비교 시험은 1948년 〈영국의학저널(British Medical Journal)〉에 보고된 스트렙토마이신(streptomycin)의 폐결핵 치료 효과에 대한 임상시험으로, 이 연구는 연구 계획의 관리, 실행, 보고 측면에서 임상시험의 모범적인 사례로 지금까지도 회자되고 있다. 영국 내 몇몇 의료기관에서 발생하는 환자를 무작위 배정하여 스트렙토

---

148 Marcus White, "James Lind: The man who helped to cure scurvy with lemons", *BBC News*, 2016.10.04., https://www.bbc.com/news/uk-england-37320399

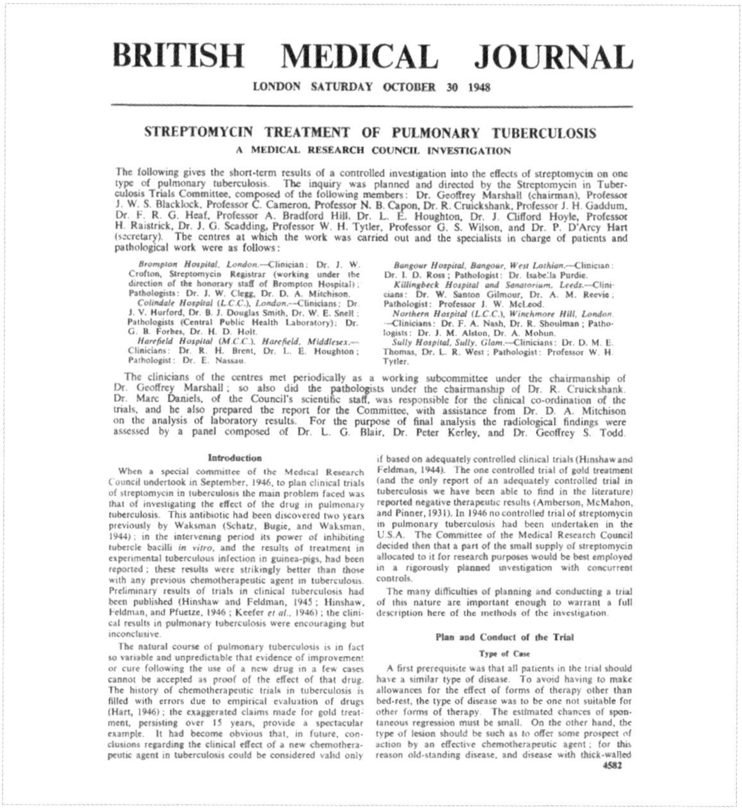

BRITISH MEDICAL JOURNAL

LONDON SATURDAY OCTOBER 30 1948

STREPTOMYCIN TREATMENT OF PULMONARY TUBERCULOSIS

A MEDICAL RESEARCH COUNCIL INVESTIGATION

The following gives the short-term results of a controlled investigation into the effects of streptomycin on one type of pulmonary tuberculosis. The inquiry was planned and directed by the Streptomycin in Tuberculosis Trials Committee, composed of the following members: Dr. Geoffrey Marshall (chairman), Professor J. W. S. Blacklock, Professor C. Cameron, Professor N. B. Capon, Dr. R. Cruickshank, Professor J. H. Gaddum, Dr. F. R. G. Heaf, Professor A. Bradford Hill, Dr. L. E. Houghton, Dr. J. Clifford Hoyle, Professor H. Raistrick, Dr. J. G. Scadding, Professor W. H. Tytler, Professor G. S. Wilson, and Dr. P. D'Arcy Hart (secretary). The centres at which the work was carried out and the specialists in charge of patients and pathological work were as follows:

Brompton Hospital, London.—Clinician: Dr. J. W. Crofton, Streptomycin Registrar (working under the direction of the honorary staff of Brompton Hospital); Pathologists: Dr. J. W. Clegg, Dr. D. A. Mitchison.

Colindale Hospital (L.C.C.), London.—Clinicians: Dr. J. V. Hurford, Dr. B. J. Douglas Smith, Dr. W. E. Snell; Pathologists (Central Public Health Laboratory): Dr. G. B. Forbes, Dr. H. D. Holt.

Harefield Hospital (M.C.C.), Harefield, Middlesex.—Clinicians: Dr. R. H. Brent, Dr. L. E. Houghton; Pathologist: Dr. E. Nassau.

Bangour Hospital, Bangour, West Lothian.—Clinician: Dr. I. D. Ross; Pathologist: Dr. Isabella Purdie.

Killingbeck Hospital and Sanatorium, Leeds.—Clinicians: Dr. W. Santon Gilmour, Dr. A. M. Reevie; Pathologist: Professor J. W. McLeod.

Northern Hospital (L.C.C.), Winchmore Hill, London.—Clinicians: Dr. F. A. Nash, Dr. R. Shoulman; Pathologists: Dr. J. M. Alston, Dr. A. Mohun.

Sully Hospital, Sully, Glam.—Clinicians: Dr. D. M. E. Thomas, Dr. L. R. West; Pathologist: Professor W. H. Tytler.

The clinicians of the centres met periodically as a working subcommittee under the chairmanship of Dr. Geoffrey Marshall; so also did the pathologists under the chairmanship of Dr. R. Cruickshank. Dr. Marc Daniels, of the Council's scientific staff, was responsible for the clinical co-ordination of the trials, and he also prepared the report for the Committee, with assistance from Dr. D. A. Mitchison on the analysis of laboratory results. For the purpose of final analysis the radiological findings were assessed by a panel composed of Dr. L. G. Blair, Dr. Peter Kerley, and Dr. Geoffrey S. Todd.

Introduction

When a special committee of the Medical Research Council undertook in September, 1946, to plan clinical trials of streptomycin in tuberculosis the main problem faced was that of investigating the effect of the drug in pulmonary tuberculosis. This antibiotic had been discovered two years previously by Waksman (Schatz, Bugie, and Waksman, 1944); in the intervening period its power of inhibiting tubercle bacilli *in vitro*, and the results of treatment in experimental tuberculous infection in guinea-pigs, had been reported; these results were strikingly better than those with any previous chemotherapeutic agent in tuberculosis. Preliminary results of trials in clinical tuberculosis had been published (Hinshaw and Feldman, 1945; Hinshaw, Feldman, and Pfuetze, 1946; Keefer *et al.*, 1946); the clinical results in pulmonary tuberculosis were encouraging but inconclusive.

The natural course of pulmonary tuberculosis is in fact so variable and unpredictable that evidence of improvement or cure following the use of a new drug in a few cases cannot be accepted as proof of the effect of that drug. The history of chemotherapeutic trials in tuberculosis is filled with errors due to empirical evaluation of drugs (Hart, 1946); the exaggerated claims made for gold treatment, persisting over 15 years, provide a spectacular example. It had become obvious that, in future, conclusions regarding the clinical effect of a new chemotherapeutic agent in tuberculosis could be considered valid only if based on adequately controlled clinical trials (Hinshaw and Feldman, 1944). The one controlled trial of gold treatment (and the only report of an adequately controlled trial in tuberculosis we have been able to find in the literature) reported negative therapeutic results (Amberson, McMahon, and Pinner, 1931). In 1946 no controlled trial of streptomycin in pulmonary tuberculosis had been undertaken in the U.S.A. The Committee of the Medical Research Council decided then that a part of the small supply of streptomycin allocated to it for research purposes would be best employed in a rigorously planned investigation with concurrent controls.

The many difficulties of planning and conducting a trial of this nature are important enough to warrant a full description here of the methods of the investigation.

Plan and Conduct of the Trial

Type of Case

A first prerequisite was that all patients in the trial should have a similar type of disease. To avoid having to make allowances for the effect of forms of therapy other than bed-rest, the type of disease was to be one not suitable for other forms of therapy. The estimated chances of spontaneous regression must be small. On the other hand, the type of lesion should be such as to offer some prospect of action by an effective chemotherapeutic agent; for this reason old-standing disease, and disease with thick-walled

4582

[그림 6-1] 1948년 〈영국의학저널(BMJ)〉에 게재된 폐결핵에서 스트렙토마이신의 치료 효과에 대한 임상시험(출처: Crofton JW *et al.*, "Streptomycin Treatment of Pulmonary Tuberculosis", *Br Med J*, 1948;2:769)

마이신을 투여한 후 침대에서 휴식을 하거나 투여 없이 침대에서 휴식만 취하도록 처치하였으며, 환자의 정보는 봉투에 봉해졌다. 환자의 치료 경과에 대한 평가는 X선 필름으로 서로 독립적인 방사선학 전문의와 임상 의사에 의해서 이루어졌으며, 각자 다른 사람의 평가 내용이나 환자의 처치 상태를 알 수 없도록 했다. 질병의 종료점 평가

는 눈가림법과 반복 측정의 평가와 함께 최종적으로 환자 평가 일치를 고려하여 결정하였다. 연구 결과 영상학적 호전과 생존율은 스트렙토마이신 처치군에서 유의하게 높았다.[149, 150]

같은 해인 1948년 미국에서는 보스턴 어린이 병원(The Children's Medical Center, Boston) 소속 연구자들이 5명의 소아 급성백혈병 환아에서 아미노프테린(aminopterin)의 항암 효과에 대한 증례를 보고하였다.[151] 1954년에 미국 국립암연구소는 총 4개 의료기관의 급성 골수성 또는 림프구성 백혈병 환자 65명을 대상으로 최적의 병용투여 방법을 찾기 위해 6-메르캅토퓨린(6-mercaptopurine)과 메토트렉세이트(methotrexate)를 같이 투여하는 무작위 비교 임상시험을 수행하였다. 임상시험 대상자들은 동일한 용량의 6-메르캅토퓨린과 메토트렉세이트를 투여받았으며, 메토트렉세이트를 간헐적으로 투여한 군과 매일 지속적으로 투여한 2개 군으로 나누어 투여 방법에 따른 백혈병 환자들의 생존기간을 비교 분석하였다. 연구 결과, 메토트렉세이트를 지속 투여한 군의 생존기간이 간헐적으로 투여한 군보다 연장되었다.[152]

---

149 The James Lind Library, "Medical Research Council(1948)", https://www.jameslindlibrary.org/medical-research-council-1948b/

150 식품의약품안전청·국립독성연구원, 임상시험 관련자를 위한 기본 교재, 2006.

151 Sidney F et al., "Temporary Remissions in Acute Leukemia in Children Produced by Folic Acid Antagonist, 4-Aminopteroyl-Glutamic Acid(Aminopterin)", N Engl J Med, 1948;238:787-793.

152 Frei E et al., "A Comparative Study of Two Regimens of Combination Chemotherapy in Acute Leukemia", Blood, 1958;13(12):1126-1148.

이와 같이 1950년대 미국에서 시작된 항암화학요법의 초기 임상시험이 긍정적인 결과를 보이고, 미국 정부의 연구비 지원을 받는 암 연구에 여러 기관들이 공동으로 참여하며 다기관 항암제 연구의 효시를 마련하게 되었다. 이와 더불어, 1955년 미국 Eastern Cooperative Oncology Group(ECOG)은 암 관련 임상시험을 민간 및 공공의료기관이 공동으로 수행하는 최초의 공적 자금 협력 그룹으로 출범하였다.[153] 1958년 미국 국립암연구소의 후원으로 결성된 연구 그룹인 National Surgical Adjuvant Breast and Bowel Project(NSABP)는 근치적 유방절제술(radical mastectomy)을 단순 유방절제술(simple mastectomy)로, 그리고 이어서 종양절제술(lumpectomy)과 방사선치료로 대체, 유방암과 대장암에 대한 보조적 항암요법(adjuvant therapy) 도입, 유방암 수술 후 타목시펜(tamoxifen) 사용, HER2 양성 유방암에서 트라스투주맙(trastuzumab) 투여로 현저한 생존율 개선 등 지난 수십 년간 유방암, 대장암 치료에서 큰 획을 그은 여러 임상연구를 주도하였다.[154]

153 Eastern Cooperative Oncology Group, "Introduction to ECOG", June 6, 2006, https://web. archive.org/web/20130520202454/http://ecog.dfci.harvard.edu/general/intro.html

154 Wickerham DL, O'Connell MJ, Costantino JP, Cronin WM, Paik S, Geyer CE Jr, Ganz PA, Petrelli N, Mamounas EP, Julian TB & Wolmark N, "The half century of clinical trials of the National Surgical Adjuvant Breast And Bowel Project", *Semin Oncol*, 2008 Oct:35(5):522-9.

적은 수의 환자를 대상으로 한 임상시험이 가능해진 이유: 촉진형 임상시험의 탄생

2004년에는 미래 임상연구의 이정표가 될 매우 중요한 2건의 발표가 이어졌다. 미국 국립보건원은 "NIH Roadmap"을 발표하며 실험실에서의 기초연구 결과가 환자를 치료하는 의료 현장에 원활히 접목될 수 있도록 "Common Fund"라는 별도 기금을 설치하여 혁신적 연구와 협력형 연구를 지원하기 시작했다.[155, 156] NIH Common Fund는 기초 과학 연구 활성화를 위한 기반이 되는 데이터와 도구를 제공하고, 많은 질환에 공통적으로 존재하는 임상 및 중개 연구의 어려움을 해소하며, 의과학 연구 인력을 지원하고 양성하는 새로운 방법을 시도하는 것을 목표로 하였다. 또한 이 프로젝트가 종료하는 시점인 2014년 이후에는 NIH Roadmap 하에 얻어진 데이터, 도구, 인프라 등을 광범위한 연구 커뮤니티와 공유함으로써 범NIH 차원의 연구를 더 활성화시키고자 하였다.[157]

NIH가 쏜 임상연구 혁신의 신호탄은 미국 FDA에도 작용하였다.

---

155 [National Institutes of Health]Office of Strategic Coordination-The Common Fund, "A Decade of Discovery: The NIH Roadmap and Common Fund", 2014.

156 정보통신기획평가원, "과학기술 선도력 강화를 위한 주요국의 변혁적 연구 활성화 사례 분석 (미국편)", 2019. 7. 18.

157 Collins FS, Wilder EL & Zerhouni E, "Funding transdisciplinary research. NIH Roadmap/ Common Fund at 10 years", *Science*, 2014 Jul 18;345(6194):274-6.

2000년대 초반 미국 FDA는 실제 시판 허가를 받아 환자에게 쓰이는 혁신의약품 및 의료기기의 수가 점점 줄어들고 있다는 문제점을 자각하고, 도전적이고 비효율적이며 어마어마한 예산 투입이 필요한 당시의 의약품·의료기기 개발 과정을 혁신하고자 했다. 'Critical Path Initiative(CPI)'는 FDA의 규제하에 개발, 평가, 생산 및 사용되는 모든 제품들에 적용되는 과학을 현대화하겠다는 범정부적 전략이다. 기초 과학 연구가 환자를 위한 안전하고 효과적인 치료법으로 이어지는 과정을 개선하겠다는 계획하에 특히 감염병, 생물테러 대응과 같은 중요한 공중보건 문제, 희귀질환, 제3국의 유행병, 질병 예방, 개인 맞춤 치료 등에 특히 집중되었다.[158]

FDA는 CPI 전략에 따라 임상시험과 관련된 수많은 성과를 거두었다. 환자의 치료 성과와 생존 개선을 위한 새로운 생체표지자 및 여러 도구의 발견·개발, 이러한 생체표지자 또는 분자유전학적 이상에 따른 표적치료제 개발의 촉진, 의약품을 보다 빠르고 효율적으로 개발할 수 있도록 하는 '촉진형(adaptive)' '비열등성(non-inferiority)' 등 혁신적인 임상시험 디자인에 대한 가이드라인 제시, 문서 기반으로 시행되던 임상시험 및 안전성 모니터링의 온라인 전환과 같은 것들이

---

158 U.S. Food and Drug Administration, "Innovation/Stagnation: Challenge and Opportunity on the Critical Path to New Medical Products", March 2004.

CPI 전략의 성과다.[159, 160]

여기에서 '촉진형' 임상시험[161]은 임상시험 진행 과정에서 대상자 (환자)로부터 축적되는 데이터에 근거하여 임상시험 설계와 관련된 하나 이상의 사항을 전향적으로 계획된 바에 따라 변경할 수 있는 임상시험 디자인으로 정의된다.[162] 촉진형 임상시험의 등장은 생체표지자 (biomarker)의 발견·개발과 깊은 연관이 있다. 2010년 무렵 전 세계 여러 국가에서 수백 명, 때로는 수천 명의 환자를 모집하는 대규모 임상시험이 각광을 받았는데, 이는 환자 수가 많을수록 의미 있는 p값을 얻을 수 있어 임상시험 결과가 통계적 유의성을 가진다고 할 수 있기 때문이었다. 1990년대 말, 2000년대 초반부터 생체표지자와 특정 생체표지자를 타깃으로 하는 표적치료제가 속속 등장하면서, 임상시험 또한 표적치료제에 합당한 생체표지자를 가진 환자에게만 약물을 투여해서 효과를 입증해보겠다는 생각에 이르렀다. 그런데 해당 생체표지자를 가진 수백수천 명의 임상시험 대상자를 모집하기 위해서는 수

---

159 U.S. Food and Drug Administration, The Critical Path Initiative: Annual Report 2008, April 2009.

160 U.S. Food and Drug Administration, The Critical Path Initiative Report on Key Achievements in 2009.

161 마스터 프로토콜 임상시험과 관련하여 자주 언급되는 'Adaptive design'은 지금까지 적응형 설계로 직역되거나 소리 나는 그대로 어댑티브 디자인으로 표기하는 경우가 많았으나, 임상시험의 초기 또는 중간 평가 결과를 반영하여 해당 임상시험의 진행을 좀 더 효율적으로 촉진할 수 있는 방향으로 프로토콜 변경이 이루어지는 임상시험 설계라는 의미를 반영하여 '촉진형 설계'로 기술하였다.

162 U.S. Food and Drug Administration, "Guidance for Industry: Adaptive Designs for Clinical Trials of Drugs and Biologics", November 2019.

만 명의 환자를 스크리닝해서 해당 생체표지자를 가졌는지 솎아내야 했는데, 그렇게 하기 위해서는 막대한 비용과 시간과 인력이 투입되어야 하는 커다란 어려움에 직면하게 되었다.

촉진형 임상시험이 등장하게 된 또 다른 배경은 임상시험 결과의 불확실성에 있다. 임상시험을 처음 설계된 대로 수행하다 보면 당시에 예측한 대로 결과가 얻어지는 경우도 있고 아닌 경우도 있는데, 얻어진 결과를 어떻게든 살려보기 위해서는 중간평가(interim analysis)가 필요하고 이 중간평가를 통해 예측했던 결과는 아니지만 분명히 활용할 수 있는 의미 있는 결과로 판명되는 데이터가 있었다. 이 때문에 임상시험을 수행하는 중이라도 중간평가에 따라 그 설계의 일부 속성을 바꾸고자 하는 필요성이 대두되었고, 새로운 통계적 기법을 도입하여 임상시험 설계의 일부 속성을 임상시험 수행 중에 바꿀 수 있는 '촉진형' 임상시험이 생겨나게 되었다. 물론 '촉진형'이라고 해서 임상시험 설계의 모든 것을 바꿀 수 있는 것은 아니고 전체적인 치료 방법의 개요(treatment schema)나 대상자 선정 기준(inclusion/exclusion criteria)과 같은 핵심적인 속성은 반드시 처음 설계대로 유지되어야 한다.

촉진형에서는 임상시험이 처음 시작할 때는 존재하지 않았으나 진행되면서 얻어지는 새로운 정보에 맞춰 임상시험 설계를 유연하게 바꿀 수 있기 때문에, 만약 임상시험에 사용된 약이 예상만큼의 효과를 보이지 않는다면 임상시험을 조기 종료(무용성 규칙에 따른 중단)하여 환자들이 불필요한 치료를 받을 위험을 줄일 수 있다. 반대로 예상보다 더 나은 효과를 보인다면 연장 또는 환자군 추가도 가능하며, 대상 환자 전체 또는 그중에서도 특정 하위군을 대상으로만 약의 효과를 이해하는 것도 가능하다. 임상시험 약에 대해 환자가 보이는 반응에 따라 환자들을 무작위 배정할 수 있어 좀 더 효과적인 치료를 받을 수 있는 가능성 또한 높일 수 있으며, 통계적 검증의 효율을 높여 어떤 약의 진짜 효과를 감별하는 것도 더 용이해질 수 있다.[163] 촉진형 설계의 이런 장점들은 제약회사가 이전보다 빠르고 효율적으로 임상시험을 수행하여 새로운 약제를 보다 신속하게 시장에 내놓을 수 있는 기반이 되고 있다.

촉진형 임상시험에도 한계점은 존재한다.[164] 우선 결과의 오류 발생 가능성 및 예측에 있어 비뚤림(bias)을 피하기 위한 특별한 분석법이 요구되며 임상시험 수행 전 시뮬레이션이 필수적인 경우가 많다. 촉진형 설계를 통해 임상시험의 최소 및 예상 표본의 크기를 줄일 수 있을지 모르지만 최대 표본 크기는 도리어 커져버리는 경우도 있다. 또 어떻게 임상시험 설계를 변경할지 미리 계획하는 단계에 (고전적인 임상시험 설계보다) 더 많은 시간과 노력이 투입될 수 있다. 중간평가에서 나오는 데이터를 적절한 시점에 고품질로 제공하는 것은 복잡하며, 추가 비용이 들어갈 수도 있다. 촉진형 설계에 따라 임상시험 디자인을 변경하기 전과 후의 결과가 달라진다면, 그 임상시험 결과의 해석이 어려워질 수도 있다.

---

163 ibid.
164 ibid.

미국 FDA는 2010년 촉진형 임상시험에 대한 최초의 가이드라인을 마련하고 이후 몇 차례 개정 작업을 거쳐 2019년 12월 최종 버전을 발표하였다.[165]

유전체 개념의 도입으로 더욱 발전한 임상시험: 마스터 프로토콜 임상시험의 출현

2010년을 기점으로 또 하나의 변화를 가져온 것은 이 책의 앞 장에서도 여러 차례 언급한 '차세대 염기서열 분석'의 도입이다. 정밀의료를 촉발시킨 유전체 기술의 발전이 임상시험에도 큰 영향을 미친 것이다.

NGS가 임상시험에 도입되면서 기존에 인체 기관(organ) 기반으로 약물을 투여하던 방식에서 유전자 변이에 매칭되는 약물을 투여하는 방식으로 임상시험의 유형 변화가 시작되었다. 물론 지금으로서는 유전자 변이가 밝혀진다고 해서 그에 맞는 약이 모두 존재하는 것은 아니지만 유방암, 폐암, 위암, 대장암, 췌장암처럼 암이 발생하는 기관이 다른 암종이라도 같은 유전자 변이를 가진 환자들에게 해당 유전자 변이를 타깃으로 하는 항암제를 투여하여 치료 효과를 확인하는

---

165   *ibid.*

'바구니형(basket)' 임상시험, 하나의 암종이나 조직학적으로 같은 아형에서 유전자 변이에 따라 여러 다른 항암제를 투여해서 어떤 약이 효과가 있는지를 확인하는 '우산형(umbrella)' 임상시험과 같이, 고전적인 임상시험에서는 상상할 수 없었던 완전히 새로운 유형의 임상시험이 등장하게 되었다.

이에 미국 FDA는 2022년 3월에 암 정밀의료 임상시험과 관련된 '항암제 마스터 프로토콜 임상시험에 대한 가이드라인'을 발표하였다. 그리고 앞에서 기술한 바구니형, 우산형 등을 포함한 '마스터 프로토콜 임상시험'은 단일 임상시험 구조 안에서 특정 생체표지자로 정의되는 하나 이상의 암 질환 또는 암 질환의 여러 아형을 대상으로 하는 다양한 하위연구를 통해 한 개 이상의 임상시험 약물의 효능 및 안전성을 평가하는 프로토콜을 사용하는 임상시험으로 정의하였다.[166]

'바구니형'과 '우산형'은 상대적인 개념이 아니고, 조직 내에서 유전체 변이에 따라 환자군을 세분화하거나(우산형) 조직에 상관없이 유전체 변이에 따라 환자군을 나누는 것(바구니형)이다. 미국 FDA가 전 세계 규제기관 중 가장 앞서 이런 가이드라인을 발표하며 임상시험의 혁신을 선도해가고 있는 것은 제약업계와 규제기관, 연구자/연구기관 간에 해당 주제에 대한 컨센서스가 이루어졌고, 새로운 임상시

---

166 U.S. Food and Drug Administration, "Guidance for Industry: Master Protocols: Efficient Clinical Trial Design Strategies to Expedite Development of Oncology Drugs and Biologics", March 2022.

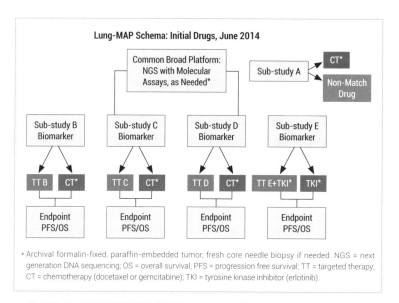

〔그림 6-2〕 대표적인 우산형 임상시험인 Lung-MAP 연구의 최초 디자인. Lung-MAP은 미국 국립암연구소의 정밀의료 추진계획의 일환으로 편평상피세포 비소세포폐암에서 보다 나은 치료제 개발을 위해 설계되어 2014년부터 진행되고 있는 최초의 생체표지자 기반 마스터 프로토콜 임상시험(출처: U.S. Food and Drug Administration. Guidance for Industry: Master Protocols: Efficient Clinical Trial Design Strategies to Expedite Development of Oncology Drugs and Biologics, March 2022)

험 유형들이 발전할 수 있도록 새로운 통계적 기법이 뒷받침해 주었기 때문일 것이다.

정밀의료 시대로 접어들면서 암 발생에 관여하는 많은 유전자 변이와 암 발생 유전자들이 규명되고 그 과정에 작용하는 표적치료제나 면역관문 억제제 등 새로운 기전의 항암제 개발과 치료 효과를 예측할 수 있는 다양한 생체표지자들을 발굴하는 연구가 활발히 진행되면서, 신약개발을 위한 임상시험에 '촉진형' 설계가 빈번하게 적용되고 있으며 '바구니형' 임상시험을 통해 FDA 허가를 받은 신약들도 몇몇 존재한다.

이 책의 1, 2장에서 소개한 소토라십은 1980년대에 처음 발견된 KRAS 유전자에서 코돈(codon)[167] 12의 글리신(glycine)이 시스테인(cysteine)으로 치환된 G12C 점 돌연변이를 타깃으로 한 약물로, 바구니형 2상 임상시험인 CodeBreaK 100의 결과를 기반으로 해당 돌연변이가 있는 비소세포폐암 치료제로 미국 FDA의 신속승인을 받았다.

이는 시판 허가 후 3상 임상시험 수행을 전제로 하고 있었기 때문에, 현재 KRAS G12C 돌연변이가 있는 비소세포폐암 환자를 대상으로 3상 임상시험인 CodeBreaK 200이 진행되고 있으며, 비소세포폐암 외 다른 고형암으로도 확장된 임상시험이 진행 중이다.[168]

마스터 프로토콜 임상시험은 바구니형, 우산형에 그치지 않고 동일한 임상시험 프로토콜 내에서 공통의 대조군과 서로 다른 치료군을 비교할 수 있는 여러 군, 여러 단계(multi-arm multistage, MAMS) 임상시험 유형인 '플랫폼(platform)', 독립적인 생체표지자별로 광범위하게 환자들을 전향적으로 관찰하여 얻어지는 통합적인 데이터를 수집하는 '마스터 관찰 연구(master observation trial, MOT)', 객관적인 데이터에 근거한 기준에 따라 여러 다른 치료법의 효능과 이상반응을 단 1명의 환자에서 평가하는 'N-of-1 임상시험', 고전적인 임상시험에서처럼 환자가

---

167 코돈(codon)은 DNA에서 전사된 메신저 RNA(mRNA) 상의 3개의 염기서열로, mRNA의 유전암호 단위다.

168 Amgen, "AMGEN'S CLINICAL TRIALS; Advancing oncology at the speed of life", Oncology Clinical Trials Brochure Q2(2022).

임상시험이 진행되는 연구기관 또는 병원을 방문하는 것이 아니라 집에서 치료를 받을 수 있는 '가정 임상시험(home-based trial)' 등의 형태로 더욱 진화하고 발전하고 있다.[169, 170]

임상시험의 변하지 않는 기본적 본질과 미래지향점

이처럼 임상시험은 시간이 흐르면서 진화를 거듭하고 있지만, 30여 년간 임상시험을 경험해 온 연구자의 입장에서 보면 임상시험의 기본적 세 가지 본질인 과학성, 산업성, 윤리성은 변함없이 유지되고 있다고 생각한다.

임상시험이 과학적인 원칙과 개념에 입각하여 설계되고 수행되어야 한다는 것에 모두가 동의할 것이다. 오늘날 제약회사나 의료기기 회사 등이 개발한 제품을 시판하기 위해서 규제기관이 요구하는 의과학적 검증 과정을 거쳐야 하고, 이렇게 검증된 임상시험의 결과는 많은 의료인이나 환자·사용자에게 마케팅의 수단으로 이용되는 산업성을 갖고 있다. 임상시험의 연구 대상은 인간이기 때문에, 임상시험의

---

169 Vivek Subbiah, "The next generation of evidence-based medicine", *Nat Med*, 2023;29:49-58.

170 Fountzilas, E., Tsimberidou, A. M., Vo, H. H. *et al.*, "Clinical trial design in the era of precision medicine", *Genome Med*, 2022;14:101.

계획과 수행 과정은 국제적으로 정해진 엄격한 임상시험의 윤리지침에 따라 피험자의 인권이 침해되거나 안전이나 복지가 위협받거나 착취되지 않도록 연구자와 연구기관, 정부기관 등의 공동 노력이 있어야 한다.

임상시험에서 늘 강조해도 지나치지 않을 연구 윤리지침은 독일 뉘른베르크에서 열린 제2차 세계대전의 전범 재판에서 나치 독일 정부의 지원하에 생체 실험에 참여했던 과학자와 의학자들이 전범으로 처벌을 선고받은 것을 계기로 1947년에 만들어진 '뉘른베르크 강령(Nuremberg Code)'에 기원한다.[171] '뉘른베르크 강령'은 최초의 의학연구 윤리 강령으로, 이후 의학연구 윤리 규정의 기초가 되었으며 인체 관련 연구에서 '피험자의 자발적인 동의는 절대적으로 필수'임을 명시하였다.

뉘른베르크 강령이 법조인에 의해 만들어진 지침이라면, 의사들에 의해 만들어져서 오늘날 인체 대상 연구의 가장 대표적인 윤리 기준이 된 것은 1964년 세계의사회에 의해 제정된 '헬싱키 선언'이다. '헬싱키 선언'은 1950년대 후반에서 1960년대 초반에 입덧 치료제로 쓰인 탈리도마이드(thalidomide)를 복용한 임산부가 낳은 신생아들이 선천적으로 팔다리가 결손되거나 짧은 상태로 태어나는 등 심각한 결

---

171 United States Holocaust Memorial Museum, Washington, DC, "The Nuremberg Code", *United States Holocaust Memorial Museum*, https://encyclopedia.ushmm.org/content/en/article/the-nuremberg-code?parent=en%2F9245

손을 유발한 사건을 계기로 제정되었다. '헬싱키 선언'은 세계 시민이며 의학연구자라면 반드시 숙지하고 있어야 할 국제적인 의학연구 윤리의 기준으로, 전문 학술지에 논문을 게재하기 위해서 반드시 준수되어야 하며 세계 각국의 연구기관에서 연구 윤리 및 심의지침을 만드는 주요 원칙이자 가이드라인으로 수용되고 있다.[172] 우리나라에서도 대한의사협회가 2001년 의사윤리강령·의사윤리지침을 제정했고 2017년 2차 개정을 했는데, 의사윤리강령 제10조와 의사윤리지침 제30조에서 의학연구를 언급하고 있다.[173]

그렇다면 본질은 지키면서 진화하고 있는 임상시험이 앞으로 추구하는 바는 무엇이 될까?

나는 진료실에서 환자와 보호자들에게, 그리고 여러 강의를 통해 "임상시험은 실험이 아닌 실험적 치료"임을 오래전부터 강조해왔다. 임상시험을 통해 신약으로 치료받을 수 있는 기회를 그 누구보다 먼저 가질 수도 있고(우리나라에서는 신약의 허가부터 보험급여까지 길게는 몇 년을 기다려야 하는 경우가 종종 있기 때문에 한시가 급한 말기암 환자들에게 임상시험 참여는 보험급여 이전에 신약을 써 볼 수 있는 기회가 되기도 한다), 임상시험의 결과는 미래의 환자들을 위한 임상적 지식과 데이터로 쓰일 수 있다. 특히, 진행성·전이성 암(일반적으로 4기 또는 말기암이라고 함) 환자에서 항암제는 완치를 목적으로 하는 것이 아니라 암 진행을 늦추고 환자

172　식품의약품안전청-국립독성연구원, 임상시험 관련자를 위한 기본 교재, 2006.

173　대한의사협회, 의사윤리강령 의사윤리지침, 2017년 개정.

들의 생존기간을 연장시키는 것을 목적으로 하고 있기 때문에 임상시험 참여를 통한 실험적 치료 기회가 큰 의미를 갖는다. 예전에 환자나 보호자에게 임상시험 참여를 통한 신약 투여를 권유하면, 치료 효과나 부작용에 대한 두려움과 우려 또는 실험 대상이 되는 것 같은 거부감에 망설이거나 거절하는 경우가 많았다. 하지만 이제는 임상시험의 진정한 의미에 대한 이해도가 높아져서인지 환자나 보호자가 먼저 신약에 대한 소식을 접하고 임상시험 참여 가능 여부를 묻기도 한다.

정밀의료가 좀 더 본격적으로 구현되면서 어떤 새로운 유형이나 디자인의 임상시험이 등장하던 간에 보다 많은 환자들이 본인에게 맞는 치료를 빠르게 받을 수 있는 기회를 마련할 수 있는 방향으로 진화하리라는 것은 확실하다. 더불어 임상연구가로서 늘 한계를 느끼는 부분은 임상시험에서 얻어진 결과를 시판 허가된 적응증에 그대로 적용하는 현재의 규제하에서 임상시험은 제한된 시간 내에 특정한 조건을 갖춘 환자군을 대상으로, 즉 매우 제한적인 조건을 만족시키는 환자들을 대상으로 하여 얻어진 결과이기 때문에 실제 진료 현장에서 사용될 때는 필연적으로 문제가 발생할 것이란 사실이다.

미리 정해진 환자를 대상으로 한 임상시험과 실제 진료 현장의 환자는 충분히 얼마든지 다를 수 있기 때문에, 임상시험의 대상 환자군이 아닌 환자를 실제 진료실에서 치료하려면 부담을 느낄 때가 적지 않다. 이 간극을 어떻게 하면 최소화하고 메울 수 있을지가 수십 년간 임상시험을 수행해 온 종양내과 전문의로서 항상 가지고 있는 고민이다. 임상시험의 참여 대상 기준(eligible criteria)을 좀 더 실제 진료 현장에 가깝게 가져가려고 하거나 아예 관찰연구로 풀어가려 하는 것과 같이 임상시험과 실제 진료 현장의 간극을 줄이기 위한 노력도 미래의 임상시험이 지향해야 할 방향이라고 생각한다.

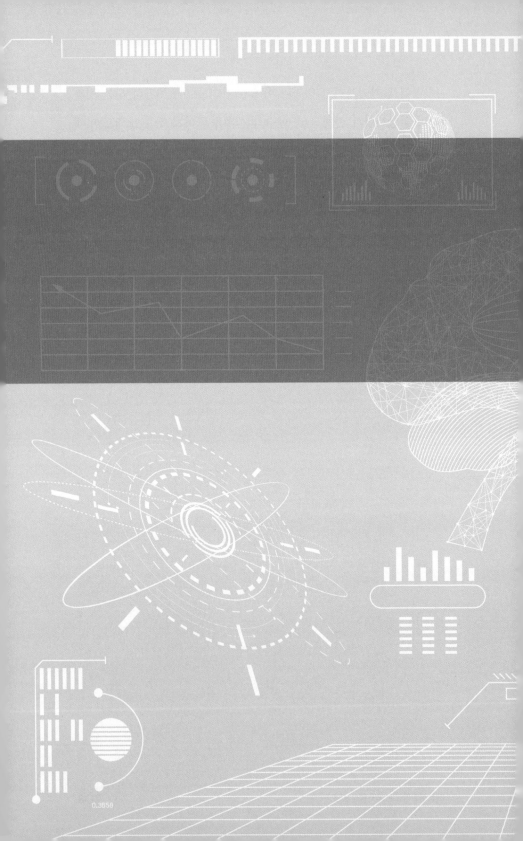

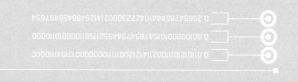

7장

정밀의료는 제약산업을
어떻게 바꿔 놓을까

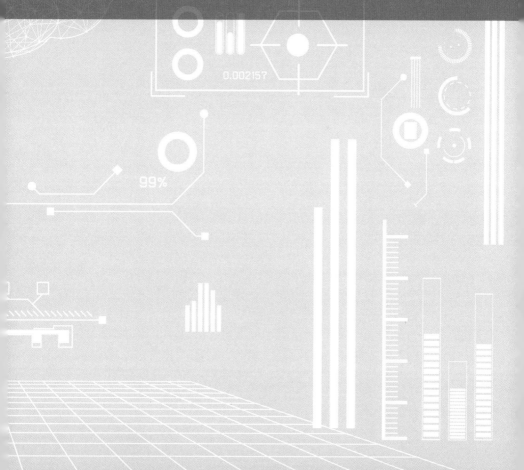

정밀의료와
신약개발

제약산업은 대표적인 고위험, 고수익 업종으로 꼽힌다. 신약 하나를 개발하는 데 평균적으로 10~15년의 매우 긴 시간이 소요되고 성공 확률은 5,000~10,000분의 1 수준으로 낮지만, 신약개발에 성공하면 약 20여 년 동안 해당 약제에 대한 특허권을 독점할 수 있기 때문이다.[174]

이 책의 6장에서 다룬 실험적 치료인 '임상시험'은 제약회사가 어떤 약을 시판하기 위해 반드시 거쳐야 하는 과정 중 하나다. NGS 등 유전체 분석 기술의 발전과 표적치료제의 등장으로 정밀의료가 본격적으로 의료 현장에 도입되고 여기에 인공지능, 생물정보학 등이 결합되면서 제약회사의 신약 연구개발(research and development, R&D)도 달라지고 있다. AI와 신약개발에 대한 내용은 이 책의 10장에서 자세히 다루어보기로 하고, 이번 장에서는 정밀의료 도입으로 달라지는 제약산업 전반에 대한 내용을 다루어보겠다.

지난 10년간 제약사들의 파이프라인(기업에서 연구개발 중인 신약 프로젝트)을 살펴보면, 신약개발은 항암제에 집중되어 있다. 최근 5년간 총 2,331개의 항암제 신약이 개발되었는데, 연평균 10.5% 비율로 계속 증가하는 추세다[그림7-1].[175]

---

174 한국제약바이오협회, 한국 제약산업 길라잡이, 2017.

175 IQVIA Institute for Human Data Science, "Global Trends in R&D 2023: Activity, Productivity and Enablers", Feb 15, 2023.

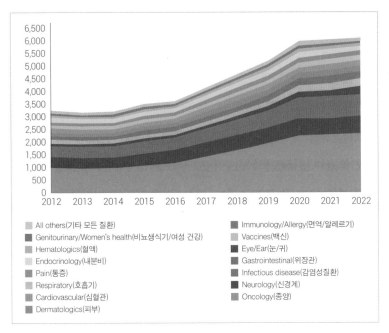

■ All others(기타 모든 질환)	■ Immunology/Allergy(면역/알레르기)
■ Genitourinary/Women's health(비뇨생식기/여성 건강)	■ Vaccines(백신)
■ Hematologics(혈액)	■ Eye/Ear(눈/귀)
■ Endocrinology(내분비)	■ Gastrointestinal(위장관)
■ Pain(통증)	■ Infectious disease(감염성질환)
■ Respiratory(호흡기)	■ Neurology(신경계)
■ Cardiovascular(심혈관)	■ Oncology(종양)
■ Dermatologics(피부)	

〔그림 7-1〕 2012~2022년 글로벌 제약사 신약 파이프라인 추세[176]

항암제 신약 중에서도 정밀의료가 접목된 암 정밀의료(Precision Oncology)는 가장 유망하며 급성장 중인 파이프라인으로 꼽힌다. 글로벌 의약품 시장조사기관 아이큐비아(IQVIA)에서 발표한 2022년 전 세계 항암제 임상시험 트렌드를 보면 정밀의료가 꽃피기 시작한 2013년경부터 암 정밀의료 임상시험이 급증한 것을 알 수 있다[그림 7-2].

---

176   *ibid.*

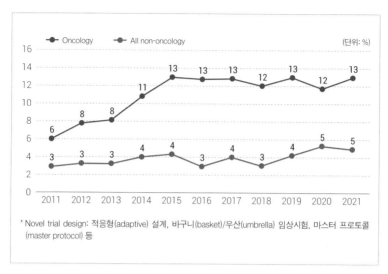

〔그림 7-2〕 전 세계 암 정밀의료 임상시험 트렌드(2011~2021년)[177]

정밀의료 관련 13개 분야의 이해관계자들이 모인 미국의 개인 맞춤 의료연합(Personalized Medicine Coalition, PMC)[178]에 따르면, FDA의 시판 허가 승인을 받은 신약들 중 정밀의료 기반 의약품이 2022년에 34%를 차지했으며 2015년 이후 8년간 최소 25% 이상을 차지했다

---

177 국가임상시험지원재단, 22년 한국 임상시험 산업 정보 통계집, 2023. 05.

178 Personalized Medicine Coalition은 2004년 설립된 미국의 보건의료 비영리 단체로 환자와 보건의료 시스템에 이득이 되는 정밀의료의 개념과 서비스, 제품들에 대한 이해와 원활한 도입을 증진하기 위한 목적 하에 임상검사 실험실/서비스, 진단기기 기업, 보험회사, 제약바이오 기업 및 벤처, 환자단체, 관련 협회, 개인 맞춤 의료 서비스 회사, 연구/교육기관 및 병원, 벤처캐피탈, 컨설팅 회사, 로펌 등 전략적 파트너에 이르기까지 13개 관련 분야의 이해관계자가 모여 매년 하버드 의대에서 개최되는 Personalized Medicine Conference를 비롯한 다양한 교육, 연구 등 활동을 펼치고 있다.

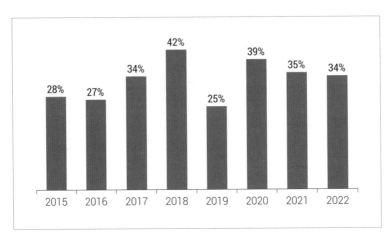

〔그림 7-3〕FDA의 시판 허가 승인을 받은 신약 중 정밀의료 기반 의약품의 비중(2015~ 2022)[179]

[그림 7-3].[180]

정밀의료에 특화된 미국의 시장조사 및 전략컨설팅회사인 DeciBio 가 2023년 8월에 발표한 〈암 정밀의료 R&D에 대한 제약바이오 투자 현황 보고서(Biopharma Investment Trends in Precision Oncology R&D)[181]〉에 따 르면, 매출 기준 상위 20대 제약사 임원들은 R&D 투자에 있어 투자 의 방향이나 규모를 결정짓는 동기가 되는 것으로 다음 두 가지를 응

179 Personalized Medicine Coalition, "Personalized Medicine at FDA: The Scope & Significance of Progress in 2022", 14 March 2023.

180 *ibid.*

181 DeciBio, "Pharma Investment Trends in Precision Oncology R&D White Paper", October 23, 2023, https://www.decibio.com/insights/pharma-investment-trends-in-precision-medicine-r-d-white-paper

답했다.

1) 신약개발에 소요되는 기간 단축 또는 관련 의사결정 과정의 신속화

2) 후보물질 발굴 또는 분석에서의 생산성 향상

즉, 제약사들은 R&D 효율화와 신속한 시판 허가에 투자를 집중할 것이라는 이야기다.

상위 20대 제약사들이 R&D 투자를 집중할 분야를 살펴보면 동반진단(companion diagnostics), 유전체 검사 도구, 임상시험 운영 솔루션 등이 투자수익률(return on investment, ROI)이 가장 높을 것으로 전망되었다. 그리고 정보과학 인공지능, 질병모델, 정보과학(informatics)/인공지능, 질병모델, 실사용데이터, 실사용근거(real-world evidence, RWE), 액체생검(liquid biopsy), 인체자원 및 인체자원은행(biobanking), 실험실 자동화, 단백체학 모델 등이 중간 정도의 투자수익률을 낼 것으로 전망되었으며, 연구개발 공급망 솔루션, 세포 내외부의 모든 생리현상을 체계적이고 조직적으로 연구하는 셀로믹스(cellomics) 도구, 영상의학 검사 등이 보통의 투자수익을 낼 것으로 전망되었다. 이 중에서 실제 상위 20대 제약사들이 투자를 집중하고 있는 분야는 임상시험 운영 솔루션, 정보과학/인공지능, 액체생검, RWD/E, 동반진단, 유전체 검사 도구, 단백체학 모델 등의 순이었다.

이를 종합해보면, 연구개발에 사용되는 도구(예: 유전체학, 단백체학, 셀로믹스, 액체생검 등)에 제약사들의 R&D 투자가 가장 집중되어 있고 이

중에서 유전체학이 가장 많은 투자를 받음과 동시에 투자수익률 또한 높은 분야로 나타났다.

이전에 내가 여러 강의를 통해 설명한 것처럼 암이 'DNA의 배신', 즉 여러 원인에서 기인하는 유전자 돌연변이로 인해 발생하는 질환임을 생각하면 유전체 분석이 암 정밀의료에 기반한 신약개발의 모든 단계에서 범용적으로 도입된 것이 놀랍지 않다. 이 책의 뒷부분에서 좀 더 자세히 설명하겠지만, '차세대 유전체 분석' 검사의 대중화와 '인간 유전체 프로젝트'의 성공이 유전체 분석 도구와 방법 및 기술 개발에 대한 투자를 증가시켰다. 그리고 해당 분야의 발전을 가속화하여 유전체 분석 도구가 보다 정밀해지고 계량화·표준화되었으며 재현성은 높아졌다.

유전체 분석과 비교하여 단백체나 셀로믹스 분야의 제약사 투자는 조금 미진한데, 이는 유전자 정보가 담긴 핵산(nucleic acids)에 비해 단백체나 세포와 관련된 분자 및 생물학적 역학이 매우 복잡하고 관련 기술 발전이 더디기 때문이다. 따라서 단백질 시퀀싱이 주목받고 있지만 현재로서는 유전체나 전사체(transcriptome) 분석처럼 전체 단백체 시퀀싱(entire proteome de novo sequencing)이 범용적으로 도입되기는 어려워 보인다. 그럼에도 불구하고 나를 포함한 많은 연구자들이 암과 관련한 단백질이나 기능적 세포 분석의 보다 정확한 '실측 자료(ground truths)'를 가까운 미래에 제공할 것으로 믿고 있다.

현재는 제약사들이 위에서 언급한 유전체 분석 등을 임상시험대행기관(CRO)이나 해당 분야에 특화된 전문 실험실에 위탁하여 시범적으로 진행하고 검증하는(validation) 쪽을 선호한다. 그렇지만 점차 이런 정밀 분석을 제약사에서 자체적으로 진행하는 쪽으로 진화할 것으로 예측된다. 이는 외부 위탁 진행 시, 시판 허가를 목적으로 진행되는 전향적 임상시험에서 생성되는 '데이터의 무결성(data integrity, DI)'[182]을 규제기관이 요구하는 수준으로 제시하기 어려운 '질'의 이슈가 종종 발생하기 때문이라고 한다. 특히 CRO나 외부 전문기관의 (데이터 처리와 관련된) 소프트웨어 시스템이나 기기들이 아직까지는 새로운 분석 방법을 사용한 1차, 2차 평가변수로부터 생성된 데이터의 무결성을 보장할 수 있도록 검증되지 않은 경우가 많기 때문이다.

정밀의료 시대에 신약개발의 성공은 위에서 언급한 새로운 기술들을 혁신적인 개념 하에 어떻게 이용할지에 달려 있다고 보인다. 즉, 유전자 변이에 기반한 완전히 새로운 치료법이나 새로운 계열의 치료제, AI와 디지털 기술, 개별 환자 중심의 연구개발 전략 등이 서로 맞물려 '일률적(one-size-fits-all)'으로 개발되었던 약들을 '정밀의료' 의약품으로 바꿔 놓을 것이다.

---

182 데이터 무결성(data integrity)이란 자료의 정확도와 일관성이 보증된 상태로 유지되는 것을 말하며, 의도하지 않은 자료 정보의 변경을 방지하는 것을 목적으로 한다. 이와 반대되는 말은 의도치 않은 데이터의 변경이나 삭제를 일컫는 '데이터 오염(data corruption)'으로 작업 과정에서 물리 저장 장치 훼손, 전원 차단으로 인한 자료의 멸실, 다중 작업 수행 시 오류에 의한 데이터 미 저장, 사용자의 단순 조작 실수 등으로 발생한다.

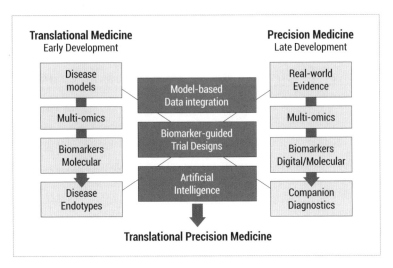

〔그림 7-4〕 중개의학(초기 연구개발)과 정밀의료(후기 연구개발)의 가교 역할을 하는 정밀 중
개의학[83]

    과거에서부터 신약개발에 있어 가장 큰 걸림돌은 기초과학과 임
상연구 사이, 즉 후보물질의 발견과 초기 임상 개발 사이의 '중개
(translation)'연구로 꼽혀왔고 그 때문에 '중개 공백(translation gap)'이라는
말까지 등장했다. 유럽중개의학회(European Society of Translational Medicine)
는 '중개의학(Translational Medicine)'을 여러 R&D 도구를 통합하여 이러
한 중개 공백을 메우고 초기 신약개발을 인도하는 학문으로 정의했
는데, 이번 장에서 소개할 정밀의료의 대표 주자인 글로벌 제약사, 로

183 Hartl D, de Luca V, Kostikova A, Laramie J, Kennedy S, Ferrero E, Siegel R, Fink M, Ahmed S,
    Millholland J, Schuhmacher A, Hinder M, Piali L & Roth A, "Translational precision medicine:
    an industry perspective", *J Transl Med*, 2021 Jun 5;19(1):245.

슈와 노바티스의 과학자 등은 중개의학과 정밀의료의 만남을 '중개 정밀의료 또는 중개 정밀의학(Translational Precision Medicine)'으로 칭하였다.[184]

중개 정밀의학은 중개의학(약물 기전 기반의 초기 신약개발)과 정밀의료(환자 중심의 후기 신약개발)의 핵심 개념을 하나로 통합하여 생체표지자 기반 신약개발의 한 주기(cycle)가 완성되는 것으로 볼 수 있다. 중개 정밀의학의 핵심 성공 요소는 다음과 같다.

1) 기초연구에서의 약물 기전이 초기 임상연구로 순방향 '중개'되어야 함(forward translation/bench-to-bedside)

2) 후기 임상연구에서 얻어진 인사이트가 다시 기초연구로 역방향 '중개'되어야 함(back translation/bedside-to-bench)

3) 데이터 기반으로 약물의 기전과 적응증이 매칭되어야 함

4) 각종 omics 연구 결과들이 임상적 연관이 있는 생체표지자와 내재형(endotype)으로 '중개'되어야 함

5) 환자 맞춤형 동반진단과 정밀 의약품 개발로 이어져야 함

중개의학과 정밀의료 개념이 통합되기 위해서는 모델 기반의 데이터 통합(model-based data integration), 생체표지자 기반의 임상시험 설계

---

184 *ibid.*

(biomarker-guided trial designs), 인공지능 기술이 반드시 필요하다. 모델 기반의 데이터 통합과 인공지능에 대해서는 각각 이 책의 9장과 10장에서 별도로 다루어보도록 하고 이번 장에서는 생체표지자에 대한 이야기를 심도 있게 소개하고자 한다.

생체표지자와
신약개발

생체표지자는 정상적인 생물학적 과정이나 병이 발생하는 과정 또는 어떤 치료에 반응하는 약물학적 과정을 객관적으로 측정하고 평가할 수 있는 지표로 정의된다.[185] 신약개발에서 생체표지자는 표적과의 관계, 경로 활성화, 약동학/약력학 모델링 및 약의 투여량에 대한 근거, 진단/ 환자 선별, 질병 계층화, 예후 및 예측뿐만 아니라 질병과 약의 효능, 안전성에 대한 모니터링에 이르기까지 광범위하게 사용된다. 생체표지자는 분자, 세포, 생리, 영상 및 디지털 생체표지자로 분류될 수 있는데, 임상시험의 평가변수(endpoint)로서 정량적이며 객관적인 지표라는 특성을 갖는다.

이 책의 6장에서 설명한 바와 같이 생체표지자와 특정 생체표지자

---

185 FDA-NIH Biomarker Working Group, "BEST(Biomarkers, EndpointS, and other Tools) Resource", https://www.ncbi.nlm.nih.gov/books/NBK326791/

를 타깃으로 하는 표적치료제는 1990년대 말~2000년대 초반부터 속속 등장하기 시작했는데, 하나의 새로운 생체표지자를 발견하고 개발하는 과정은 복잡하고 여러 단계를 반복적으로 거쳐야 한다. 어떤 신약의 표적이나 적응증에 대해서 몇 개의 생체표지자 후보를 연구하여 가장 연관성이 높은 생체표지자를 선별하게 되는데, 임상시험에 생체표지자를 적용하기 위해서는 생체표지자 사용에 대한 맥락(context-of-use, CoU)을 파악하는 것이 필수다. 즉, 해당 임상시험에 특정 생체표지자를 사용하는 근거와 이유가 명확해야 한다는 것이다. '예후에 대한 생체표지자(prognostic biomarker)'는 치료 시작 전에 치료와 무관하게 질병으로 인한 영향을 나타낼 수 있어야 하고(고위험군 환자 파악에 중요함) '예측에 대한 생체표지자(predictive biomarker)'는 특정 치료제에 대한 반응을 나타낼 수 있어야 한다. 고형암에 대한 첫 표적치료제가 등장한 1998년부터 2020년까지 미국 FDA의 허가를 받은 항암제 중 예측 생체표지자 검사를 필요로 하거나 권고되는 약의 수는 매년 꾸준히 늘어나고 있다. 2022년 6월 기준 FDA의 허가를 받은 항암제의 70개 이상이 생체표지자와 관련된 적응증을 가지고 있고, 이는 43개의 표적치료가 가능한 유전자 변이와 정밀의료 접근법으로 치료 가능한 28개의 암종에 해당한다.[186]

---

186 Novartis Precision Medicine, "Essential Elements of Biomarker Testing During the Diagnostic Journey", 2022, https://www.hcp.novartis.com/siteassets/precision-medicine2/educational-resources/precision-medicine-leakage-analysis-chapter.pdf

신약개발에 생체표지자를 적용하는 방법은 크게 두 가지로 나뉜다. 하나는 제약회사의 신약개발 과정에 회사 내부의 의사결정 과정을 거쳐 선정한 생체표지자를 도입하고 신약에 대한 규제기관의 시판 허가를 받는 과정에서 해당 생체표지자도 규제기관으로부터 인증받는 가장 일반적인 방법이다. 다른 하나는 미국 FDA의 공식적인 생체표지자 인증 프로그램(Biomarker Qualification Program, BQP)을 통해 검증된 생체표지자를 사용하는 것이다. 이때 이미 규제기관이 검증한 생체표지자를 사용하는 것이므로 별도의 인증 절차가 요구되지 않으며, 시판 허가 신청 시 생체표지자에 대한 방대한 근거 자료 제출 역시 필요 없다.[187] 다만, 미국 FDA의 BQP를 통과하여 해당 생체표지자를 의약품 시판 허가의 도구로 검증받는 것 자체가 하나의 공식적인 절차이며 매우 지난한 과정이기 때문에 2007년 BQP 프로그램이 시작되고 나서 2021년 7월까지 이 프로그램을 통해 검증된 생체표지자들은 8개 세트밖에 되지 않는다는 점[188]은 상기할 필요가 있다. 게다가 아직까지 암과 직접적으로 연관되는 생체표지자 중 BQP를 통과한 것은 하나도 없다.

신약개발에서 생체표지자 사용으로 얻을 수 있는 이점은 생체표지자가 없을 때에는 관찰할 수 없었던 급성 독성의 모니터링으로부

187　U.S. Food and Drug Administration, "Biomarker Qualification Program", https://www.fda.gov/drugs/drug-development-tool-ddt-qualification-programs/biomarker-qualification-program

188　U.S. Food and Drug Administration, "List of Qualified Biomarkers", https://www.fda.gov/drugs/biomarker-qualification-program/list-qualified-biomarkers

터 생체표지자 유무에 따른 환자들의 생물학적, 생리학적 차이를 이해하여 약물의 민감도와 특이도를 높일 수 있는 것(즉, 해당 약물에 높은 효과를 보일 수 있는 환자 선별 가능)에 이르기까지 헤아릴 수 없다. 그러나 미국 FDA의 생체표지자 인증 프로그램이 지지부진한 모습을 보이는 데는 여러 가지 이유가 있는 것으로 지적된다.[189] 우선 제약회사가 생체표지자와 해당 생체표지자의 측정 도구를 별도로 개발하기에는 많은 비용이 들고 긴 시간이 소요되며, 생체표지자에 대한 규제기관의 승인을 받기 위해서는 복잡한 절차를 거쳐야 한다. 또 비임상적(nonclinical) 생체표지자를 임상적(clinical) 생체표지자로 '이행'하는 데에 따른 어려움이 있을 수 있다. 이러한 생체표지자 개발과 검증의 한계점을 극복하고 명확한 '근거적 구성요소를 갖춘 표준화된 구조(evidentiary standard framework)'를 마련하기 위해, 미국 FDA를 비롯한 정부기관, 제약바이오업계, 학계, 환자 단체 등은 수차례의 회의와 워크숍, 규제기관의 지침서 발간, 업계 설문조사 등을 통한 의견 교환을 지속하고 있다.

우리나라는 아직까지 생체표지자나 생체표지자를 적용한 마스터 프로토콜 임상시험의 도입 초기 단계에 머물러 있는 것으로 보인다. 2019년 5월부터 2022년 5월까지 식품의약품안전처의 승인을 받은 항암제 임상시험 670여 건 중 (이 책의 6장에서 설명한) 바구니형, 우산형,

---

189   Lavezzari G & Womack AW, "Industry perspectives on biomarker qualification", *Clin Pharmacol Ther*, 2016 Feb;99(2):208-13.

플랫폼, 모듈식, 범종양(pan-tumor)/암종 무관(tumor agnostic), 포괄 임상 시험 등 마스터 프로토콜 임상시험이 33건이었고 이 중에 생체표지 자 사용을 명시한 임상시험은 3건에 불과했다.[190] 하지만 2023년 11 월 관련 항암제 임상시험 가이드라인[191]을 배포한 바 있어 우리나라 규제기관도 최신 신약개발과 임상시험 트렌드에 재빠르게 대응하고 있는 것으로 보인다.

임상시험에서 생체표지자는 새로운 기전적 가설을 탐색하고 내부 의사결정에 참조할 수 있는 실험적 평가변수(exploratory endpoint)로서 가장 많이 사용되나, 임상적인 연관성과 영향력이 높으면 2차 또는 1 차 평가변수로도 사용될 수 있다. 또 별개의 역학 연구나 임상시험을 통해 해당 생체표지자가 임상적 평가 결과와 밀접하게 관련되어 있 다는 확실한 근거가 있다면, 그 생체표지자는 '대리 평가변수(surrogate endpoint)'로서 임상적 평가변수를 대체할 수도 있다. 뇌졸중 발병과 수 축기 혈압의 관계 또는 심장마비와 LDL 콜레스테롤의 관계처럼 기 존의 임상적 변수로 측정하기에는 매우 오랜 시간이 걸리는 경우 생 체표지자로 대리 측정이 가능한 것이다.

생체표지자 기반의 임상시험에는 바구니형, 우산형, 플랫폼 등 이 외에 좀 더 세분화된 유형의 임상시험 디자인들이 존재하는데, 이

---

190 대한항암요법연구회(연구책임자: 강진형), "임상시험 원격 안전성 모니터링 및 정밀의료 임 상시험 디자인 개발 연구", 2023, https://rnd.mfds.go.kr/RDCAC08F01View

191 식품의약품안전처 식품의약품안전평가원 의약품심사부 종양항생약품과, 항암제 임상시험 가이드라인[민원인 안내서](개정), 2023.11.

들 세부 유형에 대해서는 영국 의료연구위원회(Medical Research Council, MRC)의 후원으로 만들어진 Biomarker-Guided Trial Designs(BiGTeD) 의 온라인 자료[192]를 일독하길 권한다. 미국의 경우, 생체표지자 기반 임상시험에서 생체표지자는 미국 질병예방통제센터(Centers for Disease Control, CDC)가 주관하는 임상검사 실험실에 대한 표준인증인 'Clinical Laboratory Improvement Amendments(CLIA)'를 획득한 실험실이나 그 와 동등한 수준으로 인증된 실험실에서 측정, 분석되어야 한다.

생체표지자는 촉진형이나 비촉진형 설계의 임상시험에 모두 적용 될 수 있고, 의학적 중재(interventional)가 있는 임상시험이나 그렇지 않 은 관찰(observational) 연구에도 모두 적용될 수 있다. 최근 종양학 분야 에서 생체표지자 기반의 관찰 임상시험이 시작되었는데, 이것이 바로 마스터 관찰 연구(master observational trial, MOT)다. MOT는 독립적인 생 체표지자별로 광범위하게 환자들을 전향적으로 관찰하여 얻어지는 통합적인 데이터를 수집하는 연구다. 이 책에서도 간단히 소개할, 우 리나라 종양내과 연구자들이 주도하여 진행 중인 'KOSMOS II 연구' 가 바로 MOT 설계를 적용하였다.

생체표지자, 그에 맞는 표적치료제, 동반진단(companion diagnostics, CDx)은 서로 짝을 이루어 개발되어야 진정한 정밀의료 실현이 가능 하다. 동반진단은 체외진단 기기 또는 영상의학적 도구로서 특정 약

---

192 http://www.bigted.org/index.html

물이 잘 들을 만한 환자나 듣지 않을 환자를 미리 선별해 줌으로써, 임상시험에 참여할 환자의 수를 적절한 수준으로 줄일 수 있고 약물의 반응성을 예측하여 약물이 듣지 않거나 혹은 해가 될 만한 환자들에게 약물 투여를 하지 않도록 미리 조치할 수 있다. 2023년 10월 기준으로 미국 FDA의 허가를 받은 동반진단 의료기기는 170여 개[193]에 달하는데, 2021년에 45개였던 것과 비교하여 폭발적으로 늘어났음을 알 수 있다. 특히 암 동반진단 의료기기가 크게 늘고 있는데, 그 중에서 (이 장의 후반부에서 소개할) 로슈의 자회사인 파운데이션 메디신(Foundation Medicine)과 로슈 분자 시스템(Roche Molecular Systems)가 암 동반진단 의료기기 시장을 거의 장악하고 있다고 봐도 과언이 아닐 것이다.

지금까지 개발되어 임상 현장에 성공적으로 도입된 생체표지자들은 모두 검사하기 쉽고 저렴하며 검사 결과가 빠르게 나온 것들이다. 즉, 실제 임상 현장에서 쓰일 때 어려운 점이 하나도 없었다는 것이다. 향후 새롭게 개발될 생체표지자나 이를 검사하는 동반진단은 모두 이러한 점을 고려하여 임상 현장에서 어떻게 하면 쉽게 적용할 수 있을지에 초점을 맞춰 개발되어야 성공할 수 있을 것이다.

최근 떠오르는 생체표지자로 '디지털 생체표지자(digital biomarker)'를

193 U.S. Food and Drug Administration, "List of Cleared or Approved Companion Diagnostic Devices (In Vitro and Imaging Tools)", https://www.fda.gov/medical-devices/in-vitro-diagnostics/list-cleared-or-approved-companion-diagnostic-devices-in-vitro-and-imaging-tools

빼놓을 수 없다. 디지털 생체표지자는 디지털 기기(휴대용, 웨어러블, 이식형, 소화형 등)를 통해 측정되고 수집되는 생리적 및 행동학적 정보로 건강 상태에 대한 특징을 정의하거나 영향을 주거나 예측할 수 있는 것을 말한다. 디지털 생체표지자는 실생활에서 정량적으로 비뚤림 없이 자주 또는 지속적으로 수집될 수 있는 객관적인 데이터로 통계적 검정력과 민감도, 특이도를 향상시킨다. 임상시험에 디지털 생체표지자를 적용하면 표본 크기를 줄일 수 있고, 환자들의 병원 방문 횟수를 줄여주며 임상시험 기간도 단축시키고 실시간 피드백 전달을 통해 조기 의사결정이 가능해진다. 종적인 디지털 환자 데이터는 정밀의료를 보다 발전시킬 수 있으며, 신약개발에 디지털 생체표지자가 접목되면 실사용근거의 통합, 임상시험의 탈중앙화, 임상시험 참여에 대한 환자의 부담 경감 등을 통해 보다 환자 중심적인 임상시험 설계와 진행이 가능해진다. 다만, 이 과정에서 민감한 환자의 개인정보가 철저하게 보호될 수 있도록 하는 것이 주요한 도전 과제이자 필수 요소가 될 것이다.

현재까지 디지털 생체표지자가 성공적으로 접목된 분야는 파킨슨병, 알츠하이머, 헌팅턴 무도병 등 퇴행성 신경질환 정도다. 컴퓨터 인지 검사의 감수성/위험 생체표지자를 통해 늦게 발현되는 고위험 알츠하이머 환자를 구별해내거나, 웨어러블 센서의 보행 평가인자를 통해 헌팅턴 무도병 환자의 보행 장애를 평가할 수 있다. 아직까지 임상시험의 평가변수로서 디지털 생체표지자의 사용은 초기 연구 단계라 할 수 있다. 디지털 생체표지자는 다양한 개개의 하드웨어(센서)와 소프트웨어(알고리즘, 운영 시스템) 요소들이 결합된 산물이기 때문에 여기에 사용된 기술과 분석 솔루션을 완벽하게 검증하는 것이 필수이며, 디지털 생체표지자를 사용할 코호트와 생체표지자 사용 맥락(context-of-use, COU)에 대한 임상적 검증도 필요하다. 이러한 검증 과정을 통해 디지털 기기의 데이터를 검증된 임상 평가변수로 변환시키는 데에는 공학, 머신러닝, 데이터 사이언스, 임상연구로부터 규제기관에 이르기까지 다양한 이해관계자 및 전문가들의 협업이 전제되어야 할 것이다.

정밀의료의 선봉에 선 글로벌 제약사들

정밀의료의 선봉에 있는 제약사들로 로슈와 노바티스를 들 수 있다. 로슈와 노바티스는 모두 스위스 제3의 도시인 바젤(Basel)에 본사를 두고 있는데, 2023년 여름 안식월을 맞아 바젤을 방문해보니 중세시대 도시의 풍경과는 대조적으로 2개 회사의 현대식 본사와 연구소 건물군이 라인강변에 위치하고 있었다. 한국제약바이오협회가 발간한 〈2022년 제약바이오산업 DATABOOK[194]〉에 따르면, 전 세계 제약사 판매 현황에 따른 순위로는 1위 화이자, 2위 애브비, 3위 노바티스, 4

---

194 한국제약바이오협회, 2022 제약바이오산업 DATABOOK, https://www.kpbma.or.kr/library/publications/list?b_category=2&start=0&search_txt=

위 존슨앤존슨, 5위 로슈 이렇게 되어 있다. 즉, 미국을 대표하는 3개 제약사와 스위스를 대표하는 로슈, 노바티스가 전 세계에서 1~5위를 양분하고 있는 셈이다.

이 중 정밀의료의 최전선에 서 있는 제약사로는 로슈를 들 수 있을 것 같다. 로슈는 '정밀의료'라는 말이 대중화되기 훨씬 이전부터 '개인 맞춤 의료(personalized healthcare)'를 내세우며 진단부터 치료, 모니터링까지 환자 개개인에게 최적화된 맞춤 의료를 적시에 제공하겠다는 비전을 가지고 있었다. 이는 로슈가 제약사업부와 진단사업부를 동시에 갖추고 있어 통합적인 관점에서 환자의 전 치료 여정을 아우르는 솔루션을 모색할 수 있었기 때문이 아닐까 생각한다. 실제로 2015년 로슈가 인수한 유전체 정보 분석 기업인 '파운데이션 메디신(Foundation Medicine)'이 제공하는 NGS 검사를 통해 암을 유발하는 특정 돌연변이를 찾아내고 이를 표적으로 하는 로슈의 치료제를 투여할 수 있다. 파운데이션 메디신의 FoundationOne®CDx는 최초로 미국 FDA의 승인을 받은 조직 기반의 광범위 동반진단 기기로 하나의 암 조직에서 300개 이상의 암 관련 유전자를 검사할 수 있다.[195]

예를 들어, 파운데이션 메디신의 NGS 검사로 NTRK 유전자 융합 돌연변이가 발견되었다면 이를 타깃으로 하는 암종 불문 표적치료제인 로슈의 엔트렉티닙(entrectinib) 투여가 가능하게 되었다. 2021년 기

---

195 FOUNDATION MEDICINE, "FoundationOne®CDx", https://www.foundationmedicine.com/test/foundationone-cdx

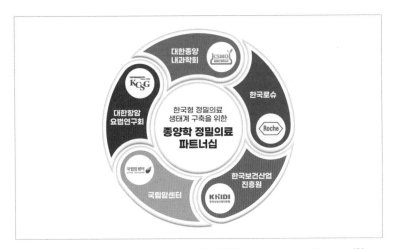

〔그림 7-5〕 한국형 정밀의료 생태계 구축을 위한 종양학 정밀의료 파트너십(2022년)[196]

준, 로슈는 연 매출의 약 22%에 달하는 137억 스위스 프랑(CHF)을 R&D에 투자하여 전 세계 상위 제약사 중 R&D에 가장 많이 투자한 회사로 기록되었는데,[197] 로슈의 R&D 투자가 가장 집중된 분야가 '암 정밀의료'였다.

로슈의 정밀의료에 대한 비전은 국내에서도 실현되고 있다. 내가 대한항암요법연구회 회장을 지냈던 2019년에 대한종양내과학회·대한항암요법연구회와 한국로슈는 한국형 정밀의료 생태계 구축을 위한 상호업무협약(MOU)을 체결했고, 2020년에는 한국보건산업진흥

196 대한종양내과학회·대한항암요법연구회·국립암센터·보건산업진흥원·한국로슈, "한국형 정밀 의료 생태계 구축 위한 5자간 파트너십 체결", [보도자료], 2022. 03. 07.

197 Roche, "Roche Annual Report 2021", https://www.roche.com/investors/reports#18dd3b2a-998f-4f3f-91b0-851b08cbdbcc

원과 같은 목표의 상호업무협약을 체결했다. 이런 노력들을 바탕으로 2022년에는 한국보건산업진흥원, 대한종양내과학회, 대한항암요법연구회, 국립암센터와 한국로슈, 한국로슈진단, 루닛이 종양학 정밀의료 임상연구 파트너십을 맺어 약제와 검사법을 제공해왔고 2023년에는 협력 기업이 기존 3개에서 10개로 확대되었다. 종양학 정밀의료 임상연구 파트너십 협력 기업 10개사에는 기존의 한국로슈, 한국로슈진단, 루닛에 보령, 삼성바이오에피스, 한국노바티스, 한국다케다제약, 암젠코리아, 에이비온㈜, 지놈 인사이트가 합류하였다.[198]

대한종양내과학회·대한항암요법연구회와 한국로슈가 지난 2019년 11월 한국형 정밀의료 생태계 구축을 위해 맺은 상호업무협약을 통해 '진행형 고형암 환자를 대상으로 하는 유전체 변이 근거 맞춤 약물요법 한국 정밀의료 네트워크 연구(KOrean precision medicine networking group Study of MOlecular profiling guided therapy based genomic alterations in advance Solid tumors, KOSMOS)'가 2020년부터 시작되었고, 2022년 체결된 종양학 정밀의료 임상연구 파트너십을 통해 KOSMOS I의 확대 연구인 KOSMOS II가 진행되고 있다.

KOSMOS II는 개인 맞춤형 암 치료의 발전을 위한 연구로, NGS 기반 유전자 검사 결과와 중장기적인 임상연구에 대한 실사용 데이터를 수집해서 약물의 효과와 안전성을 평가하고, 궁극적으로 유전자

---

198   대한종양내과학회·대한항암요법연구회·국립암센터·보건산업진흥원·한국로슈, "한국형 정밀의료 생태계 구축 위한 5자간 파트너십 체결", [보도자료], 2022. 03. 07.

변이 맞춤형 치료 플랫폼을 구축하고자 하는 광범위한 연구다. 이 연구를 통해 유전체 기반 맞춤 치료의 환자 접근성을 개선함과 동시에, 암 환자 1,000명의 유전체 데이터와 임상 데이터를 수집 및 통합하여 국내 보건 환경 증진 및 신약개발을 위해 활용할 수 있는 국가 차원의 공공 임상 유전체 데이터베이스(clinico-genomic database, CGDB)가 구축될 전망이다.

한국형 정밀의료 생태계 구축을 위한 종양학 정밀의료 파트너십을 좀 더 자세히 살펴보면, 대한종양내과학회와 대한항암요법연구회는 KOSMOS II 연구를 디자인하고 대한종양내과학회에서 구축한 다학제 협의체인 분자종양위원회(Molecular Tumor Board, MTB)[199]의 검토 결과에 따라 맞춤 치료를 제공하며[그림 7-6] 실제 임상 유전체 데이터베이스를 구축한다. 국립암센터는 보건복지부가 지정한 국가암데이터센터로서 최초 임상 유전체 데이터베이스 개발에 필요한 기술력과 인프라를 제공하며, 한국보건산업진흥원은 보건복지부와 협력을 추진하는 한편 국내외 제약사 대상 홍보를 지원한다. 한국로슈를 비롯한 제약회사와 의료기기 회사들은 KOSMOS II 연구에 등록된 환자를 위해 NGS 기반의 유전체 검사, 연구용 의약품, 디지털 진단 솔루션 및 기타 서비스를 제공한다.

---

199 분자종양위원회(Molecular Tumor Board)는 암에 존재하는 유전자 이상에 기초하여 각 환자에게 최선의 치료제 선택을 논의하는 협의체로 종양내과 전문의, 유전체 분석 전문가, 병리학 전문의 및 임상시험 전문가 등으로 구성되어 있다.

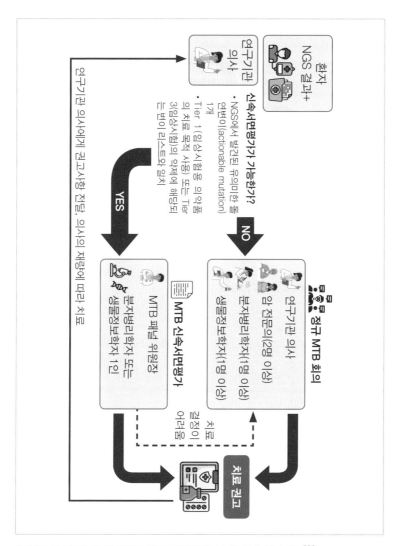

〔그림 7-6〕 KOSMOSII 연구의 분자종양위원회를 통한 맞춤 치료 제공[200]

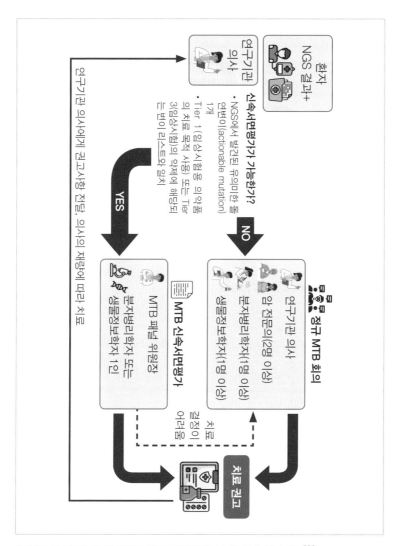

200 분당서울대학교병원 혈액종양내과 김지현 교수 제공.

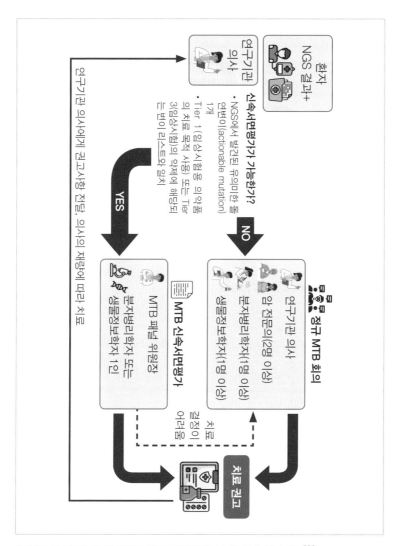

7장. 정밀의료는 제약산업을 어떻게 바꿔 놓을까

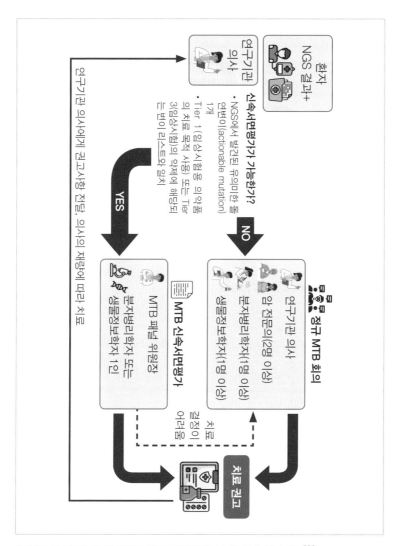

229

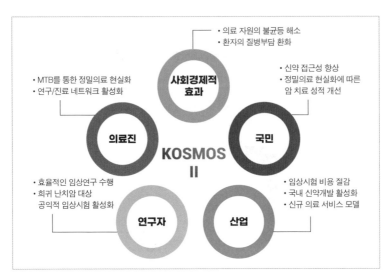

 내부 텍스트:

• 의료 자원의 불균등 해소
• 환자의 질병부담 완화

사회경제적 효과

• MTB를 통한 정밀의료 현실화
• 연구/진료 네트워크 활성화

의료진

• 신약 접근성 향상
• 정밀의료 현실화에 따른 암 치료 성적 개선

국민

KOSMOS II

• 효율적인 임상연구 수행
• 희귀 난치암 대상 공익적 임상시험 활성화

연구자

• 임상시험 비용 절감
• 국내 신약개발 활성화
• 신규 의료 서비스 모델

산업

〔그림 7-7〕 KOSMOS II 연구의 기대 효과[201]

이러한 파트너십을 통해 구축된 정밀의료 생태계에서 생성되는 데이터는 더욱 정밀한 맞춤 의료 서비스를 제공할 수 있도록 하며 학계의 연구나, 제약사, 바이오 기업의 신약개발에도 가속도를 내게 할 것이다.

로슈의 경우에는 정밀의료를 전담하는 사업부(Personalized Healthcare, PHC)가 중심이 되어 정밀의료 관련 사업을 이끌었고, 노바티스는 글로벌의약품개발부 내 정밀의료팀이 있다. 특히 노바티스는 재발 또는 불응성 미만성 거대 B세포 림프종과 25세 이하의 B세포 급성 림

---

201 대한종양내과학회 KOSMOS 연구, https://www.ksmo.or.kr/Pages/KPMNG/kpmng02.aspx

프구성 백혈병을 1회 치료로 거의 완치에 가까운 효과를 나타내 기적의 항암제로 불린 세계 최초의 CAR-T 치료제인 '킴리아', 근위축과 마비를 일으키는 치명적인 희귀질환인 영아 척추성근위축증(spinal muscular atrophy, SMA)에 평생 단 1번의 투약으로 완치를 기대할 수 있는 유전자 치료제 '졸겐스마(Zolgensma)' 등을 잇달아 내놓으며 그동안 치료하기 어려웠던 희귀질환 분야에 새로운 포문을 열었다. 또 노바티스는 웹사이트 〈Novartis Precision Medicine〉[202]를 통해 의료인과 환자들을 위한 정밀의료 통합 교육 자료와 정밀의료 트렌드 리포트 등을 제공하고 있다.

로슈와 노바티스뿐만 아니라 세계적인 여러 제약사들이 정밀의료를 신약개발에 접목하고 있다. 영국의 아스트라제네카는 정밀의료&바이오샘플(Precision Medicine and Biosamples, PMB) 부서를 운영하고 있으며 영국 케임브리지에 정밀의료 연구소를 두고 10여 년 전 항암제 분야에 정밀의료를 도입하기 시작하여 폐암 표적치료제 이레사와 타그리소, BRCA 유전자 변이가 있는 유방암, 난소암, 췌장암, 전립선암의 표적치료제인 린파자로 넓혀갔다.

가장 최근에는 HER2 유전자 변이가 있는 암을 특이적으로 타깃하는 항체인 트라스트주맙과 세포 증식 억제와 암세포 사멸을 유도하는 약물인 데룩스테칸(deruxtecan)을 하나의 약으로 만든 차세대 항체-약

---

202 https://www.hcp.novartis.com/precision-medicine/

물 접합체 '엔허투(Enhertu)'를 일본의 다이이찌산쿄와 공동 개발하여 HER2 양성 전이성 유방암과 위암 치료에 새로운 장을 열었다. 2022년 6월 미국 시카고에서 열린 미국 임상종양학회 연례 학술대회(ASCO 2022)에서 유방암 환자 대상 엔허투의 3상 임상시험인 DESTINY-Breast04의 성공적인 결과가 발표되어 이례적으로 기립 박수가 터지기도 했다. 엔허투의 적응증은 유방암과 위암에서 더 확대되어, 미국 FDA는 2022년 8월에 엔허투를 HER2 exon 20 변이를 가진 비소세포폐암에서 최초의 표적치료제로 승인하기도 했다.[203]

아스트라제네카는 암에서 출발하여 만성질환으로 정밀의료를 확대하기 위한 연구개발에 박차를 가하고 있으며 진단기기 회사, 인공지능 회사 등 다양한 분야의 기업들과 협업에도 적극적으로 나서고 있다. 이에 더해 2021년 11월 'Precision Medicine Academy'를 설립하여 정밀의료 인재 양성에도 앞서고 있다. 아스트라제네카의 'Precision Medicine Academy'는 미국 메릴랜드 주 게이더스버그(Gaithersburg)와 폴란드 바르샤바 두 도시에 위치해 있으며, 2022년 6월부터 연구자들에게 3년 동안 산업계와 학계를 대표하는 멘토들과 함께 일할 수 있는 기회와 이론 교육을 제공하고 실제 아스트라제네카의 약물-진단

---

203 U.S. Food and Drug Administration, "FDA grants accelerated approval to fam-trastuzumab deruxtecan-nxki for HER2-mutant non-small cell lung cancer", 2022.08.11., https://www.fda.gov/drugs/resources-information-approved-drugs/fda-grants-accelerated-approval-fam-trastuzumab-deruxtecan-nxki-her2-mutant-non-small-cell-lung

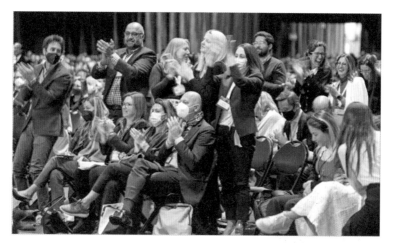

〔그림 7-8〕 2022년 ASCO에서 기립 박수를 받은 '엔허투'[204]

기기 연구 프로젝트에 참여할 수 있도록 하고 있다.[205]

아스트라제네카 본사에서 암 정밀의료 부문을 진두지휘하고 있는 톨스텐 구차르 부사장, 미국 노바티스에서 암 정밀의료 분야 수석임원으로 활약하고 있는 리-앤 지네티와 서면 인터뷰를 통해 각 회사의 정밀의료 사업 현황과 성과, 미래 전략에 대한 이야기를 들을 수 있어 그 내용을 소개한다.

---

204 김윤미 기자, "[ASCO 2022]기립박수 받은 '엔허투'…국내 유방암 환자는 한숨만", 〈청년의사〉, 2022. 06. 07., https://www.docdocdoc.co.kr/news/articleView.html?idxno=2023755

205 Ruch March, "The changing landscape of precision medicine", 23 January 2023, https://www.astrazeneca.com/what-science-can-do/topics/technologies/precision-medicine-history.html

리-앤 지네티(Lee-Anne Zinetti)

노바티스(Novartis), 글로벌 종양 정밀 진단 사업부(International Precision Diagnostics - Oncology), **수석임원**(Executive Director)

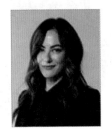

Q1. 노바티스가 정의하는 '정밀의료'란 무엇인가?

규제기관, 관련 학회, 업계 협회, 연구기관에서 정의하는 정밀의료는 모두 다르다. 하지만 정밀의료에 대해 내려진 이런 모든 정의들은 "환자와 환자의 질환의 분자학적 및 표현형적 특징을 활용해 그에 맞는 치료법을 적절한 시점에 가장 적절한 환자에게 제공한다"라는 핵심 원칙으로 수렴된다. 노바티스는 최신 기술의 높은 정밀도를 잘 반영하고 있는 정밀의료의 정의를 도입해 다양한 질환들의 분자학적 기초 정보를 밝혀내고 있다.

Q2. 정밀의료를 전담하는 부서나 팀이 있는지? 만약 있다면, 그 부서(팀)의 역할과 책임은 무엇이며 어떻게 구성되어 있는가?

노바티스는 의약품 개발 전 과정에 걸쳐 '정밀의료'를 전담하는 전문가들로 구성된 팀을 운영하고 있다. 더불어 '고객 및 시장 활성화 (Customer and Markets Activation)' 팀 소속으로 각 질환에 특화된 전문성을 가진 직원들이 진단 관련 전략과 제품 출시 준비를 글로벌 차원에서 주도해, 질 높은 진단 검사에 대한 접근성 및 인식을 제고하고 진단 관련 외부 파트너십과 협력을 가속화해 '정밀 진단 생태계 (precision diagnostics ecosystem)를 변화시키고 있다.

Q3. 정밀의료 분야에서 노바티스의 주요 성과는 무엇인가?

노바티스는 여러 질환 분야에서 정밀의료 관련하여 성과를 이루었다. 그 중에서 최적화된 임상 결과를 보여준 몇 개 사례를 소개하겠다.

① 유방암: 키스칼리® Kisqali®(성분명: 리보시클립 ribociclib)와 풀베스트란트(fulvestrant)의 병용요법은 진행성 유방암에서 풀베스트란트 단독요법 대비 사망 위험을 30% 가까이 감소시켜 통계적으로 유의한 생존 개선 효과를 보여주었다.[206] 또한 노바티스 데이터에 따르면, 리보시클립은 초기에 진단된 유방암 환자들에서 재발율을 25.2% 감소시키는 것으로 나타났다.[207]

② 신경학 분야의 유전자 치료제인 졸겐스마®(성분명: onasemnogene abeparvovec-xioi)는 척수성 근위축증의 표준치료에 혁명과 같은 변화를 가져왔다. STR1VE 임상시험을 통해 졸겐스마로 치료받은 제1형 척

206 Novartis, "Novartis Kisqali® data show superior overall survival compared to fulvestrant and consistent efficacy across advanced breast cancer patient subgroups in MONALEESA-3", [Press Release], Dec 12, 2019.

207 Ludwig Burger, "Novartis drug cuts recurrence by 25% in early-stage breast cancer", *Reuters*, Jun 2, 2023., https://www.reuters.com/business/healthcare-pharmaceuticals/novartis-drug-cuts-recurrence-risk-by-25-early-stage-breast-cancer-2023-06-02/

수성 근위축증 환자의 91%가 14개월 시점에서 영구적인 호흡 보조를 필요로 하지 않은 채 생존했는데 치료를 받지 않은 환아는 25%만이 생존했다.[208, 209]

③ 혈액암: 만성 골수성 백혈병(chronic myelogenous leukemia, CML)에서 타시그나® Tasigna®(성분명: 닐로티닙 nilotinib)는 모니터링을 통해 미세잔존암 여부를 판단해 치료제 중단을 결정할 수 있도록 하여, 환자들이 중증의 약물 부작용을 견뎌야 하거나 치료를 받기 위해 정기적인 병원 방문이 필요 없도록 함으로써 삶의 질을 개선시키는 것으로 나타났다. 중국에서 진행된 연구에 따르면, 닐로티닙 투여 중단은 환자의 일생동안 수명(life-years)을 1.5년, 질보정수명(quality- adjusted life years, QALYs)을 1.9년 연장시키는 것으로 나타났다.[210]

노바티스는 보건경제적 이익을 달성하고 질병의 사회적 부담을 줄이는 성과도 이루었다.

① 혈액암: 만성 골수성 백혈병에서 미세잔존암 검출을 통한 약물 효능

---

208 https://www.zolgensma.com/clinical-studies/symptomatic-study-results

209 https://www.zolgensma-hcp.com/clinical-experiences/str1ve-trial-efficacy/

210 Maheshwari VK, Slader C, Dani N, Gkitzia C, Yuan Q, Xiong T, Liu Y & Viana R, "Enabling access to molecular monitoring for chronic myeloid leukemia patients is cost effective in China", *PLoS One*, 2021 Oct 25;16(10):e0259076

모니터링 후 닐로티닙 투여 중단은 미국에서 환자 1명 당 연간 10만 달러 이상을,[211] 중국에서는 1만5천 달러의 비용 절감 효과[212]를 보여 주었다.

② 신경질환: 2021년 호주에서 진행된 비용효과성 분석에 따르면, 신생 아에 대한 척수성 근위축증 스크리닝과 그 결과에 따른 유전자 치료 제(졸겐스마) 투여는 질보정수명을 85년 증가시켜 삶의 질을 개선시키 고 수명을 연장시켰을 뿐만 아니라, 스크리닝을 받은 영아 10만 명당 240만 달러의 비용을 절감시키는 것으로 나타났다.[213] 또한 최근 독일 에서 진행된 연구에 따르면, 졸겐스마와 같은 유전자 치료제를 투여 받은 척수성 근위축증 환아의 부모는 이런 치료를 받지 않은 환아의 부모와 비교해 심리사회적 부담이 경감된 것으로 보고되었다.[214]

---

211 National Cancer Institute(NIH), "Nilotinib Can Be Discontinued in Some Patients with Chronic Myelogenous Leukemia", January 19, 2018.

212 Maheshwari VK, Slader C, Dani N, Gkitzia C, Yuan Q, Xiong T, Liu Y & Viana R, "Enabling access to molecular monitoring for chronic myeloid leukemia patients is cost effective in China", *PLoS One*, 2021 Oct 25;16(10):e0259076

213 Shih ST, Farrar MA, Wiley V & Chambers G, "Newborn screening for spinal muscular atrophy with disease-modifying therapies: a cost-effectiveness analysis", *J Neurol Neurosurg Psychiatry*, 2021 Dec;92(12):1296-1304

214 Inhestern L, Brandt M, Driemeyer J, Denecke J, Johannsen J & Bergelt C., "Experiences of Health Care and Psychosocial Needs in Parents of Children with Spinal Muscular Atrophy", *Int J Environ Res Public Health*, 2023 Mar 31;20(7):5360

③ 심혈관질환: 영국에서 유전자 검사를 통한 가족성 고콜레스테롤혈증 진단은 연간 690만 파운드의 국민건강서비스(National Health Service, NHS) 예산 절감 효과를 가져오는 것으로 나타났다.[215]

Q4. 정밀의료와 관련된 향후 사업 전략은 무엇인가?

노바티스의 정밀의료 사업 전략은 항암제, 신경질환 및 심장질환 관련 파이프라인에 반영되어 있으며, 우리는 실제 임상 진료 현장에 정밀의료 도입이 촉진되도록 헌신하고 있다. 노바티스는 암 정밀의료 컨소시엄(The Precision Cancer Consortium), 유럽 통합 유전체 프로파일링 연합(European Coalition for Comprehensive Genomic Profiling ECGP), 4oncommunity와 같은 다양한 이해관계자가 참여하는 이니셔티브에 함께함으로써 정밀의료의 완전 도입에 장애물로 작용하는 것에 대한 해결책을 도출하고 정밀의료가 보건의료의 근본적인 한 축이 되도록 하여 환자 치료·관리의 미래를 새롭게 하고자 한다.

Q5. 덧붙이고 싶은 얘기가 있다면?

정밀의료에는 과학과 지식, 파트너십의 결합이 필요하다.

---

215 https://www.efpia.eu/media/362039/cra-efpia-ebe-the-benefits-of-personalised-medicines-to-patients-society-and-healthcare-systems-final-slide-deck-2-july-2018.pdf

노바티스의 비전은 '의약의 재정의(Reimagine medicine)'다. 노바티스 제품으로 치료받을 수 있는 전 세계 모든 환자들이 노바티스 제품의 출시 시점부터 질적으로 보장된 검사에 대한 접근성을 보장받을 수 있도록 최선을 다하고 있다. 노바티스의 몇몇 제품들에는 이미 정밀의료가 적용되어 있다. 우리는 정밀의료가 건강에 대한 접근 방식 자체를 전환시키고, 여러 질환 분야를 아울러 질환의 발병 전부터 치료·관리의 전 과정에 적용될 것이라고 믿고 있다. 정밀의료는 비용 효과적이며 모든 사람들에게 가치를 제공함으로써 지속 가능성을 보장하고 불평등함을 개선시킬 것이다.

그러나 정밀의료는 아직 표준이 아니며 정밀의료의 완전한 도입을 위해서는 몇몇 장애물이 제거되어야 할 것이다. 우리는 이를 함께 극복할 수 있다고 믿는다. 그렇기 때문에 모든 이해관계자를 포함하는 대화와 파트너십 및 협력을 촉구하며, 질이 보장된 생체표지자와 관련 검사의 전면 도입, 평등과 지속 가능성의 보장, 혁신에 대한 보상을 가져올 수 있는 해결책이 나오길 바란다. 무엇보다 중요한 것은 이 모든 것은 항상 환자를 염두에 두어야 한다는 것이다.

톨스텐 구차르 박사(Thorsten S Gutjahr, PhD)

아스트라제네카(AstraZeneca), 정밀의료&바이오샘플 부서(Precision Medicine and Biosamples, Oncology R&D), 암 정밀의료 부문 부사장(VP and Head of Precision Medicine Oncology)

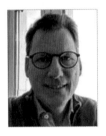

Q1. 아스트라제네카가 정의하는 '정밀의료'란 무엇인가?

아스트라제네카에서 정밀의료는 회사의 혁신 의약품들의 혜택을 가장 크게 누릴 수 있는 환자들에게 맞춤 제공하는 것으로 정의한다. 정밀의료는 아스트라제네카의 신약개발 과정 중 핵심이 되는 부분으로, 질환의 복잡한 근본적 생물학을 밝혀내는 것부터 선도적인 과학, 새로운 생체표지자를 찾아내고 개발하는 진보된 기술, 아스트라제네카의 특정 의약품에 반응할 가능성이 있는 환자들을 찾아내기 위한 진단검사법 활용 등을 모두 아우른다. 아스트라제네카의 정밀의료 접근법의 가장 핵심이 되는 것은 '환자'다. 적합한 치료제를 적절한 시기에 제공하고, 진보된 검사법을 통해 조기 중재가 이루어질 수 있도록 함으로써 질병의 경과를 바꿔 환자들이 더 나은 삶을 더 오래 살 수 있도록 하는 목표를 갖고 있다.

Q2. 정밀의료를 전담하는 부서나 팀이 있는가? 만약 그런 부서나 팀이 있다면, 그 부서(팀)의 역할과 책임은 무엇이며 어떻게 구성되어 있는가?

정밀의료 분야에서 성공하기 위해서는, R&D와 영업·마케팅 부서들이 반드시 참여하여 생체표지자의 발견 및 개발, 규제기관의 허가를 받아야 하는 동반진단 또는 보조진단(complementary diagnostics)의 개발을 주도해야 하고 이런 진단기기를 활용한 검사법에 대한 환자 접근성을 보장해야 한다.

아스트라제네카는 정밀의료에 대한 헌신을 기반으로, 정밀의료의 혜택을 환자들에게 제공하기 위해 480명이 넘는 전문가[216]를 포함한 회사 전반을 아우르는 조직을 만들고 지난 10여년 이상 조직 전반에 걸쳐 여러 팀과 역량 강화를 위해 투자하고 있다.

R&D와 관련해서, 아스트라제네카의 모든 치료제 분야를 통틀어 중개의학 부서(Translational Departments)가 생체표지자의 발견과 개발에 가장 중요하다. 일단 생체표지자가 발견되면, 모든 치료제 분야에 관여하는 정밀의료&바이오샘플 부서에서 해당 생체표지자와 관련된 동반 또는 보조진단 플랫폼과 검사를 개발한다.

정밀의료&바이오샘플 부서는 20개 이상의 진단 전문 외부 파트너 네트워크와 협력하는데, 이는 아스트라제네카 제품 포트폴리오에 민첩하면서 유연한 접근법과 가장 최신의 과학을 제공한다. 또한 정밀의료&바이오샘플 부서는 아스트라제네카를 대표해 외부 실험실들과의 협력, 임상시험 및 과학연구에 필요한 인체 생물 검체의 수집과 활용을 관리한다.

---

216   Source: LinkedIn search: Current company = AstraZeneca, "Precision Medicine" keyword

Q3. 정밀의료 분야에서 아스트라제네카의 주요 성과는 무엇인가?

아스트라제네카의 비전은 개인별 맞춤 치료를 통해 환자들의 삶을 변화시키는 것으로, 이와 관련하여 다음과 같은 주요 성과를 이룬 바 있다.

2014년 이래로 우리 회사의 다양한 진단 부문 파트너들과 함께 미국, 유럽, 일본, 중국 등에서 아스트라제네카 의약품과 연관된 동반진단 기기 55건의 규제기관 승인을 받았다. 특히, 순환종양 DNA, BRCA 유전자 돌연변이, 상동재조합결핍(homologous recombination deficiency, HRD) & 상동재조합복구 돌연변이, 액체생검과 같은 동반진단 분야에서 많은 '최초' 제품들을 만든 바 있다.

아스트라제네카의 임상 파이프라인의 90% 이상이 정밀의료 접근법에 따라 개발되고 있으며, 이는 전 세계 8백만 명 이상의 환자들에게 혜택을 줄 것으로 기대된다. 2023년 말 기준, 6개의 아스트라제네카 제품들이 새로운 동반 또는 보조진단 검사와 함께 개발되었으며 8백만 개 이상의 인체 검체가 수집·관리되어 과학적 혁신을 이루는 데 한층 더 다가가고 있다.

Q4. 정밀의료와 관련된 향후 사업 전략은 무엇인가?

아스트라제네카는 정밀의료에 집중하여 신약개발을 강화하고 가속화하고 있다. 여기에는 1) 멀티오믹스 플랫폼, 2) 조기 진단, 모니터링 및 위험군 층화가 가능한 매우 민감하고 새로운 ctDNA 기술, 3) 컴퓨터와 디지털 병리 기술과 같은 AI 및 디지털 진단 솔루션 등의 혁신적 기술을 사용한 새로운 생체표지자 발견과 개발이 포함되며, 이를 현실화할 수 있는 새로운 파트너십도 추구한다.

개별 환자들 모두가 혜택을 받을 수 있는 탈중앙화 진단법을 연구·개발하며, 환자들에게 우리 회사의 정밀의료 제품을 제공할 수 있도록 새로운 동반진단 기기와 관련된 규제를 준수하며 전 세계 규제기관과 협력하고 있다.

또한 암 분야에서 축적된 경험과 성공을 천식, COPD, 당뇨와 같은 복잡한 만성질환과 심혈관, 신장, 간, 면역질환 등에 적용하고 있다. 커리어 시작 단계에 있는 다양한 지역 및 다양한 배경의 연구자들을 대상으로 정밀의료 분야의 차세대 리더를 육성하기 위한 Precision Medicine Academy도 설립해 운영하고 있다.

Q5. 덧붙이고 싶은 이야기가 있다면?

제약산업, 바이오테크와 학계를 아우르는 파트너들과 아스트라제네카의 협력과 사업은 환자들에게 더 나은 치료제를 제공하고 보다 지속 가능한 미래 보건의료 시스템에 기여할 것이다. 우리 회사가 개척한 정밀의료 연구는 질병에 대한 중요한 인사이트와 새로운 지식을 발굴하기 위해 방대한 과학 및 환자 데이터 네트워크를 활용한다.

우리 회사는 환자들로부터 동의서를 받은 인체 생물 검체를 사용해 성공

가능성이 더 높을 것으로 예상되는 새로운 약물 표적을 밝혀내고 있다. 치료제 투여 시 가장 혜택을 받을 것으로 예상되는 환자들을 선별해 분자학적 하위군으로 나눌 수 있는 생체표지자를 찾아내고, (신약 투여로) 혜택을 받을 가능성이 높은 환자를 모집하는 등 보다 발전된 임상시험의 설계를 지원한다. 또 실제 임상 현장에서 치료제 선택에 도움을 줄 수 있는 진단법을 개발하고 있다.

아스트라제네카는 정밀의료 분야를 선도하기 위해 노력하고 있으며, 동반진단 기기와 함께 FDA에 승인된 신약 수[217]와 생체표지자 관련 문헌 출간[218]에 있어 전 세계 15대 제약사와 견주어 상위에 위치하고 있다.

미국의 MSD는 2014년 FDA 최초 승인 이후 18개 암종에서 38개 적응증을 보유하며 최초의 암종불문 치료제로 일컬어지는 면역항암제 키트루다(Keytruda)의 커다란 성공을 기반으로 최근 면역질환 분야로 보폭을 넓히고 있다. MSD와 BMS는 비슷한 시기에 각각 PD-1 저

---

217 U.S. Food and Drug Administration, "List of Cleared or Approved Companion Diagnostic Devices (In Vitro and Imaging Tools)", 2024.05.01., https://www.fda.gov/medical-devices/in-vitro-diagnostics/list-cleared-or-approved-companion-diagnostic-devices-in-vitro-and-imaging-tools

218 PubMedsearch 2014-date (biomarker*) AND ("xyz"[affiliation]) AND ("2014/01/01"[Date - Publication] : "3000"[Date - Publication]), where "xyz" is a company name Benchmark against top 15 companies by 2019 revenue, FirecePharma, 2020.08.12.

해제인 키트루다와 옵디보 개발에 뛰어들었으나, 옵디보에 비해 키르투다의 임상 개발은 다소 시작이 늦어 회사 내부에서 많은 비판을 받았던 것으로 알려진다. 하지만 면역항암제의 생체표지자를 찾기 위한 체계적인 전임상연구와 새로운 디자인의 1상 임상연구를 통해 약물 반응의 예측표지자로서 PD-L1 단백 발현을 임상적으로 검증하고, 이후 키트루다 단독요법 및 다른 약물과의 병용요법의 임상시험을 다양한 암종에서 진행한 결과 면역항암제 분야에서 독보적인 제약사로 자리매김했다. 또한 MSI-H/dMMR과 TMB-H 환자군에서 각각 키트루다의 성공적인 임상시험 결과(MSI-H/dMMR 환자군: KEYNOTE-158, KEYNOTE-164, KEYNOTE-177[219]; TMB-H 환자군: KEYNOTE-158)를 세상에 알림으로써, 면역항암제로 출발한 키트루다가 암종불문 항암제로 사용되는 획기적인 전기를 마련하였다.

MSD는 이와 같은 성공을 바탕으로 면역질환 분야에서 정밀의료 신약을 연구 중인 미국 바이오기업 프로메테우스 바이오사이언스(Prometheus Biosciences, Inc.)를 108억 달러에 인수하고, 프로메테우스의 주력 파이프라인인 염증성 장질환, 섬유증 등과 관련한 종양괴사인자 유사 리간드 1A(tumor necrosis factor-like ligand 1A) 단클론항체 'PRA023'을 중심으로 미충족 수요가 있는 자가면역질환 분야의 신약개발에 힘을 쏟을 계획이다.[220]

---

219 KEYNOTE-177: 이 연구에 대한 설명은 이 책의 2장을 참조할 것.

220 Merck News Release, "Merck Strengthens Immunology Pipeline with Acquisition of Prometheus Biosciences, Inc", April 16, 2023.

정밀의료의 선봉에 서 있는 세계적인 제약사들은 대부분 전통적인 화학물질(chemical compound) 기반의 약품으로 시작한 회사들이다. 그간 정밀의료를 발전시켜 온 행보나 앞으로 정밀의료를 어떻게 펼쳐 나갈지에 있어서는 조금씩 차이를 보이나, 모든 제약사의 신약개발 노력은 환자 우선 또는 환자 중심 의료를 실현하는 것을 궁극적인 최종 목표로 하고 있다. 즉, 가는 길이나 방법론은 다를지라도 종착역은 결국 같다는 얘기다.

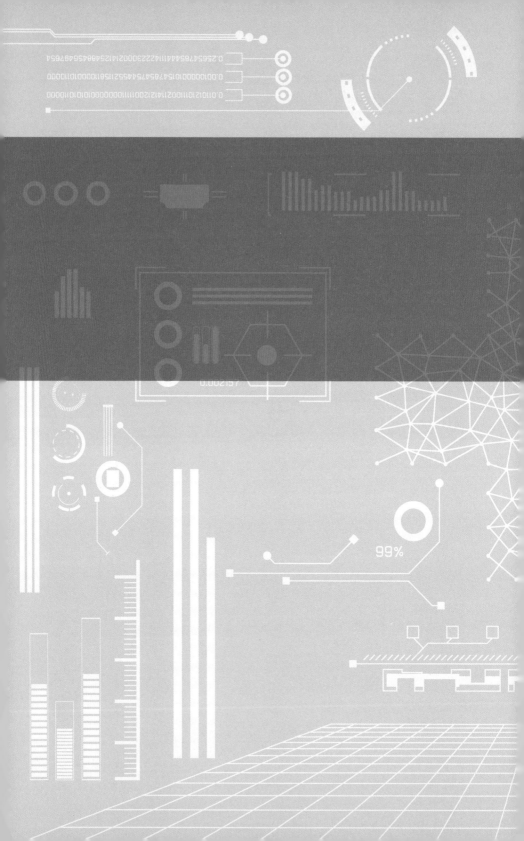

8장

정밀의료를 현실화하기 위해
부딪히는 몇 가지 문제들

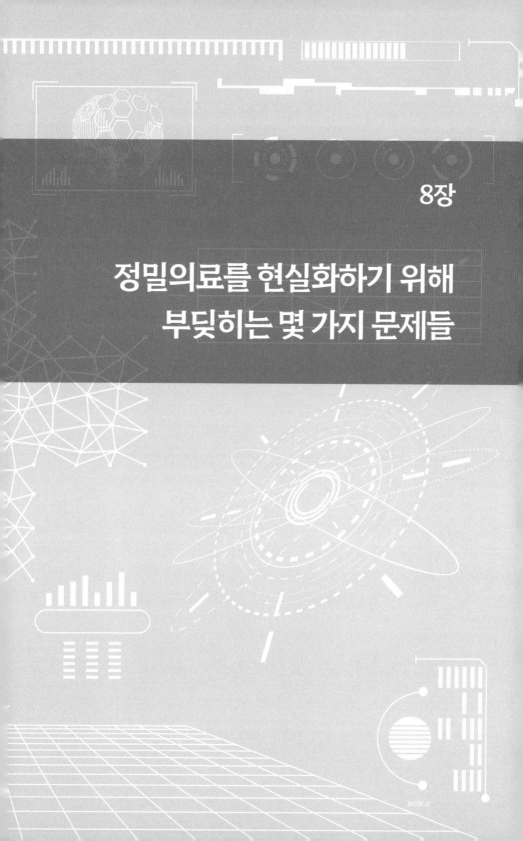

검사는 했지만
맞는 치료제가 없다면

이 책의 첫 장에서 서술한 바와 같이, 본격적으로 정밀의료를 촉발시킨 것은 유전체 분석 기술의 발전이다. 유전체 분석 기술인 '차세대 염기서열 분석'은 우리나라에서 다른 OECD 국가에 비해 상당히 이른 시기인 2017년 3월부터 건강보험 급여화가 되었다. 당시 NGS 검사는 10개 암 질환에 국한하여 보험급여 적용을 받았기에 암 환자들은 생애주기 1회에 한해 검사비의 50%만 본인부담으로 약 70만 원 정도를 지불하면, 이 검사를 통해 자신이 어떤 유전자 변이를 갖고 있는지 알 수 있었다. 2019년 5월부터는 전체 고형암 환자를 대상으로 NGS 검사의 보험급여가 확대되었고, 2023년 12월부터는 진행성·전이성·재발성 비소세포폐암 환자의 경우에는 본인부담률 50%가 유지되나 그 외 고형암과 혈액암, 유전성 질환에 대해서는 본인부담률이 80%로 상향 조정되었다.

NGS 검사에 처음 보험급여를 적용할 당시 정부는 조심스러울 수밖에 없었다. 실제 처방이 얼마나 일어날지 예측하기 어려웠고, 건강보험 재정에 얼마나 부담을 주게 될지도 예측하기 어려웠기 때문에 환자 본인부담률을 50%로 가져가고 10개 암 질환에 국한하여 시작했던 것이다. 실제로는 NGS 검사를 해야만 진단되는 유전자 변이에 맞는 표적치료제가 그 당시에는 거의 존재하지 않았고, 기존의 표적치료제 대부분은 NGS가 아닌 PCR 검사로도 표적을 찾을 수 있었기 때문에 신약 항암제 사용에 따른 새로운 재정 부담이 생겨나지 않았다. 그리고 첫해에는 의사들이나 환자들 사이에서 NGS에 대한 인지도가 낮아서 실제 검사 처방 건수도 그다지 많지 않았다.

처음 보험급여가 적용된 2017년 3월로부터 6년여가 지난 시점에서 보면 NGS 처방은 크게 늘어났다. 2019년 발표된 논문에 따르면, 2017년에 연간 4,000여 건이던 NGS 검사 시행 건수는 2019년에는 11,000건으로 크게 증가하였다.[221] 수술 후 예후 판단을 위한 NGS 검사도 시행되기는 하나, 주를 이루는 것은 환자의 유전자 변이에 적합한 약제를 찾기 위한 NGS 검사다. 지난 6년여의 시간을 돌아보면 종양내과 전문의들은 NGS가 도입되고 보험급여가 적용되어 검사 처방을 내면서, NGS 검사를 통해 밝혀진 유전자 변이에 맞는 약제를 임상시험을 통해 적합한 환자에게 사용할 수 있다는 것을 종종 경험하게 되었다. 그러면서 자연스럽게 두 가지 중요한 문제에 봉착했다.

첫째, NGS 검사를 해서 발암유전자는 확인됐는데 그에 맞는 약이 없다면 NGS가 과연 필요한가? 반대로 이야기하면, 약이 많이 존재하지 않는다면 NGS 검사 시행은 의미 없는 행위에 불과할 것이다. 그런데 다행히도 이전에는 몰랐고 개발되지 않았던 유전자 변이를 표적으로 하는 치료제가 2017년부터 2023년까지 많이 개발되어 허가

---

221 Lee SH, Lee B, Shim JH, Lee KW, Yun JW, Kim SY *et al.*, "Landscape of actionable genetic alterations profiled from 1,071 tumor samples in Korean cancer patients", *Cancer Res Treat*, 2019; 51:211-22.

를 받았다. NTRK 유전자 융합 돌연변이를 타깃으로 하는 엔트렉티닙, 라로트렉티닙(larotrectinib), RET 변이를 타깃으로 하는 셀퍼카티닙(selpercatinib), KRAS G12C 점 돌연변이를 타깃으로 하는 소토라십, c-MET 저해제인 테포티닙(tepotinib) 등이 최근에 허가받은 약들이다.

둘째, NGS 검사로 유전자 변이가 발견되어도 그에 맞는 치료제가 보험급여가 되지 않는다면 어떤 방법으로 그 약을 환자에게 투여할 수 있을까? 건강보험급여권 안에서 쓸 수 있는 약이 제한적인 상황에서 운 좋게도 원하는 약에 대한 임상시험이 진행되고 있다면 그 임상시험에 환자를 참여시켜 치료할 수 있다. 그런데 앞서 6장에서도 설명한 바와 같이 임상시험은 실제 진료와 다르기 때문에 모든 환경, 모든 조건의 환자에게 적용시켜 약을 쓸 수는 없다. 예를 들어 '이 환자는 3년 전에 다른 암으로 근치적인 수술을 받은 적이 있어서 못 쓰고(어떤 재발의 증거가 없더라도)' '이 약에 대한 대사 기능이 안 좋아서 못 쓰고' '뇌전이로 인한 신경학적 증상이 있어서 못 쓰고' …… 등등 임상시험의 참여 기준을 만족시키지 못하면 그 약을 쓸 수 없는 경우가 많다.

이런 두 가지 문제로 인해 종양내과 전문의는 '허가범위 외 사용(off-label drug use)'에 대해서 고민하지 않을 수 없다. 쓸 수 있는 약에 대한 임상시험이 있다면 임상시험 참여를, 임상시험에 참여할 수 없다면 남은 방법은 '허가범위 외 사용'밖에 없다. 의약품의 '허가범위 외 사용'은 규제기관이 승인하여 해당 의약품에 고지하는 효능·효과, 용법·용량 및 사용상 주의사항 이외의 사용을 의미한다. 그 자체가 불법이라서 처방이 필요할 경우 상당한 인내심을 필요로 하는 복잡하고 고단한 사전심의를 거쳐야 하며, 간신히 약물 투여가 가능해지더라도 일반적으로는 건강보험 급여가 제한되기 때문에 환자가 100% 본인부담으로 약값을 지불해야 한다. '허가범위 외 사용'에서 환자의 비용부담보다 더 큰 문제는 평균 3~4개월이 소요되는 사전승인제도를 거쳐야 한다는 것이다. 사전승인제도 운영절차[그림 8-1]를 보면, 왜 3~4개월이 소요되는지가 너무도 당연할 만큼 복잡한 여러 단계를 거쳐야만 약을 쓸 수 있다. 병원 내부의 검토 절차에만 1달여가 소요되며, 이 절차 이후 건강보험심사평가원 '암질환심의위원회'의 검토를 거쳐 환자가 실제 약을 공급받기까지는 3~4개월이 걸리는 셈이다. NGS 검사를 통해 특정 유전자 변이를 확인했는데 그에 맞는 약이 있지만 3~4개월 뒤에나 쓸 수 있다고 하면, 암이 급격히 진행 중인 환자가 그 시간을 어떻게 기다릴 수 있겠는가? 이에 더해 실험적 치료를 하려고 하는데, 이런 치료를 규제하기 위해 2상 임상시험 이상의 근거 논문을 제시할 것을 요구한다. 치료가 진행된 이후에 그와 관련된 내용을 엑셀 파일에 기록해 건강보험심사평가원으로 제출할 것을 요구하는데, 여러 병원으로부터 데이터에 대한 '질' 관리가 제대로 되지 않은 상태로 모인 내용을 과연 '실사용데이터'라고 할 수 있을 것인가? 엑셀 파일을 통해 수집한 내용들을 평가해서 훗날 추가 적응증 승인 여부의 근거로 삼겠다고는 하나, 환자들이 '허가범위 외 사용'으로 승인받은 약제를 전액 본인부담으로 투약한 것도 매우 귀중한 데이터가 될 수 있기 때문에 이런 데이터에 대한 체계적인 관리를 통해 '실사용

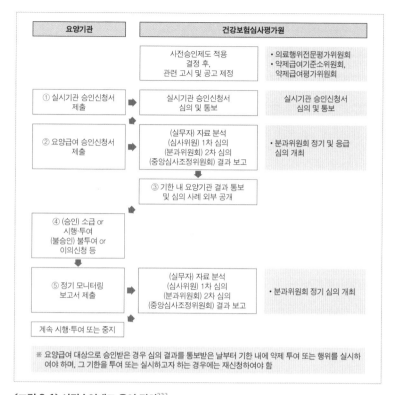

요양기관	건강보험심사평가원	
	사전승인제도 적용 결정 후, 관련 고시 및 공고 제정	• 의료행위전문평가위원회 • 약제급여기준소위원회, 약제급여평가위원회
① 실시기관 승인신청서 제출	실시기관 승인신청서 심의 및 통보	실시기관 승인신청서 심의 및 통보
② 요양급여 승인신청서 제출	(실무자) 자료 분석 (심사위원) 1차 심의 (분과위원회) 2차 심의 (중앙심사조정위원회) 결과 보고	• 분과위원회 정기 및 응급 심의 개최
	③ 기한 내 요양기관 결과 통보 및 심의 사례 외부 공개	
④ (승인) 소급 or 시행·투여 (불승인) 불투여 or 이의신청 등		
⑤ 정기 모니터링 보고서 제출	(실무자) 자료 분석 (심사위원) 1차 심의 (분과위원회) 2차 심의 (중앙심사조정위원회) 결과 보고	• 분과위원회 정기 심의 개최
계속 시행·투여 또는 중지		

※ 요양급여 대상으로 승인받은 경우 심의 결과를 통보받은 날부터 기한 내에 약제 투여 또는 행위를 실시하여야 하며, 그 기한을 투여 또는 실시하고자 하는 경우에는 재신청하여야 함

〔그림 8-1〕 사전승인제도 운영 절차[222]

근거'로 만드는 노력과 투자가 필요하다. 현실과 동떨어진 매우 복잡한 절차와 심히 엄격한 규정이 적용되고 있는 것이다.

　사전승인제도는 국내 심사제도 중 하나로 의료 서비스가 제공되기 전에 적격 환자 여부를 판단하는 사전적(prospective) 심사이자 치료 과

222　건강보험심사평가원 심사평가연구소 '윤국회, 안보령 & 박소정', "요양급여 사전승인제도의 현황과 개선 방안", 2023. 01.

정 중 투약 지속 여부를 결정하는 동시(concurrent) 심사의 기능을 함께 하고 있다. 또한 1992년 조혈모세포 이식을 시작으로 도입된 오래된 제도이나 NGS 검사가 보험급여화되면서 주목받기 시작했다. 2022년 기준, 현재 총 9개 항목이 사전승인제도의 적용을 받고 있으며 특히 2018년부터 매년 한 개 이상의 항목이 도입되고 있어 향후 대상 항목의 지속적 확대가 예상된다.[223] 이미 다른 질환에 대한 적응증을 허가받아 시판되고 있는 약이라면, 효능뿐만 아니라 부작용 면에서도 상당히 검증되었을 것이다. 환자 측면에서 고려해보면, 다른 질환에서 시판되고 있는 약물을 동일 유전자 변이가 있는 질환에 사전승인제도를 거쳐 허가범위 외 사용한다고 해서 새로운 부작용이 나타날 가능성은 거의 없어 보인다. 다만, 완전히 동일한 유전자 변이가 존재한다고 해도 약물 반응의 정도가 달라질 수는 있다. 예를 들어, 유방암에서는 완전 관해(complete remission, CR)를 보였던 약이 동일한 유전자 변이를 가진 위암에서는 안정 병변(stable disease, SD) 정도의 반응을 보일 수 있다. 충분히 다른 반응을 나타낼 수는 있으나, 동물실험을 포함하여 여러 가지 전임상연구와 초기 임상연구를 통해 종양내과 전문의사가 어느 정도의 확신을 가진 약이어야만 '허가범위 외 사용'을 고려할 수 있는 것은 틀림없는 사실이다. 또 예상과는 다른 반응을 보일 수 있기 때문에 환자 및 보호자에게 충분한 설명과 논의를 거쳐 동의를

---

223 *ibid.*

받은 뒤에 '허가범위 외 사용'을 시도해야 할 것이다. "부작용은 유사할 테니 효과만 생각하고 빨리 사용해봅시다"라고 이야기할 수 있지만, 효과가 충분하지 않을 가능성에 대해서도 환자 및 보호자에게 충분히 설명한 뒤에 '허가범위 외 사용'을 통해 약을 써야 한다.

정밀의료를 현실화하기 위해서는 지금의 제도에 대한 틀에 박힌 사고 자체가 바뀌어야 한다. 임상시험의 결과를 기반으로 통계학적 유의미함을 따지는 과거의 틀에서 벗어나야 한다. NGS 검사에서 발암유전자 변이가 확인되었지만 현재로서는 3상 임상시험까지 거쳐 시판 허가를 받는 약이 없는데 세포나 동물실험에서 효능에 대한 명확한 근거가 있는 약이 있거나, 어떤 약의 1상 또는 2상 임상시험에서 해당 유전자 변이가 있는 환자가 일부 포함되어 그 환자들에서 효과를 보였다면 그 약을 쓸 수 있게 하는 등 유연한 사고에 기반한 제도의 전환이 필요하다. 만약 초기 단계 임상시험에서 어떤 약이 특정 유전자 변이를 가진 암 환자에서 효과를 나타낼 가능성을 보였다면, 다기관 분자종양위원회의 검토와 추천을 받아 바로 환자에게 투여될 수 있는 시스템이 도입되어야 한다. 각 병원 내의 협의체가 아닌 여러 병원의 전문가들이 모인 '다기관 분자종양위원회'에서 통과된 약제는 현재의 사전승인제도 같은 절차를 거치지 않고 바로 쓸 수 있도록 하고, 정기적인 보고 시스템을 갖추게 하면 환자들의 신약 접근성을 높일 수 있는 또 하나의 방안이 마련될 것이다. NGS 검사의 유효성과 안전성은 이미 인정을 받아 건강보험 급여가 적용되므로 NGS 분석 결과를 치료제 선택의 과학적 근거로 활용하는 것은 논리적으로 타당하다. '다기관 분자종양위원회'가 이미 형성되어 활발하게 진행되고 있지만 이를 대외적으로 알리는 일들이 미진한데, 이를 활성화시킬 수 있도록 위원회 활동을 공개하고 이를 통해 유전체 분석 전문가의 양성이나 위원회가 인정하는 인증서 발행과 같은 방법도 고려할 수 있을 것이다. 다기관 분자종양위원회의 활성화는 관련 학회에서 주도하여 진행할 수도 있고, 그것이 여의치 않다면 외부 업체나 기관의 도움을 받는 방안도 생각해 볼 수 있다. 다시 한번 강조하지만 정밀의료는 여러 환자들을 뭉뚱그려 놓은 결과의 통계적 유의성이 아니라, 환자를 위해 개개인에 꼭 맞는 최적의 치료를 제공하는 것이기 때문이다.

다만, 여기에서 분명히 할 것은 제도와 시스템은 유연하게 하되 초기 임상 단계의 결과나 전임상 결과에 기반하여 약을 처방하는 의사는 그 행위에 걸맞은 지식과 경험을 갖추고 빠르게 발전하는 정밀의료 분야에 대한 최신 정보를 의사평생교육(continuing medical education, CME)을 통해서 주기적으로 습득하고 스스로를 업그레이드해야 할 것이다. 역할을 부여하면 책임을 지는 것이 당연하듯, 정밀의료에 따른 의료 서비스를 제공하는 의사라면 환자에게 치료에 대해 사전에 충분히 설명하고 동의를 얻어야 하며 치료에 대한 부작용 보고를 철저히 해야 한다. 또 정밀의료 치료법을 적용한 실사용데이터를 모으고 분석하여 다른 유사한 환자들에게도 필요할 때 그 치료법이 적용될 수 있는 기회를 마련해야 한다.

더불어 고려할 수 있는 것은, 유전체에 대한 전문 지식을 가지고 환자에게 충분한 상담을 통해 그에 맞는 약제를 선택해서 쓸 수 있도록 전문가 양성이 필요하며, 이런 전문가에 대해서는 환자의 치료 효과 향상이 가시적으로 보일 수 있도록 그 기여도에 대한 보상도 필요할 것으로 생각한다. 현재는 의사라면 누구나 항암제 처방이 가능하지만, 의사 중에서도 충분한 지식과 경험을 가진 암 전문가만 처방할 수 있도록 하고 차등수가제를 적용하는 것도 고려해 볼 수 있을 것이다. 모든 의사가 똑같이 항암제 처방이 가능하다는 것은 환자 입장에서는 불리하게 작용할 수밖에 없다. 환자의 치료 효과 향상을 위해서, 의사의 자율권에 대해서 '공정 vs 공평'의 의미가 되새겨지길 바란다.

이처럼 정밀의료 현실화를 가로막는 첫 번째 문제는 NGS 검사를 통해 특정 발암유전자 변이가 확인되더라도 그에 맞는 약이 없거나 (신약개발이 진단법의 개발을 따라가지 못하는 경우) 약이 있더라도 이를 즉시 투여할 수 있는 법적 근거가 미비(사전승인제도를 통한 허가범위 외 사용의 현실적 어려움)하다는 점이다.

흩어져 고립되어 있는 보건의료 데이터, 왜 문제인가

정밀의료 현실화를 가로막는 두 번째 문제는, 각 의료기관별로 산발적으로 수집되고 축적된 유전체 정보와 임상 데이터가 해당 기관에서만 폐쇄적이고 독점적으로 이용되어 정밀의료 개념을 실현하기에 충분한 규모의 통합된 빅데이터를 갖추지 못하고 있다는 것이다.

정밀의료가 제대로 구현되려면 개인의 유전체 정보 및 의무기록 데이터의 통합, 출생연도 등 특정 인구학적 특성을 공유하는 인구집단인 코호트(cohort) 구축, 클라우드·빅데이터 분석 및 인공지능 기술 등의 축적이 뒷받침되어야 한다. 이 중에서 정밀의료의 핵심 요소이자 기반이 되는 것이 보건의료 데이터의 집적과 활용이다. 우리나라는 정밀의료의 기초가 될 만한 보건의료 데이터의 양은 풍부하게 갖추고 있다. 우선 국민건강보험공단, 건강보험심사평가원, 국립암센터, 국립보건연구원 등에 전 국민의 진료 및 투약 내역, 건강검진 데이터베이스와 100만 명 표본 코호트, 암 발생 통계, 93만 명분의 인체자원 정보 등이 있고, 민간의료기관은 각 병원별로 방대한 양의 전자의무기록을 보유하고 있다.[224]

구체적으로 살펴보면, 질병관리청 국립보건연구원 산하의 국립중앙인체자원은행(National Biobank of Korea)은 한국인유전체역학조사사업, 국민건강영양조사사업 등을 통해 대규모 인구집단 기반 인체자원 45만 명을 확보하고 있으며, Korea Biobank Network(KBN) 인체자원은행에서는 질병기반 인체자원 66만 명(종양성 질환 35만 명, 비종양성 질환 31만 명)을 확보해 국내 보건의료 연구 및 산업을 지원하고 있다. 2008년 이후 누적 4,562개 인체자원이 이를 활용한 연구 및 산업

---

224 국회입법조사처 '김주경', "정밀의료 현황과 문제점 및 개선과제: 주요국 정책 사례와의 비교 고찰 및 시사점", 이슈와 논점(제2098호), 2023.06.08.

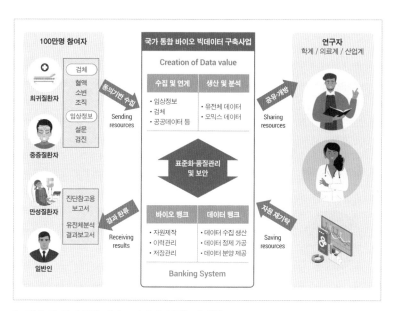

〔그림 8-2〕 국가 통합 바이오 빅데이터 구축 사업[225]

에 분양되어 논문 1,721편, 특허 156건이라는 성과로 이어졌다고 한다.[226] 또 2022~2023년 동안 시범사업으로 진행되었던 국가 통합 바이오 빅데이터 구축 사업이 2024년부터 5년간의 1단계 사업에 대한 예비타당성 심의를 통과해 6065억 원이라는 예산을 확보함으로써 국민 참여를 통해 100만 명 규모의 바이오 빅데이터를 구축하게 된다

225 관련 부처 통합, "'100만 명 바이오 빅데이터 구축 사업' 예비타당성 조사 통과", 2023. 06. 29., https://www. korea. kr/briefing/pressReleaseView. do?newsId=156577945

226 질병관리청, "2022년도 한국인체자원은행사업 현황 발표", 2023. 05. 11., https://nih. go. kr/ko/bbs/B0000007/view. do?nttId=3852&menuNo=300073&searchCnd=1&searchWrd=&pageIndex=4

[그림 8-2].[227] 시범사업을 통해 확보된 2만 5천 명 분의 임상정보, 전체 유전체 분석데이터(whole genome sequencing), 인체유래물(DNA, 혈청, 혈장, RNA 혈액, 소변) 등 연구 자원은 2023년 6월 말부터 연구자들에게 전면 개방하고 있다.[228]

문제는 정부기관에서 보유하고 있는 보건의료 데이터에는 유전체 정보가 없는 경우가 많고, 유전체 정보를 포함한 임상·병리·영상 데이터 등 정밀의료에 유용하게 쓰일 수 있는 보건의료 데이터는 각 병원 내에서만 모여 있을 뿐 병원 밖으로 공유되거나 병원 간에 교류가 이루어지고 있지 않다는 것이다. 이 때문인지 〈OECD Health Working Papers(2021)〉에 따르면 우리나라의 민간 부문 보건의료 데이터 공유 및 활용 거버넌스는 23개국 중 최하위 수준으로 평가되었다. 이 같은 평가는 같은 보고서에서 우리나라 보건의료 데이터의 가용성·성숙도 및 사용 정도를 23개국 중 2위(1위 덴마크), 보건의료 데이터 관련 정책 거버넌스 점수는 덴마크와 핀란드에 이어 3위(12.78)로 평가한 것과 매우 대조된다.

이런 평가는 정밀의료에 활용할 수 있는 보건의료 데이터가 각 의료기관 내에 한정되어 있는 현실과도 관련이 있다. 환자 개개인의 진

---

227 관련 부처 통합, "'100만 명 바이오 빅데이터 구축 사업' 예비타당성 조사 통과", 2023.06.29., https://www.korea.kr/briefing/pressReleaseView.do?newsId=156577945

228 질병관리청, "연구자 곁으로 성큼 다가온 바이오빅데이터", 2023.06.20., https://www.nih.go.kr/ko/bbs/B0000007/view.do?nttId=4512&menuNo=300073&searchCnd=1&searchWrd=&pageIndex=4

료 기록이 여러 병의원에 분산되어 있으며 NGS 검사·임상 데이터가 종합병원 단위로 구축되어 각 의료기관 내에서만 폐쇄적이고 독점적으로 활용되고 있기 때문이다. 또한 유전체·임상 데이터의 개방과 공유를 민간의료기관에게 종용할 법적 근거가 미비하며, 거버넌스 체계가 구축되어 있지 않다. 긴밀하게 연계되고 통합된 빅데이터에 기반하여 환자 개인별 맞춤형 치료법을 찾을 때 정밀의료에 의한 치료 성과가 높아지는데, 우선은 각 병원에 모여 있는 데이터에 대한 공유나 교류가 거의 이루어지고 있지 않는 데다 모여 있는 데이터들도 각기 다른 형태로 되어 있어 공유가 된다 하더라도 공통의 언어로 재가공하는 과정을 거치지 않으면 즉시 활용하기는 어려운 것이 현실이다.

이 책의 3장에서 소개한 'All of Us'는 미국 국립보건원이 주도하여 최소 100만 명 이상의 인체 데이터를 모아 유전자, 인종, 성별, 진료기록, 직업, 생활습관 등의 정보를 수집하고 분석하여 데이터베이스를 구축하고, 이를 바탕으로 질병의 원인과 치료 방법을 발굴하고 새로운 약제 개발의 기반을 마련하는 '정밀의학 사전'을 만드는 것을 목표로 하는 국가 차원의 리서치 프로그램이다. 앞 장에서 소개한 바와 같이 'All of Us'는 지금까지 80만 9천 명 이상의 참여자, 45만 건 이상의 전자건강기록 정보, 57만 2천 건 이상의 생물검체(혈액, 타액, 뇨 등), 24만 5천 개 이상의 전체유전체 시퀀스를 확보하는 성과를 달성하였고,

2024년 6월 기준 333건의 학술 논문이 발표되었다.[229]

All of Us의 단기 목표는 ① 표적치료제를 이용한 소아 및 성인 암 치료를 위한 혁신적인 임상시험 진행, ② 개인 간 차이를 고려한 약물 조합 치료법 적용, ③ 개인차에 따른 약물내성 극복에 대한 과학적 지식 기반 마련 등이며, 장기 목표는 100만 명 이상의 자발적 참여로 '국가 종적 연구용 코호트(National longitudinal research cohort)'를 구축하는 것이다. 지금도 다양한 출처로부터 지속적으로 업데이트되고 있는 'All of Us' 데이터베이스는 개인정보는 제거되어 인구학적 요약 정보만을 포함한 집합체 데이터(aggregate data)의 형태로 〈All of Us Research Hub[230]〉 웹사이트를 통해 공개되어 있다. 데이터를 활용하고자 하는 연구자는 등록 절차를 마친 후 Data Browser를 이용하여 전자건강기록을 통해 수집된 데이터와 유전체 정보, 신체검사와 웨어러블 기기를 통해 수집된 임상정보, 설문조사 결과 등 다양한 데이터를 검색해볼 수 있다.

핀란드 정부는 2007년 7월에 "보건복지 서비스·고객 정보의 전자적 처리에 관한 법률"을 제정하여 '칸타(Kanta)'라고 부르는 국가 디지털 데이터 시스템을 구축하고, 1950년대부터 수집한 국민의 보건의료 데이터(전 국민의 진료기록 및 건강기록, 처방전 등)를 칸타로 이관하였다.

---

229 All of Us Publications, Accessed on 2023.05.01., https://www.researchallofus.org/publications/page/16/

230 https://databrowser.researchallofus.org

칸타는 이러한 데이터를 다양한 디지털 서비스 형태로 환자와 의료 전문가, 시스템 개발자 등에게 제공하고 있다. 2017년에는 대규모 정밀의료 프로젝트인 핀젠(FinnGen Research Project)을 시작하여, 게놈 정보와 핀란드 국민의 의료 데이터를 결합시키고 있다. 2013년부터 시행된 "바이오뱅크 법(Biobank Act)"을 근거로 정밀의료 실현에 필요한 유전체 빅데이터가 만들어졌고, 2019년 5월 제정한 "보건복지 데이터 2차 이용 특별법"은 통계 작성이나 과학적 연구개발 및 혁신 활동, 교육, 지식 관리, 규제 등 사회적으로 가치 있는 목적을 위해 전 국민의 보건의료 데이터를 광범위하게 2차 활용하는 것을 장려하고 있다.[231]

미국이나 핀란드에서는 가능한 보건의료 데이터의 수집과 축적, 공유가 우리나라에서는 왜 어려운 걸까? 아마도 개인정보 보호법이 시행되기 시작한 2011년 이전과 그 이후 몇 차례 개정을 거듭하는 과정에서 신용카드사의 대량 정보 유출 사고를 비롯하여 여러 차례 정보 누출 사례가 있었기 때문이 아닐까 생각한다. 보건의료 데이터와 관련해서도 한국IMS, 약학정보원, 지누스 등이 2011년부터 2014년까지 우리나라 국민 88%인 4399만 명의 의료정보 47억 건을 약 20억 원에 사들여 미국에 있는 IMS헬스 본사에 보낸 큰 사건이 있었다. 약학정보원과 지누스는 각각 운영하던 건강보험 청구 프로그램을 통해 수집한 주민등록번호, 처방 정보 등을 포함한 민감한 개인의료정보를

---

231 국회입법조사처 '김주경', "정밀의료 현황과 문제점 및 개선과제: 주요국 정책 사례와의 비교 고찰 및 시사점", 이슈와 논점(제2098호), 2023.06.08.

외국계 기업인 IMS에 팔았는데, 민·형사 재판 모두에서 피고인 한국 IMS, 약학정보원, 지누스는 무죄를 선고받았다. 한국IMS, 약학정보원, 지누스 등은 재판 내내 "식별 정보를 암호화하였으므로 개인정보가 아니다"라고 주장하였고, 법원은 1심과 2심 형사재판에서 이들 기업이 암호화된 개인정보를 재식별(복호화)하려는 '고의성'이 없었다며 무죄를 선고했고, 이후 검사의 상고로 이 재판은 대법원의 판단을 기다리게 되었다. 유·무죄를 떠나 이 사건은 민감한 개인의료정보의 수집과 공유에 경종을 울렸던 큰 사건이다. 이는 병원 내에서 아무리 잘 가공된 가명 또는 무기명 정보라 하더라도 병원 밖으로 공유되었을 때 결합정보가 되어 개인정보의 재식별이 가능할 것이라는 인식을 자리 잡게 하지 않았나 생각한다.

정밀의료의 실현을 위해서는 의료기관 곳곳에 흩어져서 고립되어 있는 보건의료 데이터를 결합하고 연계하여 사회의 공유 자산으로 기능하도록 해야 하는데, 개인정보에 대한 인식이 지금과 같은 상태에서는 보건의료 데이터의 공유와 활용을 기반으로 한 정밀의료 생태계가 자리를 잡아 정밀의료 기반의 치료법이 환자들에게 원활히 제공되기 어렵다.

환자, 산업계, 정부 등 각 이해관계자는 어떤 노력을 해야 할까

이를 해결하기 위해서는 관련 이해당사자들이 각각 보건의료 데이터 공유에 대한 현재의 인식을 점검하고, 전향적인 인식 전환을 위해 어떤 노력을 기울일지 토론하는 장이 마련되어야 한다. 또 이를 통해 보건의료 데이터의 원활한 활용을 기반으로 진료 현장에서 정밀의료가 활성화될 수 있는 법적 근거도 마련해야 할 것이다. 정밀의료의 기본적인 사명이자 최종 목표인 진정한 환자를 위한 의료 구현을 잊지 않고 컨센서스를 마련한다면, 환자 개개인에 대한 맞춤 진단·치료를 통해 치료 효과는 높이고 불필요한 부작용은 줄이며, 나아가 질병을 미리 예방할 수 있어 의료비에 대한 사회경제적 지출까지 감소시킬 수 있을 것으로 전망된다.

실질적으로 정밀의료의 수혜자가 되는 환자들은 정밀의료 현실화를 위해 어떤 시스템과 제도가 갖추어져야 본인이 원하는 약을 사용할 수 있는지 충분히 알고 있을까? 아마도 대부분은 충분히 알지 못할 것이다. 지금보다 더 대대적인 유전체 분석을 통해 정밀의료의 임상 적용에 대한 대국민 인식을 크게 고양시키는 일종의 계몽운동 (campaign for enlightenment)이 필요하다고 생각한다. 또한 암 질환이나 희귀질환에 대해 의료인 수준의 해박한 지식과 전문성을 갖추고 정밀의료 현실화를 위해 필요한 제도 기반 마련을 국민적 운동으로 전환시킬 수 있는 똑똑하고 올바른 시민 단체 또는 환우 단체의 활약도 기대해본다. 기존의 시민 단체나 환우 단체의 성장을 기대할 수도 있을 것이고 새로운 단체의 출현도 반갑다. 어떠한 정치색도 띄지 않고 건전하게 하나의 목표를 향해 나가는 시민 단체나 환우 단체야말로 정밀의료의 현실화를 앞당길 수 있는 동인이 될 것으로 믿어 의심치 않는다. 정밀의료가 막 싹트기 시작한 지금이 현재의 법과 규범이 혁파하지 못하는 부분을 지적하고 국회의 입법 활동에 선한 영향력을 행사할 수 있는 모멘텀이 아닐까 생각한다.

제약회사나 진단기기 및 시약 회사들 또한 정밀의료의 수혜자이지만, 사회적 책무를 가진 수혜자로서 그 몫을 다해야 할 것이다. 제약회사의 역할로는 보험급여권으로 들어오지 않은 신약의 혜택을 보다 많은 환자들이 받을 수 있도록 임상시험 기회를 확대하는 것이 있다. 회사가 주도하는 임상시험(sponsor-initiated trial, SIT)뿐만 아니라 연구자 주도 임상(investigator-initiated trial, IIT)에 대해 제약회사가 개발하고 생산하는 '약'을 제공(투자)해서 환자들이 신약의 혜택을 누릴 수 있도록 하고, 연구자 주도 임상을 통한 데이터 생성을 측면 지원함으로써 좀 더 탄탄한 정밀의료 생태계 구축에 기여할 수 있을 것이다. 또한 정밀의료 관련 인력이 일할 수 있는 일자리를 창출함으로써 정밀의료 생태계가 자연스럽게 형성될 것이다. 진단기기 및 시약 회사는 정밀의료의 환자 진단과 선별에 중요한 생체표지자 및 관련 검사법 개발에 주력해야 한다.

우리나라 건강보험시스템에서 보험자(payor)인 건강보험심사평가원과 국민건강보험공단은 정밀의료가 적용된 치료법에 대해 보험급여권 내 약이든, 허가범위 외 사용이든 상관없이 실사용데이터를 구축하고 실사용근거를 창출할 수 있는 시스템과 법적 근거를 어떻게 마련할지 고민해야 한다. 현재의 진료 청구 시스템에서는 불가능한, 각 의료기관에서의 약물 반응 평가와 약물 부작용 등 모든 데이터 요소를 수집할 수 있는 방법을 강구해야 한다.

우리 정부의 정밀의료 관련 정책을 들여다보면, 이미 2016년에 "바이오정보 기반 정밀의료 기술개발"이 9대 국가과학기술 전략 프로젝트에 포함되었다. 또한 2021년 보건복지부의 〈보건의료 데이터·인공지능 혁신전략('21~'25년)〉에는 정밀의료 부문에 대한 국가적 차원의 청사진이 포함되어 있다. 2023년부터 100만 명 규모의 통합바이오 빅데이터 인프라를 구축하여 맞춤형 치료·정밀의료 등에 활용하고, 임상·유전체·건강보험·개인 건강기록 등과 연계하여 고부가가치 국가전략 자산화를 추진하고 있다. 40개 대형 병원을 의료 데이터 중심 병원으로 지정하여 임상정보, 검진 자료 및 사망원인 정보를 환자 중심으로 연계하고 결합하여 연구자에게 개방하는 사업도 추진 중이다.[232]

물론 미국의 정밀의료 추진계획과 같은 규모는 아니지만, 우리 정부의 정책적 의지나 예산 부족이 중요한 문제는 아니라고 생각한다. 다만 정밀의료 부문에서 예산 편성과 집행이 선택과 집중을 통해 이뤄질 수 있도록, 모든 관련 정책이나 세부 프로그램을 아우르는 큰

---

232 *ibid.*

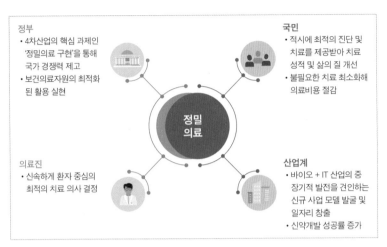

정부
- 4차산업의 핵심 과제인 '정밀의료 구현'을 통해 국가 경쟁력 제고
- 보건의료자원의 최적화된 활용 실현

국민
- 적시에 최적의 진단 및 치료를 제공받아 치료 성적 및 삶의 질 개선
- 불필요한 치료 최소화해 의료비용 절감

정밀
의료

의료진
- 신속하게 환자 중심의 최적의 치료 의사 결정

산업계
- 바이오 + IT 산업의 중장기적 발전을 견인하는 신규 사업 모델 발굴 및 일자리 창출
- 신약개발 성공률 증가

〔그림 8-3〕 정밀의료 생태계와 주요 이해관계자의 역할

그림을 먼저 그리고 이를 총괄하는 컨트롤 타워가 필요하다. 또한 앞서 지적한 바와 같이 NGS 검사 결과에 맞춰 쓸 수 있는 약이 있다면 이를 즉시 쓸 수 있는 법적 근거 마련과 보건의료 데이터 활용에 대한 제도 개선이 우선적으로 필요하다. 마지막으로는 정밀의료 생태계가 형성되어 선순환 구조로 돌아갈 수 있도록, 그 안에서 일할 수 있는 전문 인력 양성과 일자리 마련에 정부와 산업계가 같이 나서야 한다. 이를 위해 데이터 과학자(data scientist), AI 전문가, 오믹스 데이터 통합 전문가 등을 양성할 수 있는 전문 대학원 프로그램이나 위탁교육 프로그램이 설치되어야 하며, 이런 프로그램을 통해 양성된 전문 인력이 관련 기업에 우선 채용되는 등의 방법을 고려해 볼 수 있을 것이다.

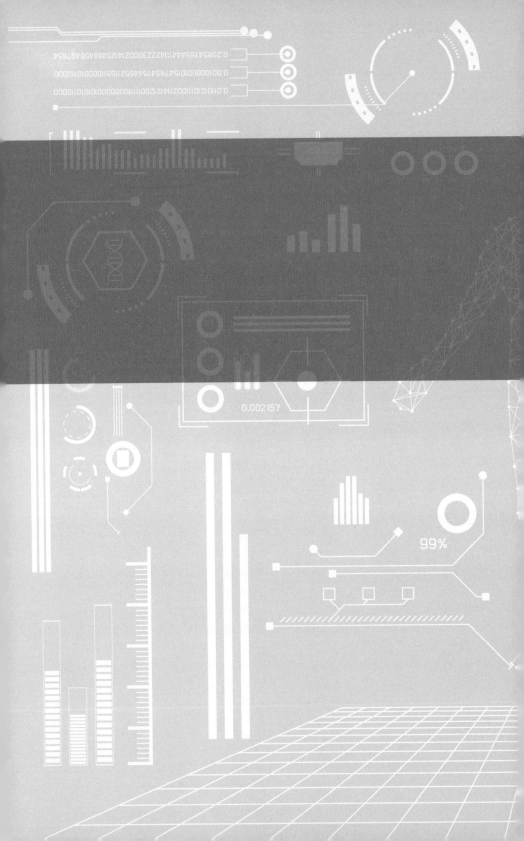

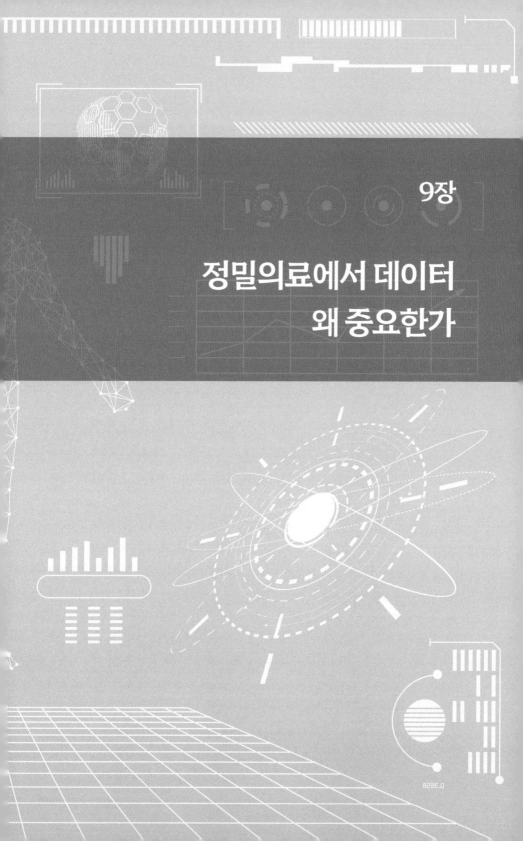

9장

정밀의료에서 데이터 왜 중요한가

정밀의료의 현재와 미래를 잇는 가교, '데이터'

앞 장에서 정밀의료를 현실화하기 위해 부딪히는 몇 가지 문제들을 짚어보며 데이터 공유와 활용의 미비, 이를 위한 제도 개선의 중요성, 개인정보 관련 이슈 등에 대해 다루었다. '정밀의료'는 환자로부터 생성되는 모든 데이터와 정보를 총망라하여 그 환자에게 가장 최적화된 치료를 제시하는 접근법이므로, 데이터와 정보를 떼어놓고 정밀의료를 생각하기는 어렵다.

정밀의료에서 데이터는 왜 중요한가?

데이터는 미시(微視)의 세계로 들어가면 들어갈수록 더 많이 생성된다. 한 사람의 심장, 폐, 위, 식도, 장 등 각 장기로, 각 장기의 조직으로, 조직에서 세포로, 세포 내의 세포질로, 핵 안에 있는 유전자로, 이처럼 인체를 구성하는 가장 작은 단위로 갈수록 더 많은 양과 더 많은 종류의 데이터가 생성된다. 이런 데이터 덕분에 어떤 약이 A라는 사람에게는 잘 들었지만 B라는 사람에게는 잘 듣지 않는 이유를 찾아낼 수 있고, 또 다른 약이 C라는 사람에게는 부작용이 경미했지만 D라는 사람에게는 심각한 부작용을 나타낼 수 있다는 것을 미리 알 수도 있다. 또한 NGS 검사를 통해 어떤 유전자 변이가 있는지를 알고 이 유전자 변이를 표적으로 할 수 있는 치료제를 찾아낼 수도 있다. 이와 같이 치료에서의 간극(gap)을 메우고 치료의 효과와 부작용에 대한 환자들의 불안을 잠재울 수 있는 것이 '데이터'다. 나는 데이터가 의료의 현재와 미래를 잇는 가교의 역할을 한다고 믿고 있다.

이 책의 앞부분에서 여러 차례 언급했듯이, 차세대 염기서열 분석으로 대표되는 유전체 분석 기술의 발전은 정밀의료를 촉발시켰지만 '정밀의료=NGS'는 아니다. 즉, NGS 검사를 통해 알 수 있는 유전체 정보만이 우리가 정밀의료에서 이야기하는 데이터의 전부는 아니라는 것이다. 여기서 먼저 밝히고 싶은 것은, 이 책에서는 정보와 데이터를 크게 구분하지 않고 사용할 것이지만 정보와 데이터의 의미는 명확히 구분해야 한다는 학자들도 있다는 점이다.[233]

정밀의료 데이터를 구성하는 요소에는 병의원의 전자차트에 띄워서 볼 수 있는 MRI, CT, X선, 초음파와 같은 영상 정보, NGS 검사를 통해 얻을 수 있는 유전자 정보, 피를 뽑거나 어떤 장기로부터 조직을 채취하여 알 수 있는 임상 검사 및 각 장기의 기능 검사 정보가 있다. 또한 키, 몸무게, 허리둘레, 체질량지수(body mass index, BMI) 등의 신체 계측 정보, 혈압, 맥박, 심전도, 휴대전화나 웨어러블 기기를 통해 측정되고 기록되는 걸음 수/거리/속도, 달리기 거리/속도/페이스, 활동량, 심박수, 수면 시간 등도 포함된다. 이와 함께 식사 횟수, 식사량, 섭취한 음식물의 종류 등 우리가 살아가는 환경과 생활습관에서 얻어

---

233 데이터(data)는 현실 세계에서 단순히 관찰하거나 측정하여 수집한 사실(fact)이나 값(value)으로, 자료라고도 한다. 정보(information)는 데이터를 의사결정에 유용하게 활용할 수 있도록 처리하여 체계적으로 조직한 결과물이다. 쉽게 설명하면, 목장에서 방금 짠 원유를 '데이터'에 비유한다면 고객을 위해 공장에서 가공하여 팩에 담는 우유가 '정보'가 되는 것이다(출처: 김연희, 《데이터베이스 개론》, 한빛아카데미(2013)).

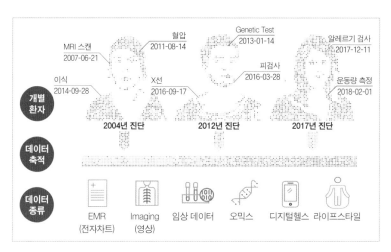

〔그림 9-1〕 정밀의료 데이터의 종류

지는 정보도 모두 정밀의료 데이터를 구성하는 요소들이다. 즉 한 사람이 살아가면서 얻어지는 모든 정보들이 정밀의료 데이터를 구성하는 요소가 되며, 이런 정보들은 병의원의 전자차트나 진단서, 의무기록 사본, 유전체 등 각종 검사 결과지 등을 통해 얻을 수도 있고 휴대전화나 웨어러블 기기를 통해 얻어질 수도 있다[그림 9-1]. 이러한 정보를 종합적으로 분석해서 조기에 진단하고 거기에 맞는 예방과 치료법을 제공하는 것이 정밀의료이기 때문에 데이터는 정밀의료의 근본이된다고 할 수 있다. 결국 데이터가 점점 축적되어 자연스럽게 빅데이터가 되고, 빅데이터를 활용하기 위해 분석을 해야 하기 때문에 딥러닝과 AI가 반드시 필요하다. 즉 결론을 얻어야 하기에 분석을 해야 하고, 이를 위해 딥러닝과 AI가 필수적인 것이다. 4차산업의 모든 요소들이 여기에 포함된다고 생각할 수 있다.

정밀의료에서 데이터는 세 가지, 즉 투명성, 결합성, 완결성을 갖추어야 한다. 이중 가장 중요한 것은 '투명성'이다. 데이터는 진실해야 하며 거짓 정보가 있어서는 안 된다.

두 번째로 중요한 것은 '결합성'이다. 정밀의료에 활용되는 보건의료 데이터는 어느 한 시점에서 폭발적으로 생성되는 것이 아니라 종적(longitudinal)으로 생성된다. 앞에서도 설명했듯이 한 사람이 살아가면서 얻어지는 모든 정보들이 정밀의료 데이터가 되는데, 이러한 데이터는 '한 사람의 일생'이라는 시간의 흐름에 따라 쭉 생성되므로 시공(時空)이 다양할 수밖에 없다. 한 사람으로부터 생성되는 데이터는 그 사람이 다니는 병원 어느 곳에서나, 그리고 그 사람의 일상생활 중에서도 계속 생성되기 때문에 데이터는 정적으로 산출되는 것이 아니며 여러 저장고에 나누어져 있다고 할 수 있다. 그렇기 때문에 이런 데이터를 어떻게 하나로 묶어서 의미 있는 정보, 즉 질병 치료와 예방에 도움이 될 수 있는 정보로 만들어 낼 수 있을지가 중요한데, 이를 데이터의 표준화와 결합이라고 할 수 있다.

시간과 공간을 달리하는 데이터가 서로 다른 형식으로 되어 있다면 결합이 불가하기 때문에 같은 형식으로 '표준화'되어야 한다. 여기에서 일단 데이터를 모은 뒤에 표준화할 것인지, 아니면 표준화한 뒤에 데이터를 모아 결합할 것인지에 대한 논쟁이 있을 수 있다. 나는 결합 이전에 표준화가 맞다고 생각한다. 데이터 소스마다 결합을 전제로 한 표준화 작업인 'common data framework' 구축이 진행 중이며, 점점 더 이러한 표준화를 촉진하기 위한 방향으로 진화할 것이라고 생각한다.

그렇다면 현재 우리나라에 확보된 의료 데이터는 표준화가 이루어졌을까?

앞서 언급했듯이, 우리나라는 정밀의료의 기초가 되는 보건의료 데이터를 풍부하게 확보하고 있다.[234] 국민건강보험공단과 건강보험심사평가원, 국립암센터, 국립보건연구원 등에 전 국민의 진료·투약 내역, 건강검진 데이터베이스(database, DB)와 100만 명 표본 코호트, 암 발생 통계, 93만 명분의 인체자원 정보 등이 있으며, 민간 의료기관인 전국 병의원은 방대한 양의 전자화된 의무기록을 보유하고 있다.

오라클 등 손에 꼽히는 몇몇 회사가 장악해와서 표준화가 어렵지 않은 미국과 달리, 우리나라의 경우 병원마다 사용하는 전자차트 시스템과 프로그램이 상이하고 호환이 어려운 실정이다. 이로 인해, 일단 각 병의원에서 보유하고 있는 의무기록을 병의원 밖으로 공유하기도 어렵고 공유된 데이터와 정보가 결합되기는 더욱 어려운 현실이다. 그렇기 때문에 'common data framework', 즉 공통분모를 가진 데이터베이스의 필요성이 강조되고 있다. 시공을 초월하여 모인 대단히 이질적인 정보를 하나로 묶기 위해서는 이를 위한 기술적 지원과 발전 및 보다 많은 시간이 필요하리라 생각한다.

정밀의료 데이터의 세 번째 특성은 '완결성'이다. 정밀의료에 쓰이

---

234 국회입법조사처 '김주경', "정밀의료 현황과 문제점 및 개선과제: 주요국 정책 사례와의 비교 고찰 및 시사점", 이슈와 논점(제2098호), 2023.06.08.

는 데이터는 시간과 공간을 초월해 여러 군데에서 모이기 때문에 표준화가 필요하다고 했는데, 표준화의 대상이 되는 데이터에는 의사, 간호사, 약사가 작성한 기록지와 같은 텍스트 파일뿐만 아니라 유전자, 병리, 영상 정보와 같이 형태학적으로도 다르고 속성이 다른 데이터들도 포함된다. 이러한 데이터들을 하나로 모아야 한다. 그 계통과 근본이 전혀 다른 데이터들이 수직·수평적으로 통합되었을 때에 비로소 완결된 정밀의료 데이터의 완전체가 만들어졌다고 할 수 있으며, 이는 데이터사이언스 등 관련 전문가들이 기술적으로 극복해야 할 또 다른 과제일 것이다.

투명하고 표준화되어 완결성을 갖춰 결합된 데이터는 그대로 쓰일 것인가?

우선, 익명이든 가명이든 개인 식별 정보가 모두 제거된 상태에서 하나의 데이터베이스에 모여 필요에 따라 정보를 꺼내어 쓸 수 있어야 할 것이다. 여기에서 '저장'과 '관리'가 중요하다. 우리가 PC나 노트북에 수많은 파일을 나름의 기준에 따라 특징적인 이름(파일명)을 부여하고 기준에 따른 폴더에 분류하는 것처럼, 또는 도서관에서 사서가 수백만 권의 도서를 색인하고 분류하여 특정 도서를 찾는 사람이 쉽게 찾을 수 있도록 관리하는 것처럼 모인 데이터를 유용하게 쓰기 위해서는 일정한 공간에 잘 색인해서 잘 저장해 놓는 것이 중요하다. 또한 저장된 데이터는 해킹 등의 보안 이슈로부터 보호될 수 있도록 관리해야 한다.

잘 저장되어 관리되는 데이터를 필요할 때 꺼내어 쓸 때는, 필요로 하는 정보만 큐레이션[235]하여 쓸 수 있어야 한다. 앞서 이야기한 것처럼 정밀의료에서는 점점 미시의 세계로 들어가면서 많은 양의 다양한 빅데이터가 생성된다. 통계학적 기법으로는 많은 양의 데이터를 분석하는 데 한계가 있기에 대용량 데이터를 저장하고 이동시킬 수 있는 정보의 고속도로인 클라우드, 알고리즘, AI, 머신러닝을 통해 빅데이터 중 필요로 하는 정보만 추출한 '가공 정보'를 얻어서 쓰게 된다.

예를 들어, 전이성 방광암에서 백금기반 항암제(gemcitabine/cisplatin)와 혈관내피 성장인자를 억제하는 베바시주맙(bevacizumab) 병용요법의 효능과 안전성을 연구했던 CALGB90601 임상 3상시험은 비록 전체생존기간을 유의하게 연장시키지 못했지만, 이 연구에 참여한 506명의 환자들로부터 얻어진 유전체, 공간유전체, 후성유전체, 단백체 등에 대한 대단위 정보를 통합한 멀티오믹스 분석 결과는 전이성 방광암에서 통합 생체표지자를 파악하는 데 활용되고 있다.[236] 이런 멀티오믹스 데이터는 방대하고 복잡하기 때문에 매우 정교한 머신러닝과 AI 등을 활용해 분석해야 한다. 이를 통해 그동안 치료제의 반응을

---

235 데이터 큐레이션(data curation): 큐레이션(curation)의 사전적 정의는 여러 정보를 수집, 선별하고 이에 새로운 가치를 부여해 전파하는 것을 말하며 본래 미술 작품이나 예술 작품의 수집과 보존, 전시하는 일을 지칭하고 이를 행하는 사람(큐레이터, curator)에 대해 쓰였으나 현재는 다양한 분야에서 범용적으로 활용되고 있다. 데이터 큐레이션은 데이터 사용을 관리하는 활동으로 생산 시점에서부터 데이터의 정보 자원으로서의 가치를 발견하고 미래에도 재사용할 수 있도록 하는 활동(안영희, 박옥화. 대학도서관 서비스의 디지털 큐레이션 전략. 한국도서관·정보학회지. 2009;40(4):167-186.), 즉 연구 데이터의 생애주기 동안 체계적인 관리와 보존을 통해 지속적인 접근 및 재사용을 보장하는 활동으로 정의될 수 있다.

236 Guercio BJ *et al.*, "Developing Precision Medicine for Bladder Cancer", *Hematol Oncol Clin North Am*, 2021;35(3):633-653.

예측할 수 있는 생체표지자 개발이 원활하지 않았던 전이성 방광암에서도, 치료제에 대한 반응을 미리 파악할 수 있는 생체표지자를 활용하여 진정한 '정밀의료'의 실현이 가능해질 것이다.

2023년 6월 말 보건복지부, 과학기술정보통신부, 산업통상자원부와 질병관리청은 100만 명 규모의 '국가 통합 바이오 빅데이터 구축 사업'이 예비타당성 조사를 통과했다고 발표했다.[237] 이는 정밀의료 기술개발 등 의료혁신과 바이오헬스 혁신 성장을 위해 100만 명 규모의 임상정보, 유전체 등 오믹스 데이터, 공공데이터, 개인 보유 건강 정보를 통합하여 구축·개방하는 연구개발 사업으로, '통합 데이터'의 구성 및 관리와 연구자들이 원스톱으로 필요한 데이터를 제공받을 수 있는 '데이터뱅크' 운영이 특징이다. 건강보험공단에서 건강보험 가입자 100만 명의 진료 내역, 검진 결과, 요양기관 정보 등을 바탕으로 연구용 표본 코호트 DB를 구축하겠다고 나선 것이 2012~2013년이었고, 이후 1년여 만에 이 표본 코호트 DB를 활용한 빅데이터 시범연구 결과를 발표하기도 했다.[238] 이번 '국가 통합 바이오 빅데이터 구축사업' 이전에는 지난 2년여간 희귀질환 중심으로 2만 5천 명 규모의 국가 바이오 빅데이터 구축 시범사업(2020.5.~2022.12.)이 추진되었다. 2023년 6월, 이 시범사업을 통해 신규 수집된 희귀질환자 DB(누적

---

237 보건복지부, "국가 통합 바이오 빅데이터 구축 사업 예비타당성 조사", [보도자료], 2023. 06. 29.

238 국민건강보험공단, "건보공단, 빅데이터 시범연구 결과발표 학술대회 개최", [보도자료], 2013. 12. 05.

14,095명분 임상·유전정보 및 인체유래물)와 선행되었던 정부연구개발지원 과제(울산 1만 명 게놈 프로젝트, 자폐 스펙트럼 장애, 대장암, 폐암, 치매) 및 한국 인유전체역학조사사업에서 임상·유전체 자료 DB(누적 9,797명분)를 연구개발 목적으로 전면 개방한 바 있다.[239]

그런데 자세히 들여다보면, 보건의료 또는 바이오 빅데이터의 가장 핵심이라고 할 수 있는 각 병의원이 보유한 데이터(전자차트, 의무기록 등)는 빠져 있다. 이 책의 제3장에서 자세히 소개한 미국 정부가 추진 중인 All of Us가 전자건강기록 정보와 혈액, 타액, 뇨 등 생물검체, 유전체 정보를 수집하는 것과는 다소 차이를 보인다.

민감한 환자 정보의 개인정보 보호 이슈는 어떻게 다루어지고 있나

앞 장에서 기술한 바와 같이 우리나라의 민간 부문 보건의료 데이터 공유·활용 거버넌스는 OECD 23개국 중 최하위 수준으로 평가되었다. 이는 요즘도 심심치 않게 언론에 보도되는 개인정보 유출 사고들로 인한 부정적인 인식과 데이터 3법, 개인정보 보호법 등의 엄격한 규제로 인해 개인 건강 정보가 담긴 각 병의원 데이터의 공유나 활

---

239 관계부처합동, "구자 곁으로 성큼 다가온 바이오 빅데이터", [보도자료], 2023. 06. 20.

용에 대해 좋지 않은 인식이 지배적이기 때문일 것이다. 우리 정부도 '국가 통합 바이오 빅데이터 구축사업' 및 시범사업을 추진하면서 여러 차례 개인정보 이슈를 철저히 관리하겠다는 의지를 표명했는데, 첨단 지식정보산업의 발전을 위해서 국민의 기본권을 도외시한다는 비난을 피하려면 국민적 인식 전환이 선행되어야 할 것이다.

유전체나 질병에 관련된 민감한 개인정보가 담긴 보건의료 데이터의 공유와 활용에 대한 국민의 정확한 이해와 인지도 개선이 선행되어야, 이를 바탕으로 경쟁 국가와 비슷한 수준으로 데이터를 공유하고 비로소 정밀의료에 활용할 수 있을 것이다. 그다음으로 관련 규제 혁신과 제도적 지원이 필요하며, 이러한 틀 안에서 자본과 인력 인프라가 결합될 때 선진국 수준의 데이터 공유가 가능할 것으로 본다. 2017년 3월부터 건강보험에서 급여를 적용받아 처방 건수가 매년 급증하고 있는 NGS 검사는 주로 환자의 유전자 변이에 적합한 약제를 찾기 위해 시행되고 있다. 각 병원에서 NGS 검사를 진행한 환자들이 어떤 치료를 받았으며 임상 결과가 어떠했는지 정리하는 것만으로도 어마어마한 데이터가 될 것이다. 각 병원에 잠들어 있는 이 데이터들을 꺼내 쓰기 위해서는 "정밀의료 지원에 관한 법률"을 제정하는 방안도 고려되어야 할 것이다.[240]

결국 개인정보라는 국민의 기본권과 인권에 대한 우선 가치를 그

---

240 국회입법조사처 '김주경, "정밀의료 현황과 문제점 및 개선과제: 주요국 정책 사례와의 비교 고찰 및 시사점", 이슈와 논점(제2098호), 2023.06.08.

대로 지켜나가면서 혁신을 이루어야 의료정보 분야에서 선두에 설 수 있는 기폭제를 마련할 수 있을 것이다.

미국 정부의 All of Us도 데이터와 개인정보 보호를 매우 중요하게 생각하며, 다음과 같은 원칙하에 국가 차원의 거대한 리서치 프로그램을 운영하고 있다.[241]

- 연구자들이 보기 이전에 개인을 식별할 수 있는 정보나 이름을 제거한다.
- 정보를 안전하게 보호하기 위해 국가, 주정부, 지역의 모든 관련 법과 규칙을 준수한다.
- 데이터의 잘못된 사용을 방지하기 위해 엄격한 내부 규정과 절차를 준수한다.
- 우리 시스템이 안전한지 전문가들이 주기적으로 확인한다.
- 모든 정보는 안전하게 보호된 컴퓨터에 저장되며, 제한된 사람만이 이 정보에 접근할 수 있고 접근 정보는 모두 기록된다.
- 수집된 건강 정보를 활용하기 위해서 연구자들은 개인정보를 식별하지 않겠다는 것을 포함한 수많은 규칙에 동의해야 한다.
- 만약 개인정보 유출 사고 위험이 있는 경우에는 반드시 공개적으로 알린다.

---

241 All of Us, "*Protecting Data and Security*", Accessed on July 1, 2023, https://allofus.nih.gov/protecting-data-and-privacy

• 미국 정부가 발행한 비밀유지 인증서(Certificates of Confidentiality)를 보유하여 개인을 식별할 수 있는 정보 제출과 관련된 법적 요구에 대응할 수 있도록 한다.

또한 All of Us를 통해 수집된 정보는 반드시 등록된 연구자만이 다음과 같은 절차[그림 9-3]를 통해 이용할 수 있도록 규정하고 있으며, All of Us의 여러 위원회 중에도 개인정보 및 보안에 관한 위원회를 별도로 설치하고 있다[그림 9-2].

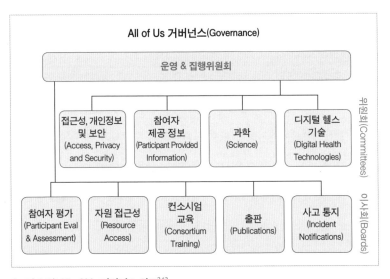

〔그림 9-2〕 All of Us 거버넌스 차트[242]

---

242 Adapted from All of Us, "All of Us Research Program Governance", Accessed on July 1, 2023, https://allofus.nih.gov/about/who-we-are/all-us-research-program-governance

참여자들의 데이터가 *All of Us* 프로그램에 공유된다. *All of Us*는 다양한 출처로부터 데이터를 수집하며, 이 데이터는 *All of Us*의 데이터 & 연구센터가 관리하는 보안 클라우드 환경으로 보내진다.

All of Us 참여자 데이터는 리서치 허브(Research Hub) 도구와 연결되는 보안 데이터 저장소 내 큐레이션 과정을 통해 이동된다.

 누구나 *All of Us*의 리서치 허브에 방문 가능하며, *All of Us*가 수집한 데이터에 대해 학습하고 연구에 활용할 수 있다. 집계된 참여자 데이터는 *All of Us* 웹사이트 내의 Data Browser에서 볼 수 있다.

연구자들은 *All of Us* 리서치 프로그램의 등록 절차를 거쳐 Researcher Workbench에 접근할 수 있는 권한을 부여받고 데이터를 분석할 수 있다.

 등록된 연구자들은 협업 업무 공간, 코호트 구축 도구, 인터랙티브 도구 등을 활용해 리서치 프로젝트를 만들 수 있다.

All of Us 리서치 프로그램에 관련된 연구 결과와 출판물은 *All of Us* 홈페이지의 Publications 메뉴에서 볼 수 있다.

〔그림 9-3〕 **All of Us Research Hub의 정보 활용 절차**[243]

실사용데이터의 현황과 미래

데이터를 얘기하면서 RWD, 즉 '실사용데이터'를 빼놓을 수 없다.

이전에는 상대적으로 소수의 환자라는 이유로 효과적인 치료제 개

---

243 Adapted from All of Us, "About the Research Hub", Accessed on July 1, 2023, https://www.researchallofus.org/about-the-research-hub/

발이 등한시되어 온 희귀질환(발생 빈도 자체가 낮은 질환)이나 희귀유전자변이질환(유전자 변이의 발생 빈도가 굉장히 낮은 질환)을 가진 환자들에서도 유전체 연구가 진행되고 많은 치료제들이 개발되고 있다. 이는 인도적인 차원도 있지만, 이들 환자에서 완치가 되는 약이 있다면 블록버스터가 될 수 있다는 제약업계의 생각 변화도 있었던 것 같다.

이렇게 드문 질환을 가진 소수의 환자들이 대상일 경우 전통적인 방식의 통계학적 검증 기반 임상시험이 어렵고, 대규모 환자를 모집해야 하는 확증적 3상 임상시험은 더더욱 어렵다. 이 때문에 FDA와 같은 규제기관에서는 희귀한 유전체 변이나 희귀질환을 가진 환자들을 대상으로 굳이 3상 임상시험을 하지 않아도 허가를 해주는 방법을 고민하고 있다. 이 책의 6장에서 소개한 마스터 프로토콜이나 촉진형 임상시험도 하나의 방법이며, 실사용데이터도 고려되고 있다. 임상시험이라는 단단하고 견고한 참여 기준(eligible criteria)을 적용하면 환자를 모집하기도 어렵고, 실제 진료 현장에 임상시험의 조건을 만족시킨 환자들의 데이터를 외삽해서 사용하는 것은 분명 문제가 될 수 있기 때문이다. 일단 이러한 희귀질환 환자들을 대상으로 자유롭게 약을 쓰도록 하고 전향적 또는 후향적 관찰 연구 수준에서 그 데이터를 모두 취합한 RWD를 기반으로 시판 허가하는 것을 고려해 볼 수 있는데, 진료 현장에서는 임상시험만큼 질적인 측면에서 신뢰할 만한 데이터가 요구되므로 데이터의 질이 더욱 중요하게 여겨질 수밖에 없다.

환자와 의사의 대면 진료를 통해 얻어지는 데이터는 '원천 문서

(source document)'에 해당하는데, 이 데이터는 규제기관에서 직접 볼 수가 없다. 대면 진료 시 데이터가 제대로 수집되지 못할 수도 있고 증례기록서(case report form, CRF)에 입력하는 과정에서 데이터가 변질될 수도 있다. 가장 중요한 것은 데이터가 생성되는 그 자리에서부터 임상시험 결과 보고서까지 가는 과정이 단순화되어야 하고, 변형 가능성이 최소화되어야 한다는 것이다. 일례로 지금은 연구간호사가 전자차트에 있는 데이터를 eCRF로 받아 적고 모니터링 요원이 와서 점검하는 과정을 거쳐야 하는데, 전차차트에서 eCRF로 바로 연동이 가능하다면 오류 발생 가능성이 줄어들 것이다. 그런데 개인정보 보호를 이유로 지금은 전자차트에서 eCRF로 바로 연동되는 것이 불가하다. 이 때문에 임상시험의 모든 과정에서 다른 곳에 비해 데이터 통합이 적게 이루어지고 있다.

유전체 연구가 발전하면서 희귀질환에 대한 약제 개발도 활발해지고 있지만, 전형적인 확증적 3상 임상시험은 어렵기 때문에 RWD 기반의 시판 허가를 고민하고 있다. 그러나 아직까지는 RWD가 부족한 부분이 있기에 전향적 임상시험을 우선으로 하고 있다. 시판 허가의 근거로 RWD를 전향적 임상시험처럼 가져갈 것인가의 가장 중요한 부분은 데이터의 질 보증(data quality assurance)이다. 아직까지 FDA에서 RWD를 근거로 허가한 약은 없는 것으로 알고 있는데, RWD의 질만 담보된다면 상당 부분 전향적 임상시험 데이터처럼 활용될 것으로 예상한다.

현재까지 RWD를 약물 효용성의 가치 평가에 사용하는 예는 있다.

아무리 데이터의 가공이나 저장 기술이 발전하더라도 앞서 이야기한 것처럼 그 데이터의 원천이 진실하지 않다면, 즉 투명성이 갖춰진 데이터가 아니라면 그 데이터는 아무 의미가 없을 것이다.

정밀의료 시대는 데이터 홍수의 시대라고 할 수 있을 정도로 전통적인 피 검사나 조직 검사 결과를 통해 얻어내던 정보에 비해 더 많은 종류와 양의 데이터가 쏟아져 나오고 있다. 앞으로 그 종류와 양은 더욱 늘어날 것이다. 나의 전문 분야인 암을 예로 들면, 환자의 역학 데이터, 치료 경과에 대한 정연한 데이터, 각 치료 차수에 대한 정확한 평가 결과(영상 결과, 혈액 검사 결과, 전립선암의 경우 PSA 또는 난소암의 경우 CA-125와 같은 특정 생체표지자의 증감 등), 특정 약제에 대한 독성 평가와 삶의 질 평가에 있어 기존의 생활수행능력(ECOG 기준) 및 약물 부작용에 더해 환자자기평가결과(Patient-Reported Outcome, PRO)까지 모두 포함된다. 이러한 데이터들이 환자의 모바일 기기나 웨어러블 기기에서 전자차트로 속속 박혀 들어가고 거짓 없이 완결된 형태로 결합되어 개인정보 이슈 없이 활용될 수 있다면, 정밀의료가 현실화되어 어떤 질병의 치료뿐만 아니라 다른 분야에도 큰 파급 효과를 가져올 것이다[그림 9-4].

정밀의료 데이터는 보건의료 통계에도 커다란 영향을 줄 것이며, 건강보험뿐만 아니라 민간보험에서도 환자 사망 예측 모델에 중요하게 활용될 수 있고, 새로운 임상시험 디자인의 발전과 신약개발에도 도움을 줄 것이다. 정밀의료 구현의 기반이 될 이런 데이터들은 보건의료적 측면에서 치료 성적을 향상시키고 질병을 예측하며 예방할 수

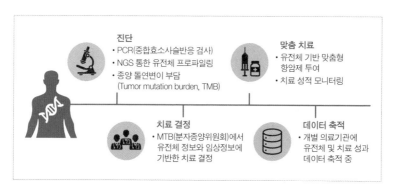

〔그림 9-4〕 암 치료에서 보건의료 데이터의 활용 현황

있을 뿐만 아니라, 보건산업 발전의 측면에서 국가경쟁력 강화에도 도움이 될 수 있는 사회적 자산으로서의 가치도 지닌다.

우리 정부가 그저 선진국을 쫓아가기 위해 많은 예산과 시간을 들여 '국가 통합 바이오 빅데이터 구축사업'을 시작한 것은 아닐 것이다. 앞에서 언급한 대로 민간의료기관이 보유한 막대한 양의 데이터 공유와 활용에 관한 문제, 효율적인 데이터의 저장과 관리, 개인정보 보호 이슈 등을 인지도 측면과 규제 개선의 측면, 실제 운영의 측면 등 다각도로 해결하여 우리나라도 빠른 시일 내에 바이오 빅데이터 선진국 대열에 진입하기를 기대한다.

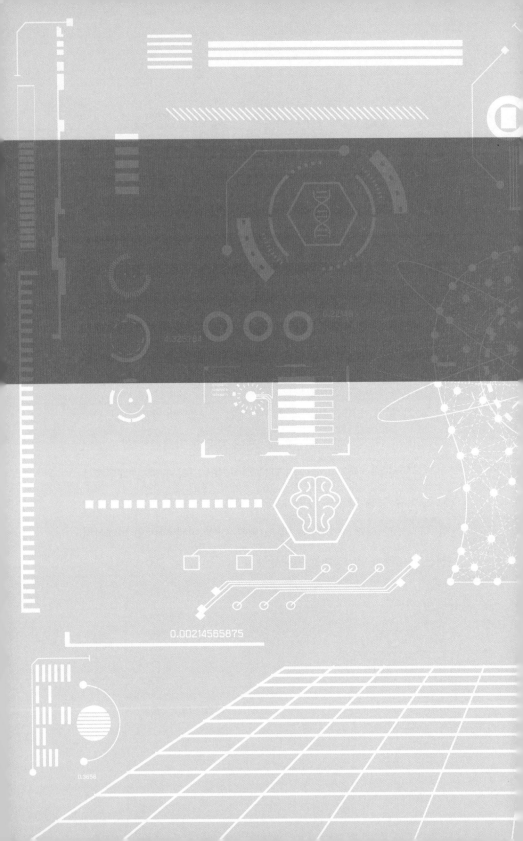

10장

AI는 정밀의료에
어떻게 사용되고 있나

0.0010111211545612100121001211

챗GPT
열풍

2022년 12월 미국의 인공지능 리서치 랩인 오픈AI(CEO: 샘 올트먼(Sam Altman))가 개발한 생성형 AI인 챗GPT는 등장하자마자 전 세계적인 돌풍을 일으켰다. 출시 2개월 만인 2023년 2월 초에는 월 사용자가 1억 명을 돌파했으며,[244] 챗GPT 무료 버전을 월 20달러의 유료 버전으로 업그레이드한 이용자 수는 같은 시기에 100만 명을 넘어섰다.[245]

챗GPT의 월간 활성 사용자 수(monthly active user, MAU) 1억 명 돌파 기록은 지금까지 나온 그 어떤 소셜 네트워크 서비스보다 빨랐다. 틱톡은 9개월, 인스타그램은 30개월이 걸렸던 월 1억 명 사용자 수를 챗GPT는 단 2개월 만에 돌파한 것이다[그림 10-1].

챗GPT의 유료 이용자 증가 속도 또한 역대 최고 수준이다. 이전 최고 기록은 2022년 스냅이 출시한 SNS 스냅챗의 유료 서비스 '스냅 챗 플러스'가 출시 6주 만에 유료 이용자 100만 명을 넘긴 것이었는데, 챗GPT가 출시 3일 만에 100만 명의 유료 이용자를 확보하여 단

244   UBS 'Kevin Dennean, Sundeep Gantori, Allen Pu, Reid Gilligan', "Information Technology: Let's chat about ChatGPT", 2023. 02. 22.

245   Measurable AI 'CHARLIE SHENG', "Who are Making the Most Out of ChatGPT?", 2023. 02. 17, https://blog.measurable.ai/2023/02/17/who-are-making-the-most-out-of-chatgpt/

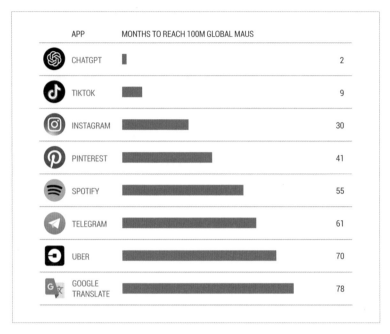

APP	MONTHS TO REACH 100M GLOBAL MAUS
CHATGPT	2
TIKTOK	9
INSTAGRAM	30
PINTEREST	41
SPOTIFY	55
TELEGRAM	61
UBER	70
GOOGLE TRANSLATE	78

〔그림 10-1〕 주요 소셜 네트워크 서비스(앱)의 월 1억 명 사용자 수 돌파에 소요된 기간(개월)[246]

숨에 최고 기록을 경신해버렸다.[247]

챗GPT가 나오면서 제일 먼저 크게 영향을 받은 것은 교육 분야라는 데 매우 동의한다. 챗GPT를 이용해 영어 에세이 과제를 대필했다가 전원 0점을 받은 인천의 한 국제학교 학생들에 대한 뉴스가

---

246 UBS 'Kevin Dennean, Sundeep Gantori, Allen Pu, Reid Gilligan', "Information Technology: Let's chat about ChatGPT", 2023. 02. 22.

247 김주완 기자, "'챗GPT, 돈 되네'…유료 이용자 100만 명 돌파", 〈한국경제신문〉, 2023. 02. 15, https://www.hankyung.com/article/2023021597931

보도되기도 했고,[248] 챗GPT가 미국 의사면허 시험(USMLE)[249]과 미국 로스쿨 시험, MBA 교과목 시험을 무난히 통과했다는 연구 결과[250]도 잇달아 발표되었다. 상황이 이렇다 보니, 미국 프린스턴대학에 재학 중인 컴퓨터과학 전공 학생 에드워드 티안(Edward Tian)이 개발한 '챗GPT를 사용하여 작성된 텍스트를 적발하는 애플리케이션, GPTZero'를 활용해 에세이 과제를 점검하겠다는 학교들도 있었다. 또 영문 과제나 시험이 빈번한 대학가에서도 2023년 3월 신학기 이전에 챗GPT 등 인공지능을 이용해서 시험 답안이나 보고서를 작성하는 행위를 허용하지 않는다는 가이드라인을 내놓거나, 시험 문제를 낸 뒤 챗GPT로 먼저 돌려보고 챗GPT가 풀 수 없는 문제만 출제하겠다는 교수도 있었다.

챗GPT를 개발한 오픈AI는 GPT-3.5모델을 적용한 챗GPT를 공개한 지 4개월 만에 최신 인공지능 언어모델인 GPT-4를 유료 서비스인 챗GPT플러스를 통해 공개했는데, GPT-4는 기억력, 논리력, 추리력, 창의력 등에서 GPT-3.5를 크게 앞서는 능력을 갖추고 있을 뿐만 아니라 약간의 유머 감각도 갖춰 챗GPT보다 더 인간 같은 답변을 내

248 최미송 기자 외 2명, "[단독]국내 국제학교 학생들, 챗GPT로 과제 대필…'전원 0점'", 〈동아일보〉, 2023. 02. 05., https://www.donga.com/news/Society/article/all/20230209/117801590/1

249 Kung TH, Cheatham M, Medenilla A, Sillos C, De Leon L, Elepaño C *et al.*, "Performance of ChatGPT on USMLE: Potential for AI-assisted medical education using large language models", *PLOS Digital Health*, February 9, 2023.

250 Choi JH *et al.*, "ChatGPT Goes to Law School", *Journal of Legal Education* (*Forthcoming*), January 23, 2023.

놓을 수 있다고 밝혔다.[251, 252] 무엇보다 GPT-4에서 가장 눈에 띄는 변화는 이미지를 읽을 수 있고 이미지 속 맥락을 이해할 수 있게 되었다는 점이다. 오픈AI가 공개한 예시를 따르면, 밀가루와 달걀 사진을 GPT-4에 입력한 뒤 "이 재료로 무슨 음식을 만들 수 있는지"를 묻자 "팬케이크나 와플 등 여러 가지 음식을 만드는 것이 가능하다"라고 답한다. 또 다람쥐가 카메라를 들고 호두를 찍는 그림을 보여주며 "이 그림의 어디가 웃긴지"를 물으면 GPT-4는 "다람쥐는 보통 호두를 먹지 사진을 찍지 않는데 마치 다람쥐가 프로 사진사처럼 사람 흉내를 내는 부분이 재밌다"라고 답한다.[253]

　미국 모의 변호사 시험을 통과했지만 응시자들과 비교할 때 '하위 10%' 정도의 점수대였던 이전 언어모델에 비해, GPT-4는 실제 미국 모의 변호사 시험에서 응시자들의 '상위 10%' 정도의 우수한 점수로 시험을 통과한 것으로 알려졌다. 또한 미국의 수학능력시험인 SAT에서는 상위 90% 정도의 성적을 거두었다고 한다. 미국의사면허시험을 무려 90% 이상의 정답률을 보이며 합격했다는 하버드 의대 생물정보학과의 아이작 코헨 박사가 이끄는 연구팀의 발표[254]도 이어지며, 빠른 속도로 진화하고 있는 모습을 보여주고 있다.

251　Open AI, (2023), ChatGPT-4, https://openai.com/research/gpt-4

252　OpenAI, "GPT-4 Technical Report", 2023.

253　"GPT-4", 한경 경제용어사전, 한국경제신문/한경닷컴(2023)

254　Peter Lee, Carey Goldberg & Issac Kohane, 《The AI Revolution in Medicine: GPT-4 and Beyond》, Pearson Education(2023).

그뿐만 아니라 영상 시나리오 개발이나 영상 편집, 웹툰을 그려주거나 작곡·작사와 같이 인간의 창작 활동을 대신해 줄 수 있는 생성형 AI도 속속 등장하고 있으며, 생성형 AI의 등장으로 사라지는 직업들도 있을 것이라는 예견도 나오고 있다. 챗GPT를 개발한 오픈AI가 2023년 3월에 발표한 연구 결과[255]에 따르면, 생성형 AI의 등장으로 가장 많이 사라질 직업군은 회계사로, 그 뒤를 수학자, 통역사, 작가가 이었고, 홍보 전문가, 법원 속기사, 블록체인 엔지니어도 영향을 받을 것이라고 한다. 반면 가장 영향을 덜 받는 직업군은 요리사, 오토바이 정비사, 석유·가스 노동자 순이었다. 투자은행인 골드만삭스도 비슷한 시기에 보고서를 내어 생성형 AI가 미국과 유럽의 정규직 일자리 3억 개를 사라지게 할 수 있고 화이트칼라 일자리가 가장 큰 영향을 받을 것이라고 예상했다.[256] 한국언론진흥재단 미디어연구센터가 2023년 4월에 발표한 챗GPT 이용 경험 및 인식 조사 결과[257]에 따르면, AI로 대체 가능성이 높게 예상되는 직업군에 번역가·통역사(90.9%), 데이터 분석 전문가(86.9%), 자산관리사·보험설계사(79.2%), 회계사·세무사(74.0%), 이미지·영상 편집자(73.3%)가 상위권에 꼽혔다

255 arXiv 'Eloundou T, Manning S, Mishkin P & Rock D', "GPTs are GPTs: An Early Look at the Labor Market Impact Potential of Large Language Models", 2023 Mar 27.

256 ANSA 'Hatzius J, Briggs J, Kodnani D & Pierdomenico G', "Goldman Sachs Economics Research. Global Economics Analyst: The Potentially Large Effects of Artificial Intelligence on Economic Growth (Briggs/Kodnani)", 2023 Mar 26.

257 양정애, "Media Issue 9권 3호 '챗GPT 이용 경험 및 인식 조사'", 한국언론진흥재단 미디어연구센터, 2023. 04. 12.

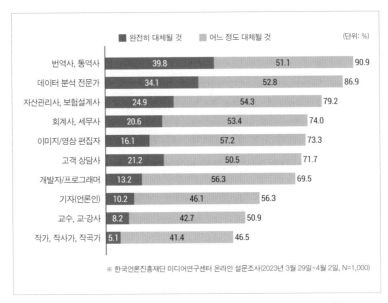

〔그림 10-2〕 10개 직업군의 생성형AI 대체 가능성에 대한 전망 인식 조사 결과[258]

[그림 10-2]. 응답자들은 지식 노동자들의 업무가 생성형 AI로 상당히 대체되면서 직업적으로 위기가 올 것이라고 인식하였고, 챗GPT는 자료 수집 및 검색에서 가장 활용성이 높을 것으로 예측하였다.

이처럼 챗GPT가 전 세계적으로 돌풍을 일으키다 보니, 1994년 인터넷이 처음 등장했을 때를 '인터넷 모먼트', 16년 전 아이폰이 처음 등장하여 모바일 생태계가 펼쳐졌을 때를 '아이폰 모먼트(iPhone moment)'로 부른 것처럼 지금은 '챗GPT 모먼트'라는 말도 있다. 세계

---

258 *ibid.*

적인 기업인 마이크로소프트, 구글, 메타뿐만 아니라 우리나라의 네이버, 카카오 등 너도나도 AI 판에 뛰어들었다. 마이크로소프트는 오픈AI와 연합하여 검색엔진 '빙(Bing)'에 챗GPT를 연계하였고, 2023년 5월에는 AI 비서인 'MS365 코파일럿'을 내놓았다. 구글도 비슷한 AI 업무 툴인 '워크스페이스'와 챗GPT의 대항마인 챗봇 '바드(Bard)'를 출시했지만, 2023년 2월 프랑스 파리에서 열린 시연회에서 명백한 오답을 하는 바람에 시연회 후 이틀간 시가총액이 150조 원 가까이 증발하는 일이 벌어지기도 했다. 그런가 하면 애플도 2024년 6월 세계개발자회의(WWDC)를 통해 향후 아이폰, 아이패드, 맥 등에 적용될 자체 AI인 애플 인텔리전스 'Apple Intelligence'를 전격 공개했다.

나 역시 호기심이 생겨 챗GPT에 집필 중인 논문과 관련된 주제와 나를 포함한 동료 연구자들이나 유명인들을 아는지 질문해보았다(한국어 질문보다는 영어 질문에 대한 답의 정확도가 높다는 주변인들의 경험담에 따라 질문은 영어로 했다). 논문과 관련된 주제인 '마스터 프로토콜 임상시험'과 '촉진형 임상시험'의 정의에 대해서는 제법 그럴듯한 답을 내놓았지만, 특정 인물을 아는지에 대한 질문에는 모른다거나 전혀 다른 대학의 교수를 지목하거나 다른 과의 전문의를 지목하는 등 아직 학습되지 않은 부분이 많다는 생각이 들었다. 챗GPT에게 '대한민국의 대통령이 누구인지'를 물었더니 2023년 3월 18일 현재 엉뚱한 사람이 대통령이라는 답을 내놓았다는 것이나 독도에 대해서도 오류가 있는 답변들을 내놓았다는 것은 인터넷상에서 유명한 일화로 떠돌았기에, 많은 사람들이 알고 있으리라 생각한다.

현재 이 책을 쓰는 시점에서 알기로는, 무료 버전의 챗GPT는 2021년 9월까지의 정보만 학습했기 때문에 그 이후의 최신 정보는 모른다. 또한 우리가 던지는 질문에 대한 답을 검색(search)해서 찾아내는(find) 것이 아니라 학습된 정보를 바탕으로 '생성(generate)'하는 원리이기 때문에 존재하지 않는 정보를 마치 사실처럼 답하거나 사실적 오류가 있는 답을 하기도 한다. 이런 현상을 인공지능 용어로는 '환각(hallucination)'이라고 한다. 예를 들어, 구글의 챗봇 '바드'가 시연회에서 "9살 어린이에게 '제임스 웹 우주망원경(JWST)[259]'의 새로운 발견에 대해 어떻게 설명해 줄 수 있을까?"라는 질문에 "제임스 웹 우주망원경은 태양계 밖의 행성을 처음 찍는 데 사용되었다"라고 답한 것도 환각의 한 예다. 태양계 밖 행성을 처음 촬영한 것은 '제임스 웹 우주망원경'이 아닌 2004년 유럽남방천문대의 망원경(VLT)으로 바드의 답은 명백한 오답이었다.

또한 챗GPT가 해킹이나 범죄에 악용될 수 있다는 우려도 있다. 경찰에 따르면, 챗GPT는 '해킹 방법을 알려달라'거나 '악성코드를 만

---

259 제임스 웹 우주 망원경(James Webb Space Telescope, JWST): 미국 항공우주국(NASA)이 유럽 우주국(ESA), 캐나다 우주국(CSA)과 협력하여 25년간 13조 원을 들여 개발한 사상 최대 크기의 우주 망원경으로 적외선 천문 관측을 주목적으로 한다. 제임스 웹 우주 망원경은 이전의 스피처, 허블 우주 망원경의 뒤를 이어 2021년 크리스마스에 발사되어 다음 해 1월 지구에서 150만km 떨어진 관측 지점에 도착했다. 2022년 7월 12일부터 서비스를 시작하였으며, 현재까지 무한한 우주의 모습을 보여주는 수많은 이미지를 전송하면서 전체 물리학의 새 역사를 써나가고 있다. 제임스 웹 우주 망원경을 운영하는 미국 우주망원경과학연구소(STScl)의 운영팀에는 한국인 과학자 손상목 박사가 포함되어 있는데, 손 박사는 제임스 웹 우주 망원경에 쓰이는 거울을 최상의 상태로 만드는 역할을 맡았다.

들어 달라'는 직접적인 요청에는 "법적인 문제가 될 수 있기 때문에 알려줄 수 없다"라는 답을 내놓지만, 우회적 표현을 사용하며 대화를 거듭할 경우 범죄에 사용할 악성코드를 알려주는 것으로 확인되었다.[260] 이런 이유들로 2023년 3월, 일론 머스크(테슬라·스페이스X 최고경영자)와 스티브 워즈니악(애플 공동창업자), 유발 하라리 작가 등 1280여 명의 IT 거물과 지식인들이 적절한 규제와 안전망이 마련될 때까지 6개월 동안만 AI 개발을 잠시 중단하자는 성명[261]을 냈지만, 결국 유야무야되기도 했다. 또 2023년 4월 일본에서 열린 주요 7개국(G7) 디지털·기술 각료 회의에서 AI 등 새로운 기술 이용에 관해 '법의 지배' '민주주의' '인권' '적절한 절차' '기술 혁신 기회로 활용' 등 5가지 원칙에 대한 합의가 도출되기도 했다.[262]

260　김기윤 기자, "[단독]챗GPT, 우회 질문하자 해킹코드 술술 내놔…범죄 악용 우려", 〈동아일보〉 2023. 03. 27., https://www.donga.com/news/Society/article/all/20230326/118528691/1

261　Future of Life Institute, "Pause Giant AI Experiments: An Open Letter", 2023 March 22, https://futureoflife.org/wp-content/uploads/2023/05/FLI_Pause-Giant-AI-Experiments_An-Open-Letter.pdf

262　김호준 기자, "G7, AI 이용 원칙 합의…'법의 지배·민주주의·인권'", 〈연합뉴스〉, 2023. 04. 30., https://www.yna.co.kr/view/AKR20230430025700073

AI는 보건의료에
어디까지 영향을 미칠까

챗GPT의 등장으로 더 뜨거워진 AI 열풍에서 보건의료 분야도 예외는 아니다. AI는 신약개발에 가장 먼저 접목되어 활용되고 있다. 이유는 간단하다. 제약업계의 '꽃'으로 표현되는 신약개발은 전형적인 고위험 고수익 사업으로 하나의 약을 개발해내는 데 평균 10~15년의 기간과 1조 원 이상의 자금을 필요로 하지만 블록버스터 신약개발에 성공한다면 오랜 기간 막대한 수익을 올릴 수 있는데, AI를 활용하면 후보물질 발굴이나 설계, 검증 과정, 임상시험 등 신약개발 과정 전반에 걸쳐 시간과 인건비 등 비용은 획기적으로 줄이고 성공률은 높일 수 있기 때문이다[그림 10-3]. 일례로, 몇 초 안에 질문에 대한 답을 뚝딱 내놓는 챗GPT 같은 AI를 이용하면 한 번에 100만 건 이상의 논문 조사와 1010개의 화합물 탐색이 가능한데, 이는 연구자 수십 명이 1~5년간 해야 할 일을 하루 만에 진행하는 것과 같다.[263] 또한 이 책의 9장에서 설명한 것처럼 병원 의무기록, 유전체 검사 정보, 임상정보 등이 담긴 빅데이터를 AI로 분석하면 특정 질병과 관련성이 높은 환자군을 찾을 수 있고, 유전체에 따른 약물 반응 차이와 부작용 정도 등을 미리 예측하여 임상시험 과정에서의 시행착오를 줄일 수도 있다.

---

263 황지나, "AI 신약개발", 한국과학기술정보연구원 ASTI Market Insight 2022-135.

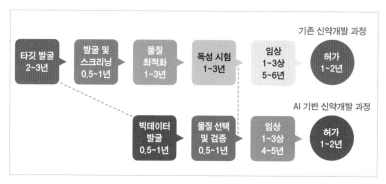

〔그림 10-3〕전통적인 신약개발과 AI 신약개발의 소요 기간 비교[264]

AI 신약개발의 세계 시장 규모는 2021년 기준 4억 1,320만 달러로 집계되었으며, 매년 45.7%씩 성장하여 2027년에는 40억 350만 달러 규모가 될 것으로 전망된다. 지역별로는 북미 지역이 가장 큰 비중을 차지하고 있으며 성장세도 가장 크고, 유럽과 아시아태평양 지역이 그 뒤를 잇고 있다[표 10-1]. AI 신약개발이 적용되는 질환에 따라 나누어 보면 면역항암제 분야가 가장 크고, 파킨슨병, 알츠하이머 등 퇴행성 신경질환, 심혈관질환, 대사질환, 그 외 질환의 순이다[표 10-2].[265] 어느 지역이나 분야로 나누어 보든 연평균 성장률이 40~50%에 달할 정도로 성장세가 무섭다. 지난 5월말 미국 시카고에서 열린 미국 임상종양학회 2024년 연례 학술대회에서도 AI는 큰 주목을 받았다. 개회 연사로 초청받은 마이크로소프트의 미래헬스케어 담당 상무 조

---

264   *ibid.*

265   *ibid.*

구분	2020년	2021년	2022년	2023년	2024년	2025년	2026년	2027년	CAGR(%) (2022~2027)
북미	117.5	178.9	269.7	400.2	593.9	881.2	1307.7	1940.5	48.4
유럽	83.9	124.3	182.6	264.7	383.7	556.3	806.4	1168.9	45.0
아시아태평양	52.1	75.9	109.9	156.9	224.0	319.8	456.6	651.9	42.8
기타	24.1	34.0	47.7	66.0	91.4	126.5	175.0	242.2	38.4
계	277.6	413.2	609.8	887.8	1293.0	1883.8	2745.7	4003.5	45.7

〔표 10-1〕 세계 AI 신약개발의 지역별 시장 규모 추이[266]

구분	2020년	2021년	2022년	2023년	2024년	2025년	2026년	2027년	CAGR(%) (2022~2027)
면역항암제	123.7	183.8	270.9	394.1	573.4	834.2	1213.7	1765.7	45.5
퇴행성 신경질환	93.1	140.9	211.4	312.5	462.0	682.9	1009.5	1492.3	47.8
심혈관질환	27.7	40.6	59.0	84.7	121.5	174.4	250.3	359.1	43.5
대사질환	10.7	15.2	21.6	30.2	42.2	59.0	82.4	115.1	39.8
그 외 질환	22.5	32.6	46.9	66.6	94.6	134.4	190.9	271.2	42.0
계	277.6	413.2	609.8	888.1	1293.7	1884.9	2746.7	4003.5	45.7

〔표 10-2〕 세계 AI 신약개발의 적용 분야별 시장 규모 추이[267]

너선 칼슨(Jonathan Carlson) 박사[268]는 의학 분야에서 GPT-4를 활용한 논문 성과가 1,800건 이상이며 이번 ASCO에서도 AI를 주제로 한 초

---

266 황지나, "AI 신약개발", 한국과학기술정보연구원 ASTI Market Insight 2022-135.

267 *ibid.*

268 칼슨 상무는 계산생물학(computational biology) 분야 전문가로, 마이크로소프트 리서치 헬스 퓨처(Microsoft Research Health Futures)에서 유전체학, 생의학 머신러닝 등을 기반으로 한 생명과학 연구 및 인큐베이션 프로그램을 이끌고 있다.

록 145건이 발표됐다고 말하며, AI가 신약개발 성공률을 높일 것이라고 전망했다.

2024년 5월 세계적인 과학 학술지 〈네이처(Nature)〉에는 구글 딥마인드(Google DeepMind)의 혁신적인 단백질 예측AI 모델인 '알파폴드 3(Alphafold 3)'에 대한 논문이 발표되었다.[269] 논문에 따르면, 알파폴드 3은 기존 AI 모델(알파폴드 2)이 파악했던 단백질 구조를 넘어 단백질, DNA, RNA와 같은 핵산, 작은 분자들과 이온들의 상호작용까지 예측 가능하다고 한다. 그런데 구글 딥마인드는 알파폴드 3의 소스코드와 세부내용은 공개하지 않았고, 알파폴드 3의 상업적 활용은 구글 딥마인드의 자회사인 아이소모픽 랩스(Isomorphic Labs)로 제한했다. 아이소모픽 랩스는 2021년 구글 딥마인드에서 분사한 스타트업으로 다국적 제약사 일라이릴리, 노바티스와 함께 AI 기반의 신약개발을 진행하고 있다.[270, 271] 이 때문에 단백질 예측 AI 모델을 개발하는 연구자들은 신약개발이 빅테크 중심의 독점 체제로 이어질 수 있다는 우려 섞인 반응을 보이고 있다. 비슷한 시기 〈사이언스(Science)〉는 AI를

269 Abramson J, Adler J, Dunger J et al., "Accurate structure prediction of biomolecular interactions with AlphaFold 3", *Nature*, 2024 May 8, doi: 10.1038/s41586-024-07487-w. Epub ahead of print.

270 Isomorphic Labs, "Isomorphic Labs announces strategic multi collaboration with Lilly", [Press Release], January 7, 2024, https://storage.googleapis.com/isomorphiclabs-website-public-artifacts/ISOMORPHIC_LABS_LILLY_07_01_24.pdf

271 Isomorphic Labs, "Isomorphic Labs announces strategic multi-target collaboration research with Novartis", [Press Release], January 7, 2024, https://storage.googleapis.com/isomorphiclabs-website-public-artifacts/ISOMORPHIC_LABS_NOVARTIS_07_01_24.pdf

넘어 양자컴퓨터(quantum computer)가 신약개발에 쓰이는 미래가 곧 도래할 것이라고 보도했다.[272] 양자컴퓨터는 양자역학의 '중첩현상'을 이용해 기존 컴퓨터의 정보 처리와 연산 속도를 대폭 빠르게 할 수 있는데, 양자컴퓨터만으로 또는 기존 컴퓨터와 양자컴퓨터 기술을 함께 이용하는 하이브리드 방식으로 신약을 개발하려는 시도가 미국, 프랑스, 홍콩의 스타트업이나 마이크로소프트와 같은 세계적 기업에 의해 진행되고 있다고 한다. 〈사이언스〉는 양자컴퓨터 기술이 향상돼 신약개발에 필수적으로 사용되는 날이 올 것이라고 전망하기도 했는데, AI 기반의 신약개발에 소요되는 긴 시간(물론 전통적인 신약개발 기간보다는 단축된 것이기는 하지만)과 컴퓨터 연산의 복합성, 복잡성을 고려하면 너무나 당연한 흐름이 아닌가 생각한다.

현재 DNA와 RNA 염기서열 분석을 통해 어떤 펩타이드나 단백질이 만들어질지(즉, 그중에 어떤 것들이 종양과 연관된 항원이 될 것인지)를 예측할 수 있는 프로그램은 많이 나와 있는데, 나의 생각으로는 2차원 구조보다는 3차원 구조(하나 또는 그 이상의 폴리펩타이드가 꼬이거나 접혀서 생성된 단백질의 독특한 입체 구조, 이 때문에 구글 딥마인드의 단백질 예측 AI 모델에 '폴드'라는 이름이 붙었을 것)를 예측할 수 있는 모델이 훨씬 유용할 것이다. 그런데 AI로 예측한 단백질 모델이나 단백질과 다른 분자 간의 상호작용 등을 떠나, 우리는 아직 구체적으로 어떤 환경에서 어떤 것들

---

272 Service RF, "Compound interest", *Science*, 2024 May 31;384(6699):950-953.

(신생 항원)이 우리 몸 안의 T세포 수용체를 자극시켜 T세포를 활성화

시키는지 알지 못한다. 쉽게 말하자면, 우리는 현재 어떤 단백질이나

유전자가 우리 몸 안의 어디에 위치하는지 알게 된 정도이며 여기에

서 벌어지는 생물학적 현상은 또 다른 차원의 풀어야 할 숙제로 남아

있는 것이다.

글로벌 제약사들은 이미 오래전부터 AI 관련 기업과의 협업이나

자체 조직을 통해 AI 신약개발을 시작하였다. 화이자는 머신러닝 알

고리즘으로 대량의 임상 데이터를 분석하여 컴퓨터 질병 모델을 개발

하는 이스라엘의 스타트업 사이토리즌(CytoReason)과 지난 2019년에

첫 계약을 체결하였다. 2022년 9월에는 추가 계약을 연장하고 사이토

리즌에 1억 1000만 달러를 지급했는데, 이 중 2000만 달러는 지분으

로 투자하였고 9000만 달러는 공동 개발 연구비로 제공하였다.[273] 사

이토리즌은 화이자뿐만 아니라 로슈, 사노피, 독일 머크, 페링 등 세

계적인 제약사들과 AI 신약개발을 함께 하면서 새로운 후보물질을

찾고, 임상시험 기간을 단축시키며, 개발 비용은 낮추고, 신약의 시

판 허가 가능성을 높이는 데 일조하고 있다. 2023년 1월에 참석했던

PMWC에서 사이토리즌의 면역학 팀을 이끌고 있는 리아트 다사(Liat

Dassa) 박사의 강연을 들을 기회가 있었는데, 신약개발의 전 과정에서

---

273 Pfizer, "CytoReason Announces Expanded Collaboration Deal with Pfizer to Deliver AI for Drug
     Discovery and Development", 2022. 09. 20, https://www.pfizer.com/news/press-release/press-
     release-detail/cytoreason-announces-expanded-collaboration-deal-pfizer

데이터 기반의 의사결정을 하기 위해 사이토리즌의 방대한 데이터베이스와 AI 기반 플랫폼이 어떻게 활용될 수 있는지에 대한 흥미로운 발표였다.[274]

화이자는 이 외에 지능형 자동화, AI, 빅데이터와 같은 디지털 기술에 상당한 투자를 진행하고 있는데, 2021년 한 해에만 약 7억 6000만 달러를 투자했다고 한다. 또 지난 2020년에는 디지털 전환 전략의 일환으로 화이자의 디지털 & 기술 허브 역할을 할 디지털 혁신센터(Pfizer Center for Digital Innovation, CDI)를 그리스 제2의 도시인 테살로니키에 개소하였다.[275]

노바티스는 2019년부터 머신러닝 분야의 리더인 마이크로소프트와 협력을 맺고, 신약개발에서 '설계-제작-실험-분석'으로 이어지는 주기를 AI를 활용한 반복 학습을 통해 신약개발의 각 단계를 단축(가속화)하고 가장 유망한 후보물질을 더욱 효율적으로 찾고 있다고 밝혔다.[276, 277] 이 협업의 일환으로 노바티스는 마이크로소프트와 함께 'AI Innovation Lab'을 설립한 바 있으며, 업계 최초로 전 세계 임상시험을

---

274 발표 영상은 사이토리즌 유튜브 채널에서 확인할 수 있다. https://youtu.be/aXhv2J8aNJQ?si=zIwLVfHOdo5gddpp

275 Pfizer, "Digital Innovation", (n.d.), https://centerfordigitalinnovation.pfizer.com/the-hub

276 Novartis, "The art of drug design in a technological age", Nov 18, 2021, https://www.novartis.com/stories/art-drug-design-technological-age.

277 Novartis, "Novartis and Microsoft announce collaboration to transform medicine with artificial intelligence", Oct 01, 2019, https://www.novartis.com/news/media-releases/novartis-and-microsoft-announce-collaboration-transform-medicine-artificial-intelligence

실시간 모니터링하는 디지털 기반 머신러닝 예측 분석 플랫폼인 'Nerve Live'를 출시하고, 전 세계 200여 곳에서 동시 진행되는 임상시험 상황을 관리하는 IT 시스템 'Sense'를 업계 최초로 구축하기도 했다.[278]

로슈는 지난 2021년, 미국 솔트레이크시티에 본사를 둔 테크바이오 기업 리커전(Recursion Pharmaceuticals)과 변혁적 협업(transformational collaboration)을 맺고 초기계약금(업프론트) 1억 5000만 달러를 지급하였다. 이 협업을 통해 신경과학 및 암을 포함한 핵심 분야에서 40개의 신약개발 프로그램을 시작하고, 리커전의 머신러닝 기반 통합 OS(operating system)를 이용할 것이라고 밝혔다.[279] 리커전은 최근 AI반도체 분야의 세계적 기업인 엔비디아로부터 5000만 달러를 직접 투자 받아 AI 신약개발 모델을 지원할 예정인데, 2만 3000 테라바이트가 넘는 방대한 생물학적 및 화학적 데이터 세트를 사용해 엔비디아의 클라우드 플랫폼에서 AI모델을 훈련시킨다고 한다.[280]

브리스톨마이어스스퀴브(BMS)도 신약개발에 AI를 적극 도입하는

---

278 Novartis, "Drug development gets big data analytics boost", Jul 02, 2018, https://www.novartis.com/stories/drug-development-gets-big-data-analytics-boost

279 Recursion, "Recursion Announces Transformational Collaboration with Roche and Genentech in Neuroscience and Oncology, Advancing Novel Medicines to Patients Using Machine Learning and High Content Screening Methods at Scale to Map Complex Biology", [Press Release], December 7, 2021, https://ir.recursion.com/news-releases/news-release-details/recursion-announces-transformational-collaboration-roche-and

280 Recursion, "Recursion Announces Collaboration and $50 Million Investment from NVIDIA to Accelerate Groundbreaking Foundation Models in AI-Enabled Drug Discovery", [Press Release], July 12, 2023, https://ir.recursion.com/news-releases/news-release-details/recursion-announces-collaboration-and-50-million-investment

제약사 가운데 하나다. BMS는 지난 2020년 미국의 AI 신약개발사인 슈뢰딩거(Schrödinger)와 약 27억 달러 규모의 계약을 체결하고 슈뢰딩거의 물리학 기반 컴퓨터 플랫폼을 이용해 암, 면역, 신경계와 관련된 다양한 신약개발 협업을 발표한 바 있다.[281] 이에 앞서 BMS는 미국 매사추세츠 주 케임브리지에 본사를 둔 의료 IT 스타트업 콘서트 AI(ConcertAI)와 협업하여 암 임상시험을 위해 완전히 디지털화된 임상 소프트웨어를 출시하였다. 이 소프트웨어는 AI와 RWD를 이용해 임상시험의 환자 모집, 등록, 동의 및 유지, 임상시험심사위원회(IRB)의 심사 과정 등을 효율화하여 임상시험 비용 및 시간을 줄이고 다양한 환자를 모집할 수 있도록 해준다고 한다.[282]

모건 스탠리는 초기 신약개발 단계에서 AI가 활용됨으로써 향후 10년간 50개의 새로운 치료제가 추가적으로 등장하고, 이는 500억 달러 이상의 가치를 지닐 것으로 전망하였다.[283] 앞에서 언급한 화이자, 노바티스, BMS 외에도 여러 제약사들이 AI 신약개발에 나서고 있다.

281 Business Wire, "Schrödinger Announces a Multi-Target Drug Discovery, Development, and Commercialization Collaboration with Bristol Myers Squibb", 2020. 11. 23., https://www.businesswire.com/news/home/20201123005663/en/Schr%C3%B6dinger-Announces-a-Multi-Target-Drug-Discovery-Development-and-Commercialization-Collaboration-with-Bristol-Myers-Squibb

282 ConcertAI, "Bristol Myers Squibb and ConcertAI Advance Novel Oncology Accelerated Digital Clinical Trial Solution", [Press Release], SEP 9, 2022, https://www.concertai.com/news/2022/09/bristol-myers-squibb-and-concertai-advance-novel-oncology-accelerated-digital-clinical-trial-solution/

283 Morgan Stanley, "Why Artificial Intelligence Could Speed Drug Discovery", 2022. 09. 09., https://www.morganstanley.com/ideas/ai-drug-discovery

다케다는 미국 보스턴에 위치한 스타트업 님부스(Nimbus Therapeutics)로부터 임상2b상을 마친 건선 치료제를 40억 달러에 사들였는데, 이 약은 AI를 사용하여 단 6개월 만에 개발되었다.[284] 아스트라제네카는 영국의 베네볼런트AI(BenevolentAI), 미국의 일루미나(Illumina)와 협업하여 머신러닝과 AI를 신약개발에 활용하고 있고, 사노피는 영국의 엑센시아(Exscientia)와 협업하여 암과 면역질환에서 AI를 활용한 신약개발을 진행 중이다.[285] 또한 사노피는 2024년 5월 미국의 AI 및 테크 기반 신약개발회사인 포메이션 바이오(Formation Bio) 그리고 챗GPT의 개발사인 오픈AI와 함께 신약개발을 가속화하고 보다 효율적으로 만들 수 있는 AI 기반 소프트웨어 개발에 나서겠다고 발표한 바 있다.[286]

AI 신약개발에는 기업뿐만 아니라 정부도 나서고 있다. 미국은 국립보건원을 중심으로 항암제 후보물질 발굴 기간을 1년 이내로 단축하기 위한 ATOM(Accelerating Therapeutics for Opportunities in Medicine) 컨소시엄을 구성한 바 있으며, 신약개발 연구 지원을 위한 빅데이터·AI

284 Takeda, "Takeda to Acquire Late-Stage, Potential Best-in-Class, Oral Allosteric TYK2 Inhibitor NDI-034858 From Nimbus Therapeutics", [Press Release], December 13, 2022, https://www.takeda.com/newsroom/newsreleases/2022/takeda-to-acquire-late-stage-potential-best-in-class-oral-allosteric-tyk2-inhibitor--ndi-034858-from-nimbus-therapeutics/

285 Bloomberg 'Kanoko Matsuyama', "World's Pharma Giants Bet on AI to Develop Drugs Faster", [Newsletter Prognosis], May 15, 2023, https://www.bloomberg.com/news/newsletters/2023-05-15/world-s-pharma-giants-bet-on-ai-to-develop-drugs-faster#xj4y7vzkg

286 Sanofi, "Sanofi, Formation Bio and OpenAI announce first-in-class AI collaboration", [Press release], May 21, 2024, https://www.sanofi.com/en/media-room/press-releases/2024/2024-05-21-05-30-00-2885244

분석 플랫폼인 LINCS와 TCGA를 지원하고 있다.[287] 또한 미국 FDA 는 신약개발에 있어 AI와 머신러닝의 활용에 대한 FDA 견해를 밝히고 관련된 다양한 이해관계자들과의 소통과 피드백 수렴을 위한 〈Discussion Paper〉를 2023년 5월에 발간한 바 있다.[288]

유럽은 정부·민간 협업 대규모 신약개발 프로젝트인 Innovative Medicine Initiative(IMI)를 추진하고 있다. IMI로부터 총 1,840만 유로(약 270억 원)의 예산을 지원받아, 2019년부터 2022년까지 3년 동안 제약사 10개, 대학 2개, 중소기업 4개 및 AI 컴퓨팅 회사 1개 등 총 17개 민·관 협력 파트너가 참여하는 AI 연합학습 방식을 활용한 머신러닝 기반의 신약개발 플랫폼인 MELLODDY(Machine Learning Ledger Orchestration for Drug Discovery)를 구축하였다[그림 10-4].[289, 290] MELLODDY는 연구 비밀에 대한 노출 없이 데이터를 공유하고 활용할 수 있는 새로운 방식의 협력 모델로, 블록체인 기술[291]과 다중작업(multitasking) 예측 머신러닝 알고리즘을 통해 신약후보물질에 효과

---

287 황지나, AI 신약개발, 한국과학기술정보연구원 ASTI Market Insight 2022-135.

288 U.S. Food and Drug Administration, "AI/ML for Drug Development Discussion Paper: Using Artificial Intelligence and Machine Learning in the Development of Drug and Biological Products", 2023. 05. 10., https://www.fda.gov/media/167973/download

289 생명공학정책연구센터, "EU의 AI 신약개발 프로젝트, MELLODDY", *BioIN 21-41*, 2021. 06. 10., https://www.bioin.or.kr/board.do?num=308177&cmd=view&bid=issue&cPage= 1&cate1=all&cate2=all2&s_key=title&s_str=신약개발

290 https://www.melloddy.eu

291 블록체인 기술(Block-Chain System): P2P 방식을 기반으로 데이터를 투명하게 기록하고, 이를 복제해 저장하는 분산형 데이터 저장기술로서, 임의로 수정할 수 없고 누구나 변경의 결과에 접근 가능하다.

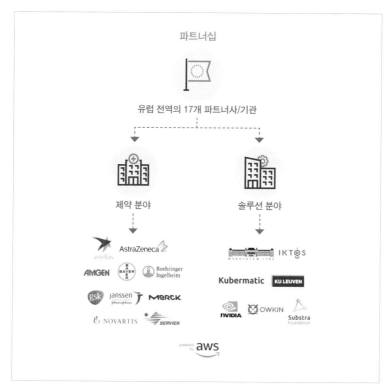

〔그림 10-4〕 MELLODDY 프로젝트 컨소시엄 개요[292]

적인 화합물 식별 및 개인정보, 지식재산권을 보호할 수 있도록 설계
되었다. MELLODDY 는 7개 작업패키지(Work Package, WP)를 통한 플
랫폼 운영 및 파트너십 간 협력이 가능한 조직체계로 구성된다〔그림
10-5〕. 협력체계를 통해 데이터 전처리 표준화(WP1), 개인정보 보호 및

---

292 Adapted from https://www.melloddy.eu

통합 알고리즘 구축(WP2), 플랫폼 실행의 예측 평가 실시(WP3), 사업 가능 소프트웨어 구현(WP4), 보안 인프라 구축 및 IT 기술 범위 지정(WP5), 플랫폼 운영 및 모니터링 등의 서비스 지원(WP6), 그리고 이를 통합한 커뮤니케이션 확충 및 프로젝트 관리(WP7)를 위한 상호의존적 조직체계로 구성된다. 정확한 예측모델과 통합 데이터 방식을 적용하여 시행착오를 줄임으로써 신약개발에 소요되는 시간과 비용을 절감할 수 있을 것으로 예상된다.

일본의 경우, 인공지능을 활용한 신약개발 추진을 위해 정부 주도의 일본형 민관 협업 모델을 추진하고 있다.[293] 일본 이화학연구소(RIKEN)를 중심으로 신약개발용 인공지능 개발을 위한 '라이프 인텔리전스 컨소시엄(LINC)'을 2017년에 출범시켰는데, 이는 AI를 개발하는 IT업체와 이를 활용하는 바이오 및 제약업체 그리고 협력 촉매제 역할을 담당하는 연구기관 및 학계 등으로 구성된다. 또한 일본 의약품의료기기총합기구(PMDA)는 의약품의 조건부(신속) 허가와 관련하여 허가 전 임상 데이터를 허가 후 실사용데이터로 대체할 수 있도록 하였다.

우리나라 정부는 과학기술정보통신부와 보건복지부가 공동으

---

293 황지나, "AI 신약개발", 한국과학기술정보연구원 ASTI Market Insight 2022-135.

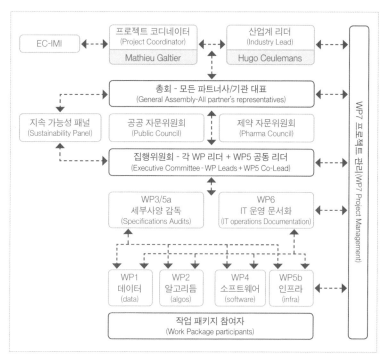

〔그림 10-5〕 MELLODDY 거버넌스 및 조직체계[294]

로 추진하는 AI 기반 신약개발 가속화 지원사업인 'K-멜로디(K-MELLODDY)' 프로젝트를 2024년부터 본격 추진한다.[295, 296] K-멜로

294 *ibid*

295 한국제약바이오협회, "AI신약개발 앞당기는 K-멜로디 프로젝트! 글로벌 경쟁력 강화!", [카드 뉴스], 2023. 07. 11., https://kpbma.or.kr/sub/select/00000000034/00000000146/208628

296 노병철 기자, "[DP인터뷰]홍성은 인공지능신약개발지원센터 선임연구원: 연합학습 AI, 국산 신약개발 효율성 강화", 〈데일리팜〉, 2023. 06. 30, http://www.dailypharm.com/Users/News/NewsView.html?ID=301614&REFERER=NP

디는 EU-멜로디 사업을 벤치마킹하면서도 한국 실정에 맞도록 개선한 한국형 인공지능 신약 플랫폼 사업이다. 제약사 등 개별 기관이 보유한 데이터를 AI에 학습시켜 결과물을 중앙 플랫폼에 집적하는 방식으로, 국내 22개 제약기업을 비롯해 다수의 AI기업과 IT기업, 대학 및 공공기관이 참여하는 최초의 제약바이오산업 전방위적 협력 모델이다. 이 프로젝트는 다기관 데이터 협력을 통해 AI 신약개발로의 대전환을 주도하는 것이 특징이다. 데이터 유출이 없는 연합학습[297] 기술을 기반으로 하여 개별 기업의 데이터를 안전하게 보호하면서 신약개발 관련 다기관 데이터를 공유하여 성과를 극대화할 수 있다는 점에서 효율적인 AI 신약개발 방법론으로 제시되고 있다. 제약업계는 K-멜로디 플랫폼이 완성되면, AI 예측을 통해 후보물질 대사 및 독성 실험 결과의 실험 가짓수를 절반만 줄여도 50% 이상의 비용 절감이 가능할 것으로 전망한다.

국내 제약바이오기업들도 앞다투어 AI 신약개발사와 AI를 활용한 공동연구를 통해 신약 후보물질을 발굴하거나 개발 중인 후보물질의 유효성 등을 분석하고 있다.[298, 299] 한국제약바이오협회에 따르

297　연합학습은 AI가 분산된 데이터에 접근해 이에 대한 정보를 추출하고, 자료값에서 추출된 정보(모델에서 가중치)만을 공유하고 취합해 AI 모델 훈련이 가능하도록 고안된 것을 말함.

298　황진중 기자, "국내사 AI 신약개발 협력 러시…정부·제약단체도 동참", 〈데일리팜〉, 2023.07. 21., http://www.dailypharm.com/Users/News/NewsView.html?ID=302497&REFERER=NP

299　허경구 기자, "왜 반도체기업 엔디비아까지 AI 신약개발 뛰어드나?", 〈국민일보〉, 2023.07. 18., https://n.news.naver.com/article/005/0001624291?cds=news_my

면, AI팀을 신설하거나 AI 스타트업과 협력 연구를 진행하는 기업들이 2019년 5~6개에서 2023년 7월 기준 30여 개로 6배 이상 증가하였다. AI 신약개발 스타트업도 4년 사이에 약 50개로 5배 가까이 늘었다. 또 2023년 7월 기준으로 우리나라 제약바이오기업 52곳이 총 88건의 협업을 수행 중이며, AI 신약개발사 15곳의 파이프라인은 104개에 달한다. 한국제약바이오협회 차원에서도 관련 주제에 대한 포럼을 개최하고, AI 신약융합연구원(2019년 설립된 AI신약개발지원센터가 확대 개편되면서 2024년 2월 연구원으로 승격됨)과 자문위원회를 운영하고 있다. 또한 AI 활용 신약개발 교육을 통해 매년 250여 명의 교육 이수생을 배출하고 있으며, 2023년부터는 AI 신약개발 현장에 즉시 투입 가능한 현장형 융합 인재 40명을 양성하고 있다.

유한양행은 2023년 7월 시드 단계 투자를 유치하고 있는 항체 발굴 AI 솔루션 제공 기업 에이인비와 항체 신약 후보물질을 디자인하기 위해 공동연구 계약을 체결했고, 같은 해 1월에 아이젠사이언스와도 공동연구 협약을 맺었다. 이를 통해, 아이젠사이언스는 유한양행이 개발 중인 항암 신약 후보물질의 작용기전을 분석하고 타깃을 도출할 예정이며, 유한양행은 아이젠사이언스가 AI를 활용하여 후보물질을 검증하면 후속 개발을 이어갈 방침이다. 2022년 4월, 유한양행은 파로스아이바이오에 선급금 3억 원을 주고 파로스아이바이오의 AI 신약개발 플랫폼 케미버스를 활용하여 도출된 KRAS 저해 항암 신약 후보물질 'PHI-201'을 도입했다. 또한 2019년 11월에는 캐나다 AI 신약개발사 사이클리카와 2개 파이프라인 개발을 위한 신약 후보물질을 발굴하는 계약을 체결했다. 2018년에는 신테카바이오와 협업을 맺고 항암 신약 후보물질 발굴 등 공동연구를 진행하기로 한 바 있다.

GC녹십자 목암생명과학연구소(목암연구소)는 2022년 11월 차백신연구소와 AI 기반 신약 후보물질 발굴을 위한 업무협약을 체결했다. 목암연구소는 자체 보유한 AI 알고리즘을 통해 후보물질의 기전 등을 분석하고, 차백신연구소는 면역증강 플랫폼을 적용하여 데이터를 연구할 예정이다.

대웅제약은 자체적으로 AI 신약팀을 구성하는 한편, 2022년 9월에는 에이조스바이오와 항암 신약을 공동연구하는 계약을 체결했고, 2022년 3월에는 미국의 크리스탈파이(XtalPi)와 AI 신약개발 클라우드 플랫폼을 활용하는 업무 협약을 맺었다. 크리스탈파이가 후보물질을 발굴하고 대웅제약이 전임상 등 사업화를 진행하며, 공동연구를 통해 산출된 결과물은 대웅제약이 소유한다.

보령은 2023년 2월부터 온코크로스와 협력하여 주력 제품인 카나브의 적응증을 확대하기 위한 연구를 진행하는 한편, 2020년 6월 AI 딥러닝 기술을 보유한 신약개발사 파미노젠과 공동연구 협약을 체결하여 새로운 화학구조를 발굴하고 약물 최적화 작업을 거쳐 신약 후보물질을 도출할 계획이다.

JW중외제약은 2023년 1월 독일 머크 라이프사이언스와 업무협약을 맺고, 자체 신약 후보물질의 합성연구에 머크의 AI 플랫폼 신시아를 활용할 계획이다. 2022년에는 큐어에이아이 테라퓨틱스, 디어젠, 온코크로스 등 신약개발사 3곳과 공동연구 계약을 체결하였다. 2024

년 5월에는 온코크로스의 AI 신약개발 플랫폼인 '랩터 AI'를 활용한 공동연구를 기존의 면역질환에서 항암 및 재생의학 분야로 확대한다고 발표했다.[300]

SK케미칼은 국내외 AI 신약개발 기업과 협업을 이어나가고 있는데, 2022년 2월에는 닥터노아바이오텍과 협업 1년 2개월 만에 비알코올성 지방간염과 특발성 폐섬유증 치료 후보물질을 발굴하고, 이에 대한 특허를 출원하기도 했다.

제약사는 아니지만 LG AI연구원은 2023년 7월 19일 화학·바이오 분야 발전을 앞당길 신소재·신물질·신약개발 플랫폼인 '엑사원 디스커버리'를 공개했다.[301] '엑사원 디스커버리'는 다양한 실험 과정을 예측하고 최적의 방법을 제안하는 생성형 AI로, 이미지와 언어 등 여러 정보를 동시에 처리하는 멀티모달 AI 기술을 활용하여 전문 문헌의 텍스트와 분자 구조, 수식, 차트, 테이블, 이미지 등을 데이터베이스화하는 기술을 적용하였다. LG AI연구원은 소재 구조 설계 및 소재 합성 예측이 가능한 엑사원 디스커버리로, 40개월이 걸리는 연구개발 기간을 5개월로 단축할 수 있을 것으로 예상했다. 이보다 며칠 앞서 카카오브레인 AI신약연구팀은 글로벌 기업의 단백질 구조 예측 AI보

---

300 양현수 기자, "W중외제약, 온코크로스와 AI 활용 혁신신약 공동연구", 〈청년의사〉, 2024.05. 23., http://www.docdocdoc.co.kr/news/articleView.html?idxno=3017533

301 LG AI 연구원, "LG AI Talk Concert 2023-'EXAONE 2.0' 최초 공개", [보도자료], 2023.07. 19., https://www.lgresearch.ai/news/LG%20AI%20Talk%20Concert%202023%20-%20 'EXAONE%202.0'%20최초%20공개/view?seq=329

다 최소 3배 이상 빠른 속도로 단백질 구조를 예측할 수 있는 단백질 구조 예측 프레임워크 '솔벤트'를 공개하기도 했다.

이렇게 보면 신약개발에서 AI나 머신러닝은 무궁무진한 활용 가능성을 가지고 있고, 무지개빛 미래만을 제시하는 것 같다. 그렇지만 이런 발전된 기술이 인간을 완전히 대체할 수는 없다. 신약개발은 앞으로도 (그리고 아마도 영원히) 인간과 기계 간의 협업이 될 것으로 전망한다. AI를 사용함으로써 신약개발의 기간은 단축시키고 비용은 줄일 수 있지만 여전히 실험실에서 수많은 후보물질에 대한 테스트를 진행하는 것은 사람이 할 수밖에 없다. 또한 아직까지 AI는 어떤 물질의 효능과 부작용과 같이 복잡한 생물적 특징을 예측하지는 못한다.

디지털 헬스와
정밀의료

신약개발의 범주를 벗어난 의료 분야에서 AI는 어떻게 적용되고 있을까?

최근 서울아산병원과 국립암센터의 연구진이 생명을 위협하는 수술 중 저혈압 상황을 AI를 통해 조기 감지하는 기술을 개발하여 주목을 받았다. 수술 중 환자의 평균 동맥혈압이 최소 1분 동안 65mmHg 미만으로 떨어지는 저혈압은 과다 출혈, 급성 신장 손상, 심근경색증 등의 합병증으로 이어져 수술 사망률에 큰 영향을 미친다. 서울아산

병원 마취통증의학과 김성훈·박용석 교수와 국립암센터 국제암대학원대학교 암AI디지털헬스학과 김준태 교수팀은 2018~2021년에 서울아산병원에서 수술받은 환자 1만 454명의 동맥혈압 데이터를 학습시켜 수술 중 저혈압 발생 가능성을 91%의 정확도로 예측하는 AI 모델을 개발하였다.[302] 연구진은 이 AI 모델이 수술 중 저혈압 발생 확률에 대한 판단 근거를 실시간으로 제공하여 미충족 의료 수요를 해결하는 데 의미가 있다고 평가했다.

AI는 의료기기에도 널리 적용되고 있다. 우리나라의 의료 인공지능 솔루션 제공 기업인 뷰노(Vuno)가 국내 최초의 AI 의료기기인 VUNO Med®-Bone Age™의 식약처 허가를 받은 것[303]은 2018년 5월로, 이는 지금과 같은 AI 열풍이 불기 수년 전이다. VUNO Med®-Bone Age™는 손가락뼈의 X선 영상을 분석하여 골연령 판단을 보조하는 AI 기반 의료기기로, 기존 골연령 판독 방식보다 더 정확하고 효율적인 골연령 판독을 가능하게 했다. 이후 뷰노는 안저 영상 진단 보조 AI 솔루션인 'VUNO Med®-Fundus AI™', 전자차트에 입력된 혈압, 맥박, 호흡, 체온 등 4가지 활력징후를 AI 기반으로 분석하여 환자의 심정지 발생 위험도를 점수로 제공하는 의료기기 'VUNO Med®

302 Hwang E, Park YS, Kim JY, Park SH, Kim J & Kim SH, "Intraoperative Hypotension Prediction Based on Features Automatically Generated Within an Interpretable Deep Learning Model", *IEEE Trans Neural Netw Learn Syst*, 2023 May 23;PP

303 VUNO, "VUNO Med®-BoneAge is the first in Korea to receive MFDS approval", [Press Release], 2018. 05. 16., https://www.vuno.co/news/view/250

-DeepCARS®', 심전도 검사 결과를 AI로 분석하여 3대 심장질환(심부전, 심근경색, 부정맥)을 분석·탐지하는 소프트웨어인 'VUNO Med®-DeepECG™', AI 기반 흉부 CT 영상 판독 보조 솔루션인 VUNO Med®-LungCT AI™', 딥러닝을 기반으로 뇌 MRI 영상을 분석해 알츠하이머병 등 주요 퇴행성 뇌질환으로부터 치매 진단을 돕고 경도인지장애에서 치매로 진행할 가능성이 높은 환자를 미리 선별하는 데 기여할 수 있는 'VUNO Med®-DeepBrain®'등을 잇달아 내놓았다[그림 10-6].[304] 'VUNO Med®-Fundus AI™'는 식품의약품안전처에 의해 제1호 혁신의료기기로 지정되었고, 'VUNO Med®-DeepCARS®'는 제6호, 'VUNO Med®-DeepECG™'는 제16호, 'VUNO Med®-Lung CT™'는 제22호 혁신의료기기로 지정되면서,[305] 뷰노는 가장 많은 식약처 허가 의료 AI 솔루션 파이프라인을 보유했을 뿐만 아니라 가장 많은 혁신의료기기 제품을 보유한 의료기기 기업이 되었다.

또 다른 의료 AI 기업 루닛이 개발한 유방촬영술 AI 영상진단 솔루션 '루닛 인사이트 MMG'는 2024년 5월 보건복지부 산하 한국보건의료연구원(NECA)으로부터 '평가 유예 신의료기술'로 선정되어, 올해 3분기부터 최대 5년간 비급여로 의료 현장에 선진입 할 수 있게 되었다. 신의료기술 평가 유예 제도는 조기 도입이 필요한 새로운 의료기

304 VUNO, 뷰노 IR Book, 2022. 06., https://www.vuno.co/news/view/1154?bcat_id=announcement
305 VUNO, "뷰노메드 흉부 CT AI™, 식품의약품안전처 혁신의료기기 지정", [보도자료], 2022. 12. 05., https://www.vuno.co/news/view/1344

VUNO Med®-BoneAge™

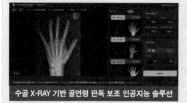

수골 X-RAY 기반 골연령 판독 보조 인공지능 솔루션

- 국내 1호 인공지능 의료기기
- 수골 X선 영상을 분석해 GP 방식 골 연령 모델을 기반으로 골 연령 판단 지원
  → 기존 골 연령 판독 방식 대비 정확도 및 효율성 증대
- 최종 성인 예측 키, 성장 정보 등을 담은 키 성장 보고서 제공

VUNO Med®-FundusAI™

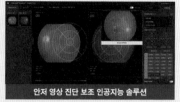

안저 영상 진단 보조 인공지능 솔루션

- 망막 질환 진단에 필수적인 주요 소견 12가지 유무 및 위치 제시
- 국내 1호 혁신의료기기 및 국내 최초 비 영상의학(radiology) 3등급 AI 의료기기
- 8가지 안저 영역 자동 표시 가능 (황반, 시신경 유두, 이측 및 비측 등)
- 안저 검사 결과분석 보고서 제공

VUNO Med®-LungCT AI™

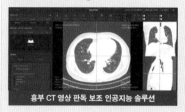

흉부 CT 영상 판독 보조 인공지능 솔루션

- 흉부 CT 영상에 기반하여 폐결절을 탐지하고 폐결절의 지름, 부피 등 정량적인 정보 제공
- 국내 최초 PMDA 인증 의료기기
- Super-resolution 알고리즘을 통한 결절 탐지 성능 극대화 (5mm slice를 1mm slice로 재구성하여 해상도를 높임)
- 솔루션 판독 결과 정상으로 보고된 9,952 케이스에서 결절 소견 269건 발견

VUNO Med®-DeepCARS®

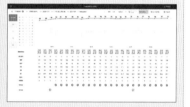

- 일반 병동 전 연령 입원 환자의 24시간 이내 심정지 발생 위험을 예측
- EMR에 입력된 5가지 활력 징후(수축, 이완기 혈압, 맥박수, 호흡수, 체온) & 나이/측정시간을 DeepCARS가 실시간 분석
- 심정지 발생 위험도를 점수로 표시 (0~100점)
- 3개 기관에서 수집한 약 96,000명의 데이터 보유

[그림 10-6] 뷰노의 대표적인 의료 AI 솔루션 제품[306]

---

306 ㈜뷰노 제공.

술에 대한 평가를 유예함으로써 조기에 의료 현장에서 비급여로 사용할 수 있도록 허용하는 제도인데, 루닛 인사이트 MMG는 AI 기반 영상 판독 보조 소프트웨어 중 신의료기술로 분류되어 평가 유예를 받은 첫 번째 사례가 되었다. 루닛 인사이트 MMG는 지난 2021년, 루닛의 흉부 X선 AI 영상 분석 솔루션인 '루닛 인사이트 CXR'은 2020년에 각각 식품의약품안전처로부터 혁신의료기기로 지정 받은 바 있다.

식품의약품안전처는 2020년 7월부터 기술 집약도가 높고 혁신 속도가 빠른 첨단기술을 적용하고 사용 방법을 개선하여, 기존 의료기기나 치료법에 비해 안전성과 유효성을 현저히 개선했거나 개선할 것으로 예상되는 의료기기를 '혁신의료기기'로 지정하고 있다. 혁신의료기기로 지정된 제품은 '의료기기 산업 육성 및 혁신의료기기 지원법'에 따라 인허가 특례(단계별 심사 및 우선 심사), 정부지원사업 참여 우대 등의 혜택을 받는다.

2024년 3월까지 총 60개의 제품이 혁신의료기기로 지정되었다. (혁신의료기기 지정 현황은 식품의약품안전처 홈페이지에서 확인 가능) 이들 중 다수는 AI 기반 의료기기이지만, 집에서 호흡 재활이 가능하도록 한 소프트웨어, 불면증의 인지행동치료법을 모바일 앱을 통해 구현하는 디지털 치료제(digital therapeutics, DTx), 자동화 수술 로봇, 반지형 심전도계, 유방 CT 촬영 영상에 증강현실(augmented reality, AR)을 적용한 수술 보조 장비, 뇌질환으로 인한 시야 장애를 개선하는 가상현실(virtual reality, VR) 기반 시지각 학습 훈련 소프트웨어 등도 포함한다.

위에서 언급한 혁신의료기기 제품들은 인공지능, 증강현실, 가상

현실, 빅데이터, 클라우드, 사물인터넷, 웨어러블, 원격의료 등 ICT와 융합된 디지털 기술이 접목된 건강관리 및 의료 서비스를 총칭하는 '디지털 헬스'의 일부이자 예시라고 볼 수 있다.

이 중에 '디지털 치료제'는 약물은 아니지만 질병을 치료하거나 예방할 수 있는 소프트웨어 프로그램을 애플리케이션(앱), 게임, 가상현실, 인공지능 등을 통해 제공하는 것이다. 2023년 2월, 불면증 치료 애플리케이션 '솜즈(Somzz)'가 국내 최초의 디지털 치료제로 식품의약품안전처의 허가를 받았고,[307] 이어 4월에는 불면증 개선을 위한 인지치료 소프트웨어 'WELT-I'가 두 번째 디지털 치료제로 허가되었다.[308] 두 제품 모두 식약처의 시판 허가에 앞서 각각 제 24호, 제25호 혁신 의료기기로 지정된 바 있다.

우리나라의 여러 디지털 헬스 기업들이 내놓은 혁신적인 제품들은 가전과 IT 분야의 세계 최대 행사인 국제전자제품박람회(CES)에서도 큰 주목을 받았다. CES가 2023년부터 신설한 '디지털 헬스' 분야 혁신상 부문에서 SK텔레콤, SK바이오팜, 삼성전자 등 대기업부터 닥터나우, 웨이센 등 스타트업까지 다양한 기업이 대거 수상하는 쾌거를 이루었다.

---

307 식품의약품안전처, "소프트웨어(앱)로 질병 치료하는 디지털치료기기 환자 선택권 넓히고 편의성 높인다", [보도자료], 2023. 02. 15., https://www.mfds.go.kr/brd/m_99/view.do?seq=47019

308 식품의약품안전처, "식약처, 국내 두 번째 '디지털치료기기' 허가, [보도자료], 2023. 04. 19., https://www.mfds.go.kr/brd/m_99/view.do?seq=47180&srchFr=&srchTo=&srchWord=&srchTp=&itm_seq_1=0&itm_seq_2=0&multi_itm_seq=0&company_cd=&company_nm=&page=1

전통적인 제조업에 정보통신기술(Information Communication Technology, ICT)의 융합으로 상징되는 '제4차 산업혁명[309]'처럼, 보건의료 분야에서도 ICT와 융합된 디지털 기술의 결합 또는 연결을 디지털 헬스로 이해할 수 있을 것 같다. 융합, 결합, 연결을 키워드로 하는 디지털 헬스에서는 IT 기술과 바이오 기술의 혁신적인 발전으로 보건의료를 구성하는 모든 분야와 이를 연결하는 시스템 자체가 급속하게 디지털화되고 있으며, 이에 따라 수많은 데이터가 생성되고 있다. 이렇게 생성되는 데이터는 디지털 헬스의 가장 중요한 요소이자 미래 의학의 핵심으로 작용한다. 디지털 기술의 혁신적 발전은 의료의 패러다임을 '데이터' 중심으로 바꾸고 있다는 점에서 정밀의료와 일맥상통하며, 환자와 관련된 모든 정보를 종합 분석하여 질환을 조기에 진단하고 최적화된 예방과 치료를 제공하는 정밀의료의 수단으로도 디지털 헬스가 활용된다.

2020년을 기준으로 전 세계 디지털 헬스 산업은 1520억 달러 규모로 추정되었으며, 우리나라는 2018년 1.9조 원, 2019년 6조 4,257억 원 규모로 추정되었다.[310] 2021년 국내 디지털 헬스케어 기업 363개

---

309 제4차 산업혁명: 증기 기관을 통해 기계적 생산을 이끌어 낸 제1차 산업혁명, 전기동력을 이용한 대량생산의 제2차 산업혁명, 전자 및 정보기술을 통한 자동화로 대표되는 제3차 산업혁명을 잇는 것으로, 제3차 산업혁명을 기반으로 디지털 기기와 인간, 그리고 물리적 환경의 융합으로 펼쳐지는 새로운 시대(출처: 성혜정. 제4차 산업혁명. 국토 2016; 420:39).

310 김지은 외, "디지털 헬스 산업 분석 및 전망 연구", 한국보건산업진흥원, 2020. 12.

사를 조사한 결과[311]에 따르면, 아직 매출은 미미하지만 기술력을 인정받은 국내 스타트업들의 투자 유치가 확대되는 가운데 국내 보험·통신·플랫폼 대기업(카카오, KB손해보험 등)도 헬스케어 기업에 대한 투자를 본격화하고 있어 높은 성장이 기대되는 분야로 나타났다. 여러 유망한 기업들이 다양한 제품이나 서비스를 개발했거나 개발 중임에도 불구하고, 규제 환경 탓에 시장 진입이 어렵거나 국내 사업이 아예 불가한 경우도 있는 것으로 나타났다. 특히 의료와 비의료 행위 간 구분, 원격진료 금지, 보건의료 데이터 확보의 어려움 등으로 인해 혁신 서비스 개발에 한계가 있고, 기존 의료 서비스의 디지털화도 가속화되고 있으나 부족한 비용효과성 입증 자료 등으로 인해 건강보험 제도권 내로 편입하기 어려워 실제 진료 현장에서 본격적인 활성화는 다소 미흡한 상황이다.

보건복지부가 2023년 7월 26일에 개최한 제13차 건강보험정책심의위원회(건정심)에서 디지털 치료제와 의료 AI 솔루션에 최대 3년간 건강보험 적용을 받을 수 있는 임시 코드를 부여하기로 의결함에 따라,[312] 앞으로 더 많은 의료 기관에서 디지털 치료제와 의료 AI 솔루션을 적극적으로 처방하여 더 많은 환자들이 이런 혁신적인 의료 기술과 서비스의 혜택을 볼 수 있을 것으로 기대된다. 디지털 치료제와 의

---

311 관계부처합동, "BIG3 산업별 중점 추진과제 III. 디지털 헬스케어 서비스 산업 육성전략", 2022.02.24.

312 보건복지부, "2023년 제13차 건강보험정책심의위원회 개최, [보도자료], 2023.07.26.

료 AI 솔루션에는 선별급여(환자 본인부담 90%) 형태의 건강보험 수가를 적용하되, 비급여(환자 본인부담 100%)도 가능하여 디지털 헬스 기업이 급여와 비급여 중 선택할 수 있다. 최대 3년의 임시 급여 등재 기간 동안 보건복지부는 각 기술 특성에 맞는 보상체계를 마련할 계획이다. 디지털 치료제의 경우, 처방에 따른 관리·효과 평가를 보상하는 '의사 행위료'와 '사용료' 보상으로 구분되며, 사용료 보상은 제품 원가, 신청 금액, 외국 사례 등을 참고하여 추후 건정심에서 기준 금액을 결정하게 된다. 의료 AI 솔루션은 유사 범주별로 분야를 구분하여 기존 수가에 추가하는 형태로 보상하며, 의료진이 주로 사용하는 만큼 남용 우려가 있어 과도한 비급여 방지 방안도 검토된다.

이렇게 보면, 우리는 정밀의료에서 빼놓을 수 없는 디지털 혁신이 이미 의료에 적용되어 너무나 빠르게 발전하는 현실을 맞닥뜨리고 있다. AI가 인류를 멸망시킬 수도 있고 많은 일자리를 AI가 대신할 것이라는 우려나 공포도 존재한다. 의사 출신의 웹소설 작가 '한산이가'가 연재 중인 〈AI 닥터〉에서는, 진단 목적으로 개발한 AI가 어떤 사고로 인해 내과 레지던트의 머릿속에 들어가면서 벌어지는 AI와 인간의 합체로 인한 일화들을 흥미진진하게 풀어내고 있다. 물론 소설이긴 하지만, 이러한 이야기는 AI의 의료 적용과 그 가능성에 대한 다양한 상상력을 자극한다.

진료실에서 의사와 환자가 마주 앉아 있는 대신, 컴퓨터 화면 앞에 앉은 환자가 챗GPT와 건강 상태에 대해 대화를 나누는 모습을 상상해봤다. 지금도 생성형 AI가 존재하지 않는 정보를 마치 사실처럼 답하거나 사실적 오류가 있는 답을 하는 '환각'이 종종 발생하는데, 이런 일이 진료나 의료 관련 상담 시에 발생한다면 그것은 오진의 문제에서 그치는 것이 아니라 법적인 책임까지 논의되어야 할 문제다. 그런데 과연 법적인 책임은 누가 져야 하는가? 챗GPT와 같은 생성형 AI의 눈부신 발전 속도에 따라 점점 개선된 모델이 나오긴 하겠지만, 결국에는 보조적인 진료 도구에 머무르지 않을까 싶다.

숨 돌릴 틈 없이 빠르게 발전하는 디지털 혁신에도 불구하고 중요한 것은 인간성이 근본에 자리해야 한다는 것이다. 우리가 직면하고 있는 AI 신약개발 플랫폼이나 예측 모델, 생명공학 로봇 등은 모두 의공학과 인문학이 융합된 창조적 산물이다. 인간 본연에 대한 이해와 통찰력을 바탕으로 한 기술 혁신이야말로 성공적인 혁신일 것이다. 현재 일부에서 이런 이해와 통찰력이 없는 혁신에 대한 우려가 제기되고 있으며, 그 때문에 6개월간 AI 개발을 중단하자는 IT 거물과 지식인들의 성명도 발표되었다. 아이폰의 테두리를 유연하게 곡선으로 다듬고 손으로 화면을 넘기는 기술이 모두 인문학 전공자의 아이디어에서 시작된 것처럼, 의료 디지털 혁신기술에 인문학을 입혀야 하는 것이 중요한 화두다. 이러한 측면에서, 성적을 올리기 위해 정답 찾기 위주로 교육하는 지금의 학습 방식을 바꿔서 AI가 대체할 수 없는 지식을 창조할 수 있도록 아이들을 육성하는 교육 방식의 개혁도 필요하지 않을까 생각한다.

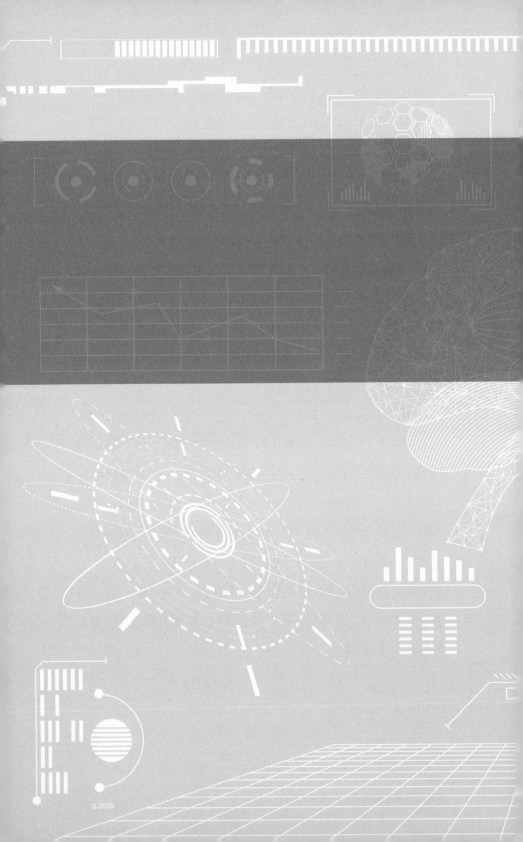

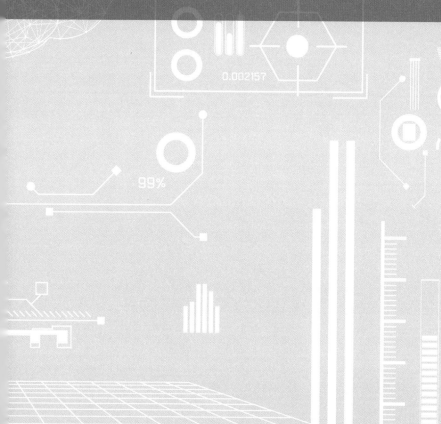

11장

정밀의료로 어디까지
기대해 볼 수 있을까

암 이질성에 대한 완벽한 이해와
완치에 대한 희망

지금까지 정밀의료를 통해 기존의 치료제로는 불가능했던 질환도 치료할 수 있고, 유전체 분석 결과에 따라 어떤 약이 더 잘 들을 수 있는 환자를 선별함으로써 치료 성적은 올리고 부작용은 줄일 수 있다는 긍정적인 이야기들을 해왔다. 이제 대담한 질문을 던져보겠다. 그렇다면 정밀의료로 정말 완치를 바랄 수 있을까?

내가 할 수 있는 답은 정밀의료로 완치를 바라기보다는, 정밀의료가 완치로 가는 길을 제시해준다는 것이다. 완치로 가는 길을 제시하고 그 방향으로 점점 발전해 나감으로써 정밀의료가 개인별 맞춤 의료로 발전할 수 있는 날이 분명히 오게 될 것이다.

여기에서 정밀의료와 개인별 맞춤 의료를 조금 구별해야 한다. 개인별 맞춤 의료는 어떤 치료법에 대해 개별 환자의 반응에 영향을 미칠 수 있는 생물학적 요인과 비생물학적 요인을 모두 고려하는 것을 말한다. 예를 들어, 나이가 들면서 무릎 연골이 닳아 생기는 퇴행성 관절염 치료를 위해 내 몸에서 뽑아낸 자가지방유래 중간엽 줄기세포를 관절강 내에 주사하면 연골 생성 및 보호 효과뿐만 아니라 항염증 작용, 면역조절 작용을 하는 것으로 알려져 있다. 아무 줄기세포나 주사하는 것이 아니라 내 몸의 지방 조직에서 뽑아내 배양한 자가지방유래 줄기세포를 주사하는 이유는 남의 줄기세포를 주사하게 되면 거부 반응이 일어날 수 있기 때문일 것이다.

나의 전문 분야인 암으로 돌아가서, 이 책의 앞 분에서 이야기했던 '종양 이질성'을 다시 들여다보자. 같은 암이라도 환자에 따라 다른 특성을 나타내기도 하고(환자 간 종양 이질성), 같은 환자의 암이라도 어떤 조직에 있는지 또는 어느 세포인지에 따라 다른 특성을 보이기도 한다(종양 간 또는 개체 간 이질성). 이런 이질성으로 인해 암세포는 종양 주변의 미세환경 변화에 잘 적응할 수 있고 종양이 악성으로 발전할 가능성이 높아진다.

앞서 이야기한 대로 종양 이질성은 유전체 연구가 기폭제가 되어 10여 년 전에 발견되었고, 점점 더 깊이 연구되고 있다. 종양 이질성은 암 치료에서 매우 중요한데, 이는 결국 약물내성으로 귀결될 수밖에 없기 때문이다. 항암화학요법이든, 면역치료제든, 표적치료제든 그 종류를 가리지 않고 고유내성과 획득내성이라는 장벽에 부딪히게 되는데, 이 내성이라는 벽에 상대적으로 서서히 부딪히는 암세포도 있고 빠르게 부딪히는 암세포 있으며(획득내성의 경우), 처음부터 거대한 벽이 있어 전혀 말을 듣지 않는 암세포(고유내성의 경우)도 있다.

차세대 염기서열 분석 같은 유전체 분석 방법은 여러 세포를 한 번에 파괴시켜 세포 핵 안의 DNA와 RNA를 전부 긁어모아 그 안에서 유전적 변화를 찾아내는데, 개별 세포(single cell) 단위의 유전적 변화를 알아내는 단일세포 RNA 염기서열 분석이 거의 완성 단계에 이르러 세포 하나하나의 이질성을 이해할 수 있는 날이 멀지 않은 것 같다. 이 책의 4장에서 소개했던 '공간 유전체'가 바로 단일세포 RNA 염기서열 분석을 활용한 것이다.

파라핀 조직에서 파라핀 성분을 다 제거하고 바닥에 RNA만 고이도록 해서 단일세포 RNA 염기서열 분석을 진행하면, 세포와 세포 사이의 조직학적 구조가 그대로 보존되면서 각 세포가 어떤 유전자를 발현하고 어떤 유전자 변이를 가졌는지 알 수 있다. 공간 유전체 분석은 현재 실험실 연구 단계에 있고 실제 임상에 적용되고 있지는 않지만, 방법론이 나와 있으니 진료 현장에 도입되는 것은 시간문제라고 본다.

혈액을 통한 좀 더 수월한 유전자 검사, 액체생검

종양 이질성을 이해하는 데 도움이 되는 또 다른 방법은 액체생검이다. 이 책의 4장에서 소개한 대로, 액체생검은 암 조직 대신 혈액을 사용하여 발암유전자나 돌연변이가 있는지 확인하는 방법이다. 암 조직을 사용한 NGS 검사에 비해 덜 침습적이고 절차가 더 수월하며 검사 소요 시간도 짧다는 등의 장점이 있다[그림 11-1].

액체생검은 생체표지자 중 혈액 속의 순환종양세포(circulating tumor cell, CTC), 순환종양 DNA 또는 엑소좀(exosome) 등을 활용한다. 처음 순환종양세포를 관찰한 것은 1869년으로 거슬러 올라갈 정도로 오랜 역사를 가지고 있다. ctDNA의 존재가 처음 관찰된 것은 1960년이었고, 이후 1980년과 1994년에 각각 종양 환자와 혈액에서 ctDNA가

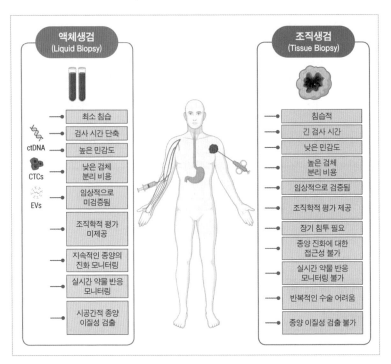

[그림 11-1] 액체생검과 조직생검의 비교[313]

최초로 관찰되었다. 2000년에는 최초의 순환종양세포 분리 장비가 상업화에 성공하였고, 2016년에는 비소세포폐암에서 최초의 혈액 기반 유전자 검사(cobas®EGFR Mutation Test v2)가 FDA의 승인을 받기도 했다.[314]

313 Adapted from Lone, S. N., Nisar, S., Masoodi, T. *et al.*, "Liquid biopsy: a step closer to transform diagnosis, prognosis and future of cancer treatments", *Mol Cancer*, 2022;21:79., which is licensed under a Creative Commons Attribution 4.0 International License.

314 과학기술정보통신부 블로그, "조직 검사보다 간편한 액체생검", 2020.08.18., https://blog.naver.com/with_msip/222060664611

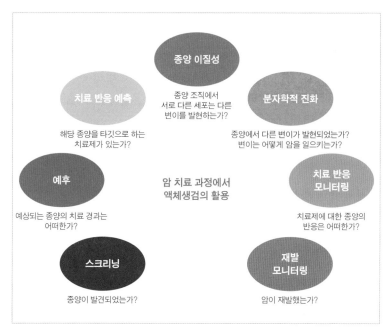

종양 이질성

종양 조직에서
서로 다른 세포는 다른
변이를 발현하는가?

치료 반응 예측

해당 종양을 타깃으로 하는
치료제가 있는가?

분자학적 진화

종양에서 다른 변이가 발현되었는가?
변이는 어떻게 암을 일으키는가?

예후

예상되는 종양의 치료 경과는
어떠한가?

암 치료 과정에서
액체생검의 활용

치료 반응
모니터링

치료제에 대한 종양의
반응은 어떠한가?

스크리닝

종양이 발견되었는가?

재발
모니터링

암이 재발했는가?

〔그림 11-2〕 암 치료 과정에서 액체생검의 활용[315]

　암 치료에서 액체생검의 활용도는 무궁무진하다. 다음 그림에서
볼 수 있는 것처럼 액체생검은 진단, 양성과 악성의 감별, 수술 후 미
세잔류암 검출, 표적치료제의 타깃 분자 RNA 검출, 치료제에 대한 반
응 모니터링, 내성 분자 확인 등 암 치료의 전 과정에 적용 가능하다.
　액체생검의 성과는 EGFR 변이 양성인 비소세포폐암에서 처음 나
타났다. 로슈진단에서 개발한 PCR 기반의 EGFR 변이 진단기기인

315　Adapted from Research Advocacy Network, "Liquid Biopsy Tutorial", https://researchadvocacy.
org/sites/default/files/resources/Liquid_Biopsy_Tutorial_Final11_26.pdf

cobas® EGFR Mutation Test v2가 타쎄바가 FDA의 시판 허가를 받을 때 동반진단으로 동시에 허가를 받은 것이다. 이는 역사적 사건이라고 할 수 있는데, cobas® EGFR Mutation Test v2와 타쎄바가 FDA로부터 동시에 허가를 받은 것은 전례가 없었기 때문이다. 이처럼 항암제의 효능을 예측할 수 있는 생체표지자를 정확하게 측정할 수 있는 진단 방법 역시 새롭게 허가되는 신약과 동등하게 중요해졌다. 특정 유전자 변이 양성인 환자군을 선별하여 이를 타깃으로 하는 치료제의 투여를 결정할 때, 환자 선별의 진단 방법도 규제기관의 규제 대상이 된다는 의미다.

현재 미국 FDA의 인가(clearance) 또는 승인(approval)을 받은 액체생검 검사는 앞서 소개한 cobas®EGFR Mutation Test v2를 포함해 총 6개다. cobas®EGFR Mutation Test v2는 T790M 내성 돌연변이를 포함해 EGFR 유전자의 42개 돌연변이를 찾아낼 수 있으며, Resolution ctDx FIRST는 KRAS G12C 점 돌연변이 양성인 비소세포폐암 치료제인 아다그라십(adagrasib)의 동반진단으로 FDA의 승인을 받았다. BRCAAnalysis CDx는 췌장암, 유방암, 난소암, 전립선암에서 생식세포의 BRCA 1/2 돌연변이를 찾아내 PARP 저해제 투여 가능 환자를 선별하는데 사용할 수 있는 검사이며, CellSearch® CTC Test는 FDA의 인가를 받은 최초이자 유일한 순환종양세포(circulating tumor cell, CTC) 기반의 액체생검이다. Guardant360® CDx는 EGFR exon 19 결손, L858R, T790M, exon 20 삽입 돌연변이나 KRAS G12C 점 돌연변이 등 흔히 나타날 수 있는 생체표지자들을 찾아낼 수 있는 포괄적 검사이며, FoundationOne® Liquid CDx는 300개 이상의 유전자를 혈액 기반으로 분석 가능하다.

경구용 표적항암제를 장기 투여하는 동안 치료제 반응에 관련된 다양한 유전자 변이가 생겨나고 소멸하게 되는데, 치료 중에는 이러한 유전자 변이를 파악할 수 없기 때문에 결국 치료에 실패하고 나서 CT나 MRI 같은 영상 검사를 통해 치료 실패를 확인할 수밖에 없었다. 이러한 이유로 영상 검사보다 앞서, 치료 중에 이런 유전자 변이를 확인하여 치료 실패를 미리 예측하기 위한 방법으로 액체생검이 암 표적치료 분야에 도입되었다. 기존 진단 시에 사용한 조직 검사를 반복하는 것은 위험하고 매우 조심스러울 뿐만 아니라 환자에게는 고통스러울 수 있기 때문에, 영상 검사상 병의 진행이 확인되지 않으면 환자에게 조직 검사를 추천하기는 어렵다.

특히 폐암은 장기의 속성상 반복적인 조직 검사는 어렵고 아예 불가능할 수도 있기 때문에 대안을 생각할 수밖에 없었다. 유전자 변이 또는 치료 성과의 확인을 위한 연속적이고 주기적인 검사가 필요한 상황에서 이를 가능하게 한 대안이 대리 조직(surrogate tissue)인 혈액을 이용한 액체생검이다. 사실 액체생검은 오랜 기간 개념의 단계에 머물러 있다가, droplet digital PCR(ddPCR: 20μl의 PCR 반응을 미세방울(droplet)로 쪼개어 증폭시킨 후 타깃 DNA를 계수하는 시스템)이나 타깃 DNA 또는 RNA에서 변이가 있는 것만 선택적으로 증폭하여 검출하는 PNAClamp™ PCR 진단법 등의 다양한 방법을 통해 실제 임상 현장에 도입되어 치료 과정 중의 유전자 변이 확인이나 약물내성, 치료 반응 확인에 대한 미충족 수요를 만족시키고 있다.

액체생검은 조기 진단과 동반 진단에도 활용될 수 있으며, 검사 결과를 얻는 데 소요되는 시간이 짧고 혈액을 사용하기 때문에 검체 분리 비용이 낮다는 장점이 있다. 진단뿐만 아니라 [그림 11-2]에서 볼 수 있는 것처럼 어떤 치료제의 표적이 될 수 있는 특정 유전자나 변이 유무, 치료제에 대한 반응 예측 그리고 치료제에 대한 내성 여부 등을 확인할 수 있기 때문에 최적의 개인 맞춤형 치료를 제공할 수 있는 기반이 된다. 2020년 액체생검 관련 글로벌 시장 규모는 1조 1천억 원으로 추산되었는데, 이와 같은 장점과 가능성 덕분에 2027년까지 연평균 20%로 관련 시장이 성장할 것이라는 전망이 나오고 있다.[316] 정밀의료에 특화된 미국의 시장 조사 및 전략 컨설팅 회사인 DeciBio의 〈2022년 액체생검 시장 보고서[317]〉에 따르면, 실제로 제약회사들의 액체생검 관련 투자는 2022년 2억 9천만 달러에서 2025년에는 6억 8천만 달러, 2027년에는 10억7천만 달러로 연평균 29% 정도 증가할 것으로 전망되었으며 주로 고형암에서 미세잔존암, 모니터링, 새로운 액체생검 검사법 등에 투자가 집중될 것으로 나타났다.

---

316 서정윤 기자, "'액체생검'에 주목하는 이유, 6조원 세계시장 노린다", 〈매경헬스〉, 2022.02.21., http://www.mkhealth.co.kr/news/articleView.html?idxno=56677

317 DeciBio, 2022 Liquid Biopsy Market Report.

종양 이질성에 대한
다양한 차세대 검사법

종양 이질성을 이해할 수 있는 차세대 검사법에는 액체생검, 단일세포 RNA 염기서열 분석 외에 다중 면역조직화학검사(multiplex immunohistochemistry, mIHC), 질량세포분석법의 일종인 CyTOF(Cytometry by the Time of Flight) 등이 있다.

    면역조직화학검사는 조직병리학 분야에서 흔히 사용되는 진단 기술이지만 1장의 조직에서 1개의 생체표지자만 검사할 수 있고 검사자 간 변동성이 높다는 단점들이 있었다.[318] 다중 면역조직화학검사는 1장의 조직에서 10~12개 표지자에 대한 동시 면역화학염색이 가능하여(주로 면역형광법을 이용) 환자의 조직을 아끼면서 동일한 조직에서 보고자 하는 여러 분자(생체표지자)의 발현을 한 번에 볼 수 있다. 이전에는 이중 염색(dual staining)을 하거나 각각의 면역조직화학검사 사진을 합성했었다. 하나의 세포는 특정 분자 1개만 발현하지 않으므로, 다중 면역조직화학검사를 통해 서로 다른 단백 발현을 통합할 수 있는 엄청난 발전을 이룬 것이다. 또한 검사 결과를 사람이 육안으로 판독하는 것이 아니라 기계가 판독하기 때문에 검사자 간 변동성을 줄여준다. 물론,

---

318   Tan WCC, Nerurkar SN, Cai HY, Ng HHM, Wu D, Wee YTF, Lim JCT, Yeong J & Lim TKH. "Overview of multiplex immunohistochemistry/immunofluorescence techniques in the era of cancer immunotherapy", *Cancer Commun (Lond)*, 2020 Apr:40(4):135-153

면역조직화학염색의 기본적인 질 관리는 병리과 교수가 관여한다.

이와 같이 다중 면역조직화학검사는 기존의 면역조직화학 검사에서 매우 진일보한 검사법으로, 종양미세환경 내의 면역 관련 세포인 '조절 T세포(regulatory Tcell, Treg)', CD8+ T세포, 섬유아세포 등 서로 다른 표지자가 다른 면역세포들의 치료 전후 구성 변화를 확인할 수 있도록 해준다. 다중 면역조직화학검사는 PD-L1 타깃의 면역항암제로 치료받은 여러 고형암종에서 PD-L1만 검사하는 기존의 IHC에 비해 면역항암제에 대한 반응을 더 정확하게 예측하였다.[319]

CyTOF는 질량 분석(mass spectrometry)과 유동세포 분석(cytometry)을 융합하여 1개의 세포 표면 및 내부에서 분석 가능한 단백질의 수가 기존 기술에 비해 월등히 많은 단일세포 분석 장치다. 현재 미국의 많은 주요 대학과 연구소에 보급되어 있어, 속된 말로 미국에서 CyTOF로 연구하지 않으면 간첩 소리를 들을 정도다. CyTOF는 2011년 세계적인 학술지 〈사이언스(Science)〉에 소개되면서 널리 알려지기 시작했으며,[320] 이후 점점 발전하여 폐 선암 모델에서 암 발생 초기에 암 조직에 침윤된 다양한 면역세포의 지도를 만드는 데 적용되기도 했다.[321]

---

319 *ibid.*

320 Bendall SC, Simonds EF, Qiu P, Amir el-AD, Krutzik PO, Finck R, Bruggner RV, Melamed R, Trejo A, Ornatsky OI, Balderas RS, Plevritis SK, Sachs K, Pe'er D, Tanner SD & Nolan GP, "Single-cell mass cytometry of differential immune and drug responses across a human hematopoietic continuum", *Science*, 2011 May 6;332(6030):687-96.

321 Lavin Y, Kobayashi S, Leader A, Amir ED *et al.*, "Innate Immune Landscape in Early Lung Adenocarcinoma by Paired Single-Cell Analyses", *Cell*, 2017 May 4;169(4):750-765.e17.

액체생검, 단일세포 RNA 염기서열 분석, 다중 면역조직화학검사, CyTOF 등 고효율(high-throughput)의 차세대 검사법을 통해 암 이질성을 완벽하게 이해한다면, 그에 맞춰 개인별 맞춤 치료를 찾아낼 수 있고 치료 효과 또한 예측 가능하기 때문에 완치에 몇 걸음 더 가까워진다고 할 수 있다.

2023년 4월 미국 플로리다에서 열린 미국 암연구학회의 연례 학술대회에 참석했다가, 종양 이질성과 관련하여 매우 흥미로운 최신 연구 결과를 들을 수 있었다. 영국 케임브리지대학과 세계적인 유전체 연구 기관인 웰컴 생어 연구소(Wellcome Sanger Institute)의 시니어 그룹 리더로 암 연구를 하는 필 존스(Phil H. Jones) 박사는 종양 발생에 있어 체세포 변이의 역할과 관련하여 다음과 같이 발표했다.

"노화와 함께 우리 몸속에는 계속해서 유전자 변이가 대량으로 만들어진다. 이는 세포 고유의 피할 수 없는 과정인데, 그렇다고 모든 유전자 변이가 종양 발생을 촉진하는 나쁜 변이는 아니다. 중년이 되면 정상 식도 세포에 흔히 나타나는 Notch1이라는 유전자 변이가 식도암에는 드물게 나타난다. 그런데 우리 연구팀이 마우스 모델에서 Notch1 유전자가 발암 물질에 노출된 뒤 생기는 종양의 성장을 억제하거나 느리게 한다는 것을 발견하였다. 반대로, p53이라는 유전자는 정상 식도와 암에 모두 흔히 나타나고 클론 확장과 종양 발생을 모두 촉진시킨다."

존스 박사는 Notch1과 같은 좋은 변이와 p53과 같은 나쁜 변이에 따라 암 발생 위험을 결정할 수 있는 변이 지도 모델을 제시하여 큰 주목을 받았다.[322] 즉, Notch1 유전자는 종양 이질성의 측면에서 봤을 때 다른 유전자 클론들이 빨리 자라지 못하게 하는 특성을 가진다는 것이다. 그렇다고 다른 발암유전자들을 억제하기 위해 Notch1 유전자 변이를 촉진시켜야 한다는 건 아니다. 결국에는 Notch1도 암세포가 자라나는 데 일정 역할을 하기 때문이다. 존스 박사팀의 연구가 주목을 끈 이유는, 이 연구 결과가 세포 증식을 촉진하는 일부 선별된 유전자 변이가 암 발생도 촉진시킨다는 가설에 이의를 제기함과 동시에 세포 내 여러 유전자 발현 간의 경쟁이 암 발생을 억제한다는 새로운 개념을 제시하였기 때문이다.

치료 효과는 최대로 부작용은 최소로, 방사성의약품

앞서 이야기한 것처럼 정밀의료는 각 개인의 유전정보, 생활습관, 환경 등 다양한 보건의료정보에 기반하여 맞춤형 치료나 치료제를 제공하여 효과는 높이고 부작용은 줄이는 접근법이다. 이런 개념에 딱 맞아 떨어지는 치료제가 요즘 주목받고 있는 방사성의약품

---

322 American Association for Cancer Research 'Silvia Licciulli, PhD', "AACR Annual Meeting 2023: The Many Aspects of Early Detection and Interception of Cancer", May 10, 2023, https://www.aacr.org/blog/2023/05/10/aacr-annual-meeting-2023-the-many-aspects-of-early-detection-and-interception-of-cancer/

(radiopharmaceutical therapy, RPT) 또는 방사성 리간드 치료제(radioligand therapy, RLT)다.

사실 방사성의약품은 최근 새롭게 등장한 치료제는 아니다. 갑상선암의 여러 유형 중 가장 대표적인 갑상선 분화암(differentiated thyroid cancer, DTC)의 진단과 치료에 ^{131}I, ^{132}I등 방사성요오드(radioactive iodine, RAI)가 오래전부터 표준 치료로 쓰여 왔다. 갑상선 조직이 요오드를 섭취하는 성질을 이용한 치료인데, 알약으로 복용하는 방사성요오드는 체내에서 갑상선 세포 또는 갑상선암 세포에 축적된 후 방사선을 방출하여 방사성요오드를 축적한 세포와 그 주위의 세포를 파괴하는 원리로 갑상선암을 치료한다. 방사성요오드 치료는 수술로 제거하지 못하고 미세하게 남아 있을 수 있는 암과 전이된 암을 파괴하여 재발 가능성을 낮추고 완치의 기회를 제공한다.[323]

감마선, X선, 전자선, 양성자, 중성자 등 입자 방사선도 오래전부터 암 치료에 사용되어 왔다. 방사선을 암세포에 조사하면 세포의 DNA와 세포막에 직간접적으로 작용하여 세포를 죽이는 원리로 암을 치료하는데, 방사선이 조사된 세포는 대부분 이후 세포 분열 시 죽고 일부는 세포사멸(apoptosis)이라는 과정을 통해 죽는다.[324]

최근에 주목받고 있는 방사성의약품은 정맥주사 또는 경구로 투

---

323 대한갑상선학회, "방사성요오드 치료 안내서", 2019 개정판.
324 국가암정보센터, "방사선치료의 이해", 2016.01.08., https://www.cancer.go.kr/lay1/S1T292C293/contents.do

여되어 전신적으로 작용하는 약물로, 방사선을 방출하는 방사성 동위원소와 특정 암세포를 표적하는 리간드가 결합되어 있다. 이 약물이 표적 부위에 도달하면 방사선이 방출되어 암세포의 DNA를 파괴하고 세포사멸을 유도해 암세포를 죽인다. 이렇게 하면 몸 밖에서 방사선을 조사하는 기존의 방사선치료(radiation therapy)로는 도달할 수 없는 뼈나 뇌까지도 치료가 가능하다.

방사성의약품은 여러 장점을 갖고 있다. 우선, 전이 부위를 포함해 특정 암세포를 표적할 수 있으며, 약물 투여 전 방사성추적자(radiotracer)를 활용한 영상검사를 통해 치료 용량을 결정할 수 있다. 또한 다른 에너지 레벨, 다른 종류의 방사선을 방출하는 매우 다양한 방사성 동위원소가 존재하기 때문에 기존 치료에 반응하지 않았던 암세포도 효과적으로 죽일 수 있다. 방사선의약품은 몸 밖에서 방사선을 조사하는 방사선치료와 달리 특정 암세포에만 선택적으로 작용하기 때문에 정상세포의 손상을 최소화하면서 암세포를 사멸할 수 있다. 이로 인해 기존의 방사선치료 대비 피로감, 방사선 조사 부위의 피부 반응 등 전신 부작용이 적다. 게다가, 이런 치료 과정을 영상 검사를 통해 눈으로 확인할 수 있어 치료 결과를 예측할 수 있다.[325]

이러한 점들로 인해 방사성의약품은 치료(therapy)와 진단(diagnostics)을 결합한 '테라노스틱스(theranostics)'의 대표적인 예로 꼽힌다. 방사

---

325 Jadvar H & Colletti PM, "Clinical Trials of Prostate-Specific Membrane Antigen Radiopharmaceutical Therapy", *J Nucl Med Technol*, 2023 Mar;51(1):16-21.

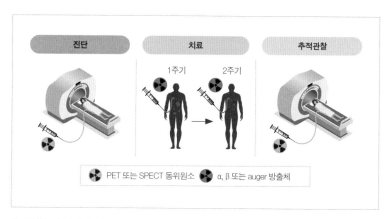

〔그림 11-3〕 방사성 테라노스틱스의 개념

성 동위원소를 정맥주사로 투여한 뒤에 나오는 방사선 에너지를 영상으로 구현한 PET-CT 검사로 암을 진단하고, 분자유전학 검사로 찾아낸 특정 표적에 결합할 수 있는 리간드에 방사성 동위원소를 결합한 방사성의약품을 방사선 선량측정(dosimetry) 기반으로 최적화된 용량만 투여해 암세포만 골라서 죽이고 정상 조직에 대한 방사선 노출은 최소화한다. 이 때문에 부작용은 줄이면서 항암 효능을 높이는 치료가 가능하다. 방사성의약품 투여 후 치료 효과를 진단 시와 마찬가지로 영상 검사를 통해 확인한다. 이처럼 정밀하게 진단하고 표적치료하는 특징이 정밀의료의 개념과 잘 부합한다.

방사성 테라노스틱스 분야에서 가장 큰 주목을 받고 있는 약물은 위장관 및 췌장의 신경내분비종양에 대해 최초로 승인된 방사성 리간드 치료제인 루타테라(Lutathera, 성분명: 루테튬(^{177}Lu)옥소도트레오타이드, lutetium(^{177}Lu)oxodotreotide)다. 루타테라는 소마토스타틴 유사체인 옥트레오타이드(octreotide)에 방사선동위원소인 [177]루테튬이 결합된 치료제로, 신경내분비 종양세포 표면에 발현된 소마토스타틴 수용체에 결합해 해당 암세포만 표적하여 암세포를 억제하거나 줄여주는 역할을 한다.[326] 이 같은 작용기전[그림 11-4] 때문에 '펩타이트 수용체 방사성핵종 치료(Peptide Receptor Radionuclide Therapy, PRRT)'라는 기법으로도 불리고 있으며, 일명 '방사선 미사일 치료' 또는 '유도 핵미사일 치료'라는 별칭을 가지고 있다.

루타테라는 위장관 및 췌장의 신경내분비종양 환자를 대상으로 한 3상 임상시험인 NETTER-1(Neuroendocrine Tumors Therapy-1)에서 표준요법 대비 질병 진행 또는 사망의 위험을 84% 감소시키고 삶의 질을 크게 개선한 것으로 보고되며, 뛰어난 효능과 안전성을 입증했고,[327] 2024년 ASCO GI 학회에서 발표된 NETTER-2 연구를 통해 무진행 생존기간 22.8개월을 입증하였다.[328] 2017년 EMA와 2018년 FDA로부터 시판 허가 및 희귀의약품 지정을 획득했으며, 우리나라에서도 2020년 식약처로부터 시판 허가를 받았다. 2021년부터는 제한적이지만 건강보험 급여 적용을 받고 있다.

---

326 Strosberg J, El-Haddad G, Wolin E *et al.*, "Phase 3 trial of 177Lu-Dotatate for midgut neuroendocrine tumors", *N Engl J Med*, 2017;376(2):125-135.

327 *ibid.*

328 Novartis Lutathera® significantly reduced risk of disease progression or death by 72% as first-line treatment for patients with advanced gastroenteropancreatic neuroendocrine tumors", [Press Release], *Novartis*, January 19, 2024.

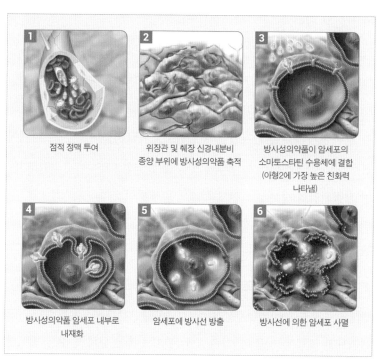

1 점적 정맥 투여	2 위장관 및 췌장 신경내분비 종양 부위에 방사성의약품 축적	3 방사성의약품이 암세포의 소마토스타틴 수용체에 결합 (아형2에 가장 높은 친화력 나타냄)
4 방사성의약품 암세포 내부로 내재화	5 암세포에 방사선 방출	6 방사선에 의한 암세포 사멸

〔그림 11-4〕 루타테라 작용기전[329]

　앞서 이야기한 것처럼 방사성의약품은 최근 새롭게 등장한 치료
제는 아니다. 오래전부터 갑상선암의 표준 치료 중 하나로 쓰이고 있
는 방사성요오드를 비롯하여, 2013~2014년에 시판 허가를 받은 조
피고(Xofigo, 성분명: 라듐-223 염화물, [223] Ra-dichloride)라는 약물이 내장전이
는 없지만 증상이 있고 뼈 전이가 있는 거세저항성 전립선암의 치료

에 쓰이고 있다. 진단 분야에서는 ^{18}F, ^{68}Ga, ^{124}I등의 방사성 동위원소가 PET-CT 촬영 시 주입되어 병에 따른 미세한 생화학적 변화를 눈으로 바로 확인할 수 있게 해준다.

글로벌 제약사인 노바티스는 2017년 루타테라를 개발한 프랑스의 방사성의약품 전문기업인 어드밴스트 액셀러레이터 애플리케이션스(Advanced Accelerator Applications, AAA)를 인수한 데 이어,[330] 2018년에는 전립선암의 방사성 리간드 치료제인 플루빅토(Pluvicto, 성분명: 루테튬(^{177}Lu)비피보타이드 테트라세탄, lutetium(^{177}Lu)vipivotidetetraxetan)를 개발한 미국의 바이오제약사 엔도사이트(Endocyte)를 인수했다.[331] 플루빅토 또한 루타테라처럼 베타선을 방출하는 방사성 동위원소 루테튬에 전립선특이막항원(prostate-specific membrane antigen, PSMA)을 표적으로 하는 리간드가 결합된 약물로, 기존 호르몬 치료에 반응하지 않는 전이성 거세저항성 전립선암 환자를 대상으로 한 3상 임상시험 VISION에서 방사선학적 무진행생존기간(radiographic progression-free survival, rPFS)과 전체생존기간(overall survival, OS)을 표준치료 대비 유의하게 연장시킨 것으로 나타났다.[332]

---

330 Novartis, "Novartis announces the planned acquisition of Advanced Accelerator Applications to strengthen oncology portfolio", [Press Release], October 30, 2017.

331 Novartis, "Novartis announces planned acquisition of Endocyte to expand expertise in radiopharmaceuticals and build on commitment to transformational therapeutic platforms", [Press Release], October 18, 2018.

332 Sartor O, de Bono J, Chi KN et al., "Lutetium-177-PSMA-617 for metastatic castration-resistant prostate cancer", N Engl J Med, 2021;385(12):1091-1103.

플루빅토는 이런 연구 결과를 근거로 지난 2022년 미국 FDA와 유럽 EMA로부터 시판 허가를 승인받았다.[333, 334] 한국의 경우, 플루빅토는 2023년 식약처로부터 희귀의약품 지정을 받은 뒤 2024년 6월 식약처 시판 허가 승인을 받았다. 노바티스는 2024년 5월 미국의 전임상단계 방사성의약품 개발 기업인 마리아나 온콜로지(Mariana Oncology)를 인수해 소세포폐암에 대해 연구되고 있는 악티늄 기반 방사성 리간드 치료제 후보물질인 MC-339를 파이프라인에 추가한다고 발표하기도 했다.[335]

루타테라와 플루빅토 모두 방사성 동위원소 ^{68}Ga가 조합된 동반진단 조영제도 동시에 또는 먼저 승인을 받았다. ^{68}Ga가 조합된 조영제를 주입한 후 영상 진단으로 소마토스타틴 수용체(루타테라) 또는 PSMA(플루빅토) 양성을 확인하고 방사성의약품을 투여하는 '테라노스틱스(Theranostics)' 방식으로 치료가 진행된다. 이 방식은 치료(therapy)와 진단(diagnostics)을 결합하여 보다 정밀한 맞춤형 치료를 가능하게 한다.

2013년 기준 40억 달러 규모에서 2026년 120억 달러로 3배 이상

333 U.S. Food and Drug Administration, "FDA approves Pluvicto for metastatic castration-resistant prostate cancer", [Press Release], March 23, 2022.

334 Novartis, "Novartis receives European Commission approval for Pluvicto® as the first targeted radioligand therapy for treatment of progressive PSMA-positive metastatic castration-resistant prostate cancer", [Press Release], December 13, 2022.

335 Novartis, "Novartis enters agreement to acquire Mariana Oncology, strengthening radioligand therapy pipeline", [Press Release], May 2, 2024.

성장할 것으로 전망되는 진단 및 치료용 방사성의약품 시장[그림 11-5][336]에 뛰어든 제약사는 노바티스뿐만이 아니다. 브리스톨마이어스 스퀴브는 2023년 12월에 악티늄 기반 방사성의약품을 개발하는 미국의 바이오테크기업 레이즈바이오(RayzeBio)를,[337] 일라이릴리는 비슷한 시기에 미국의 방사성의약품 전문 기업 포인트 바이오파마(POINT Biopharma)를 인수했다.[338] 2024년 3월에는 아스트라제네카가 악티늄-225(^{225}Ac)기반의 전이성 거세저항성 전립선암 치료제인 FPI-2265를 개발 중인 캐나다의 퓨전 파마슈티컬스(Fusion Pharmaceuticals)를 인수하며 방사성의약품 시장에 본격적으로 진입했다.[339]

우리나라에서는 SK바이오팜, 듀켐바이오, 퓨처켐, 압타머사이언스 등이 방사성의약품 개발에 적극적이다.[340, 341] SK바이오팜은 루테튬 대비 400배 높은 암 파괴력을 가진 것으로 알려진 악티늄-225(^{225}Ac)

336　Herrmann K, Schwaiger M, Lewis JS, Solomon SB, McNeil BJ, Baumann M, Gambhir SS, Hricak H & Weissleder R, "Radiotheranostics: a roadmap for future development", *Lancet Oncol,* 2020 Mar;21(3):e146-e156.

337　Bristol Myers Squibb, "Bristol Myers Squibb Adds Premier Radiopharmaceutical Platform with Acquisition of RayzeBio", [Press Release], December 26, 2023.

338　Eli Lilly, "Lilly Completes Acquisition of POINT Biopharma", [Press Release], December 27, 2023.

339　AstraZeneca, "AstraZeneca to acquire Fusion to accelerate the development of next-generation radioconjugates to treat cancer", [Press Release], March 19, 2024.

340　홍효진 기자, "암세포 잡는 '미사일'…빅파마 뛰어든 '방사성 표적항암제' 뭐길래?", 〈머니투데이〉, 2024.03.20.

341　강민호 기자, "알약으로 방사선 치료…글로벌제약사, 수조 원씩 쏟아붓는다는데", 〈매일경제신문〉, 2024.01.03.

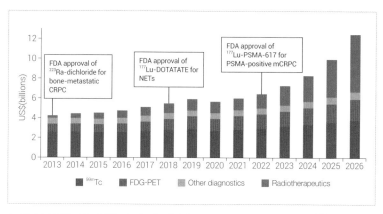

〔그림 11-5〕 글로벌 진단용 및 치료용 방사성의약품 시장 전망(2013~2026)[342]

를 활용한 신약 연구개발에 집중하고자, 미국의 원자력 기술 전문 기업인 테라파워(TerraPower)에 투자해 악티늄 공급·생산 역량을 확보하고 한국원자력의학원 등의 기관과 연구 MOU를 체결했다. 전국 12곳에 방사성의약품센터를 둔 듀켐바이오는 전신 암 진단용 방사성의약품 'FDG'와 전립선암 재발·전이 진단용 'FACBC', 파킨슨병 진단용 'FP-CIT' 등을 보유하고 유방암과 치매 진단제 등을 개발 중이다. 퓨처켐은 전립선암 치료제 후보물질 'FC705'에 대한 2상 임상시험을 국내와 미국에서 진행 중이며, 최근 해당 물질의 중국 기술 수출을 위한 최종 승인을 기다리고 있다. 압타머사이언스는 최근 연세대 의료

342 Herrmann K, Schwaiger M, Lewis JS, Solomon SB, McNeil BJ, Baumann M, Gambhir SS, Hricak H & Weissleder R, "Radiotheranostics: a roadmap for future development", *Lancet Oncol*, 2020 Mar;21(3):e146-e156.

원과 공동연구 협약을 맺고, 암세포에만 특이적으로 약물을 전달하고 정확한 표적화로 암을 치료할 수 있는 '방사성핵종 표적전달 플랫폼' 개발 등을 위해 협력할 계획이다.

표적을 찾아갈 수 있는 물질과 약물을 결합한 구조라는 공통점을 가진 항체-약물 접합체와 견주어 무엇이 더 차세대 항암제로서 우위를 차지할 지 비교하는 경우도 있지만, 이 두 약물을 그렇게 비교하는 것은 적합하지 않다고 본다. 엄연히 완전히 다른 작용기전으로 항암 효능을 나타내는 약물이기 때문이다.

최근 갑상선암, 전립선암, 신경내분비종양뿐만 아니라 소세포폐암, 유방암, 신경모세포종, 비호지킨 림프종, 미만성 거대 B세포 림프종 등 혈액암에 대한 방사성의약품 또는 방사성 리간드 치료제의 임상연구가 활발히 진행 중이다. 이처럼 국내외 유수의 제약사들이 앞다투어 뛰어드는 시장이지만, 아직까지 방사성의약품 개발에 넘어야 할 산이 많다. 우선 루타테라나 플루빅토의 3상 임상시험에서 보고된 바와 같이 일부 환자에서 나타난 혈소판감소증이나 빈혈, 호중구감소증과 같은 혈액학적 독성과 신장독성, 간독성 등은 앞으로 해당 약물의 치료 경험을 쌓아가면서 지켜봐야 한다. 또한 반감기가 짧은 방사성 동위원소가 붕괴하기 전에 환자에게 도달해야 하는 방사성의약품의 특성상 까다로운 생산 공정과 생산 시설의 위치, 생산 후 환자에게 투여되기까지의 운송 방식 등도 철저히 고려되어야 할 문제다.

진정한 개인 맞춤형 치료를 위한
정밀의료의 향후 여정

앞서 인간에서 발생하는 암 질환을 치료할 수 있는 해답은 우리 몸의 면역계가 열쇠를 쥐고 있고, 내 몸의 면역계에 대한 이해와 조절을 통해 그 해답을 찾을 수 있을 것이라고 이야기했다. 1960년대 말 세포독성항암제로 시작된 항암제의 역사는 2000년대 초반의 표적항암제 그리고 2010년대의 면역항암제라는 큰 이정표로 대변되는데, 이 흐름을 잘 살펴보면 앞으로의 항암제는 우리 몸 안의 면역계를 치료하는 '면역치료(immune therapy)'로 귀결될 것이라고 생각한다.

세포독성항암제는 암세포이든 정상세포이든 무차별적으로 파괴했기 때문에 머리카락이 빠지고 잦은 구토를 하는 등의 부작용으로 환자들을 크게 불편하게 했는데, 이후 분자생물학의 발전에 힘입어 등장한 표적항암제는 이런 부작용이 없거나 훨씬 덜했다. 그래서 처음에는 많은 사람들이 표적항암제의 등장에 흥분했지만, 이내 그 흥분은 사그라들 수밖에 없었다. 왜냐하면 암이 어떤 치료제에 보여주는 반응은 훨씬 깊고 넓으며 건드리면 되레 더 성을 내는 양상을 보이기 때문이다. 이는 하나의 세포가 살아가는 데 필요한 세포신호(cell signaling; 세포가 자기 자신 또는 다른 세포나 주위 환경에 반응하는 과정)가 손가락으로 셀 수 있을 정도를 훌쩍 넘어서 하나의 신호를 막더라도 다른 신호들은 작동하기 때문이다. 즉, 표적항암제로 어떤 암세포와 관련된 하나의 세포신호를 막았다고 해도 다른 신호들이 더 활성화되어서 그 암세포가 생존해갈 수 있도록 하기 때문에 표적항암제가 듣지 않는 내성이 나타나게 되는 것이다. 마치 하나만 알았지 둘은 몰랐던 격이라, 이와 관련된 일련의 반응들은 우리가 알고 있거나 예상했던 것보다 훨씬 복잡해서 우리는 표적항암제를 쓰고 나서 나타나는 내성을 아직까지는 효과적으로 해결하지 못하고 있다.

우리 몸에는 수백만 년 전 우리 선조들로부터 내려와 진화를 거듭했고 지금도 진화 중인 '면역계'가 존재한다. T세포로 대표되는 우리 몸의 면역계는 매우 복잡하고 다양한 외부 항원(즉, 세균이나 바이러스와 같이 외부에서 들어오는 물질이나 암세포와 같은 비정상세포)에 대해 각기 다른 면역 반응을 나타낸다. 면역계는 어떻게 다양한 항원에 대해 반응해 우리 몸을 보호할 수 있을까? 다양한 항원에 대응하기 위해서는 그에 맞는 다양한 단백질 (항체)를 만들어내야 하는데, 단백질에 대한 유전정보를 담고 있는 DNA나 유전정보를 발현해 단백질을 만드는 과정에서 이용되는 RNA와 같은 핵산(nucleic acid)은 아데닌(adenine, A), 구아닌(guanine, G), 시토신(cytosine, C), 티아민 (thymine, T) 또는 우라실 (uracil, U)의 네 가지 염기를 중심으로 구성되어 있다. 네 가지 염기의 조합에서 단백질이 만들어지므로 단순한 경우의 수만 생각한다면 여기에서 만들어질 수 있는 단백질의 종류는 매우 한정적일 수밖에 없다. 그런데 여기에 유전자 재배열(gene rearrangement)이 관여해 다양한 항원에 대응할 수 있는 다양한 단백질을 만들어낼 수 있게 된다. 우리 몸을 보호하고 있는 선천성 면역계와 적응형 면역계 그리고 T세포 수용체가 서로 다른 항원에 반응해 나타내는 각기 다른 면역 반응을 보면 이것은 절대 인간이 흉내 낼 수조차 없는, 신이 매우 정교하게 빚어낸 창조물일 수밖에 없다는 생각이 든다. 이렇게 '다양성'과 '복잡성'으로 대표될 수 있는 우리 몸의 면역계에 대한 이해를 넓혀가면서 얼마만큼 지혜롭게 이용할 수 있느냐에 앞으로의 암 치료의 승패가 달려 있을 것 같다.

우리 몸의 T세포가 항원에 대응해 항상 공격 태세를 갖추고 있으면 좋으련만, 공격하다 보면 T세포도 탈진하게 되는 경우가 있고 또 암세포는 자기를 먹지 말라는(즉, 공격하지 말라는) 음성 신호를 보내는 경우도 생긴다. 이렇게 탈진해 지친 T세포를 다시 깨워서 암세포와 같은 항원에 대응할 수 있게 만드는 것이 2010년대부터 등장한 면역관문 억제제다.

그렇다면 지금의 면역관문 억제제로 암이 정복될까? 그것은 절대 불가능하다. 우리 몸의 암세포가 면역감시(immunosurveillance)를 통해 모두 비자기(non-self)로 인식되면 면역반응이 일어나 죽게 될 것이다. 그런데 백혈병으로 동종 조혈모세포이식을 받은 지 5~10년 뒤에 전혀 예상하지 못했던 두경부암이나 피부암, 폐암, 식도암 등이 발생하는 환자들을 종종 치료하게 되는 것처럼, 면역감시가 전혀 작동하지 않는 경우가 생긴다. 조혈모세포 이식으로 혈액형까지 바뀌었지만, 이식된 조혈모세포를 비자기로 인식해 거부반응을 일으키지 않도록 면역 억제제까지 투여하다 보니 면역감시가 전혀 작동하지 않게 된 것이다. 또 어떤 암세포는 자기(self)와 비자기를 구분하도록 하는 '주요 조직 적합성 복합체(major histocompatibility complex, MHC)가 하향 조절되어 암세포임을 드러내지 않게 되는데, 이것이 바로 면역관문 억제제로 대표되는 현재의 면역항암제에 내성이 발생하는 원인 중 하나가 된다.

그래서 연구자들은 지금의 면역관문 억제제를 넘어서는 다른 면역 치료 방법을 꾸준히 탐색하고 있고, 앞으로 5~10년 동안 인류가 어떻게 면역계를 이용해 암을 정복할지에 대한 다양한 시도가 있을 것이다. 면역관문 억제제를 이어, 이중항체(bispecific antibody)약물이나 항체-약물 접합체(antibody-drug conjugate), 면역세포와 종양세포를 연결해 주는 이중특이성 T세포 결합체(bispecific T-cell engager, BiTE)가 개발되고 연구되고 있는 것도 이런 흐름의 일부다.

자연적으로 존재하는 항체에는 모두 2개의 팔이 달려 있다. 신이 왜 그렇게 만들었을까? 단백체 전문가의 이야기를 빌리면, 항체에 팔이 1개만 달려 있으면 실제 면역 반응이 일어날 곳으로 동원되어 그곳에 부착이나 결합되기가 어렵다고 한다. 이와 같은 항원-항체 간 결합 준비 단계를 '테더링(tethering)'이라고 하는데, 놀랍게도 암세포와 혈관내피세포 사이에서도 이런 테더링이 굉장히 많이 관찰되고 그래서 전이가 잘 일어날 수밖에 없다. 항체-약물 접합체는 앞서 설명한 것과 같이 표적이 되는 부위에 항체가 결합하여 그곳에 달고 간 약물(항암제)만 톡 떨어뜨려주는 원리의 약물이라, 단순히 생각하면 항체와 암세포가 '결합'만 잘 하면 되겠다고 생각할 수 있지만 실상은 그리 간단하지 않다. 왜냐하면 HER2, TROP2, c-MET, Nectin-4, EGFR과 같은 종양 관련 항원들(tumor-associated antigens, TAAs)은 사실

정상 세포에도 어느 정도 발현되기 때문이다. 그렇기 때문에 암세포와 정상 세포 간에 발현도의 차이가 큰 항원을 표적으로 하는 항체를 선별해내야 하는 어려움이 있다. 이 종양 관련 항원들이 암세포 간에도 발현 정도가 다르고, 시험관 내와 생체 내에서 항원-항체의 결합력이 달라지기 때문에 더욱 어렵다. 또 이 항원들의 단백질 중에는 당화(glycosylation)된 단백질들이 있는데 마치 솜사탕처럼 단백질 표면에 당이 붙어 있는 형상을 띤다. 이는 세포 부착을 목적으로 하는데, 당화가 많이 될수록 항체와의 결합에는 장애물로 작용해 항원-항체 결합이 잘 되지 않는다. 항체-약물 접합체에서 항체와 흔히 페이로드(payload)라고 불리는 약물을 연결해주는 링커(linker)도 중요한 역할을 하는데, 우리나라의 레고캠바이오는 이 링커 분야에서 가장 앞서나가는 회사들 중 하나다. 현재 프로엔과 같은 바이오벤처기업은 항체보다 작고 날씬한 펩타이드를 달아주어 결합력을 높이려는 시도를 하고 있고, 페이로드에 항암제 대신 표적 단백질을 분해하는 '프로탁(protac)'을 달아주거나 세포독성항암제가 아닌 분해제(degrader), 면역활성제(immunoactivator), 다약제 페이로드(multi-drug payload), 세포사멸 유도제(apoptotic inducer), RNA 중합효소 II 저해제(RNA polymerase II inhibitor), 키네신 저해제(kinesin inhibitor) 등으로 대체하려는 시도도 이루어지고 있다.

면역치료에는 T세포가 암세포를 공격하도록 하는 자극제(enhancer)가 있고 PD-1과 같은 저해제가 있는데, 이는 마치 자동차의 브레이크와 엑셀 페달처럼 혹시나 일어날 수 있는 면역반응의 오류를 방지하기 위해 매우 정교한 균형을 이루고 있다. 면역관문의 여러 축(axis) 가운데 가장 중요한 것은 현재 사용 중인 면역항암제의 주요 타깃인 PD-1/PD-L1으로, PD-1/PD-L1은 마치 약방의 감초처럼 앞으로의 신약 임상개발에도 자주 포함될 것으로 본다.

면역치료에 있어, PD-1/PD-L1 다음의 화두는 아마도 치료용 암 백신(therapeutic cancer vaccine)이 될 것 같다. 지금 현재도 CAR-T세포 치료 등이 면역항암제의 뒤를 이어 적응증을 넓혀가고 있지만, 이를 넘어서 어떤 암 환자의 암세포 표면에 발현된 '신생 항원(neoantigen)'을 표적으로 하는 백신이나 면역치료제가 앞으로 암 치료의 종결자가 되지 않을까 싶다. 신생 항원은 풀어서 설명하면 종양세포의 변이된 유전자가 발현한 단백질이 종양세포 표면에 존재하게 되는 것인데, 환자마다 모두 다른 항원이 발현되고 한 환자에서도 조직마다 혹은 세포마다 다른 신생 항원이 발현된다. 각각의 암세포가 어떤 신생 항원을 만들어내고, 만들어진 신생 항원이 T세포 수용체에 의해 인식되어 면역 미세환경에서 어떻게 상호작용하는지, 또 이를 어떻게 생체 내에서 AI나 컴퓨터 모델을 통해 예측해낼지 등이 앞으로 이 분야에서 새로운 치료 표적과 치료 물질을 개발해내는 초석을 마련할 것이다. 더불어, 유전자 검사 방법도 이에 맞추어 발전되어야 한다. 앞에서도 여러 차례 이야기했던 차세대 염기서열 분석으로는 우리가 아는 200~300개 유전자의 엑손만을 읽어낼 수밖에 없는데, 종양 신생 항원의 생성 과정에서 매우 중요한 인트론 부위와 인트론의 접합 변이까지 이해하려면 전체유전체 시퀀싱(WGS)이 반드시 필요하다.

결국 현재의 면역관문 억제제를 지나 백신과 CAR-T 등 세포 치료와 같은 새로운 흐름에 날개를 달아주어 더욱 정밀의료를 촉진하는 것은 신생 항원 분야가 될 것이라고 본다. 종양 신생 항원을 찾아내고 (식별), 찾아진 신생 항원을 면역세포와 같이 배양해서 면역세포가 좀 더 효율적으로 환자의 체내로 들어가 특이적으로 정밀하게 암세포들을 찾아내서 제거할 수 있도록 하는 것이 암 치료의 끝판왕이 되지 않을까. 그런 미래를 위해서 현재 유전체나 단백체 등을 연구하는 과학자들이 모두 합심해 연구에 매진하고 있고, 그 미래에 점점 더 가까워질 것이라고 생각한다.

또 면역항암제 치료의 효과(예후)와 관련이 있는 인체 내에 수십조 개 정도 존재하는 마이크로바이옴(microbiome)도 주목을 받고 있다. 같은 치료를 하더라도 마이크로바이옴 또는 장내 미생물 군집의 종(species)이나 그 구성(composition)이 달라지면 면역항암제에 대한 반응이 달라진다는 것은 이미 잘 알려진 사실이고, CAR-T 치료제를 투여한 환자들을 대상으로도 유사한 연구 결과가 있다. 따라서 마이크로바이옴이 면역 치료의 예후나 치료 효과를 예측하는 생체표지자로 자리잡을 날이 멀지 않았다고 본다. 이런 생체표지자뿐만 아니라 분변 미생물군 이식(fecal microbiota transplantation FMT)을 통해서 장내 세균총을 좀 더 치료에 유리한 쪽으로 변화시켜서 면역 치료에 대한 효과를 증강시키는 것도 이미 시도되고 있고 좀 더 정교하고 정밀한 방향으로 발전할 것으로 기대한다. 마이크로바이옴을 우리 몸에서 공생하는 또 하나의 기관으로 보자는 학자들도 있다. 항생제나 항암제와 같은 약물 또는 암이 이런 공생 관계를 깨뜨리는 주범인데, 우리 몸에서 유일하게 공생하는 미생물이 어떻게 서로의 네트워크를 형성하고 어떻게 부대껴 사는지를 배우면 저절로 치료에 도움이 되거나 치유에 가까워지는 길을 발견할 것이라는 이야기다.

어떻게 보면, 면역학은 종양학보다 생물학에 가까운 면을 가지고 있다. 생물학은 살아있는 생명체인 우리 몸에서 일어나는 변화에 대한 학문으로 용어 자체부터 다소 인문학적인 면을 가지고 있다. AI 기술에 대해서도 잠깐 언급했던 것처럼, 임상종양학에 인문학의 손길을 더한 종양 임상면역학에서 암 치료나 암 정복의 다음 이정표가 세워지지 않을까 싶다.

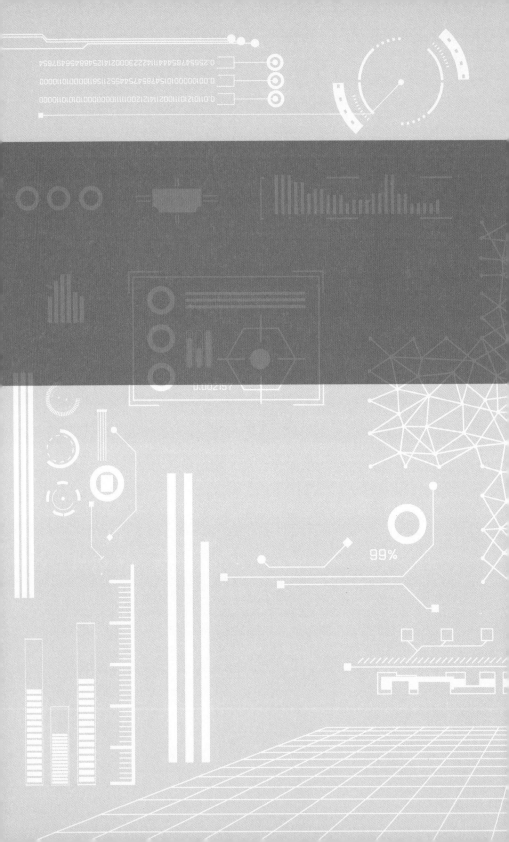

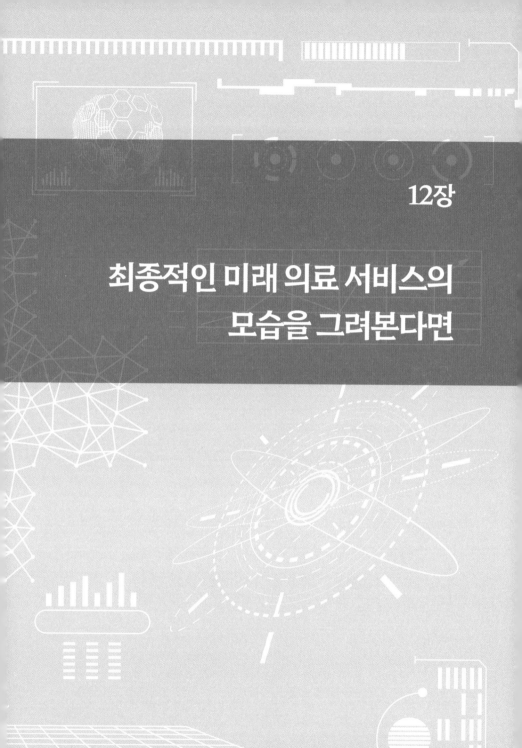

12장

최종적인 미래 의료 서비스의
모습을 그려본다면

가까운 미래:
정밀의료 암센터

이 책에서 지금까지 이야기한 대로 여러 기반이 갖춰져서 정밀의료가 제대로 현실화되었을 때, 우리가 어떤 병을 치료하기 위해 병원을 찾는 과정과 병원의 모습은 지금과 같을까? 유전체 분석 기반의 암 정밀의료 병원은 어떤 모습일까?

우선 이 책에서 여러 차례 언급한 차세대 염기서열 분석이 더욱 보편화되면서 유전체 분석이 혈액 검사나 X선 검사만큼 일반적인 치료 과정으로 자리 잡을 것으로 본다. 어떤 질병의 원인이 될 수 있는 특정 유전자나 유전자 돌연변이를 찾아내 처음부터 이를 표적으로 하는 치료법을 선택할 수 있고, 또 어떤 치료제 투여 시에 나타날 수 있는 효과나 부작용의 개인별 차이를 유전자 수준에서 찾아내 각 개인에 최적화된 치료법을 적용할 수 있을 것이다.

그 어떤 것보다 빠르게 발전하고 진화하는 AI 또한 진료 현장 곳곳에 도입되어, 진단 검사의 정확성을 높이고 치료 반응을 예측하는 등 진료의 도우미 역할을 톡톡히 할 것으로 생각한다. 전자간호기록 (electronic nurse record, ENR)에 AI 기반의 음성인식 기술이 결합된 '보이스 ENR'은 이미 2019년경부터 개발되기 시작해 시범사업을 거쳐 상용화되었고, 지금은 스마트병원을 지향하는 병원들에 도입되는 사례가 점점 늘어나고 있다. 간호사가 혈압, 혈당이나 맥박, 약 처방 확인 내역, 간호 기록 등으로 직접 손으로 컴퓨터나 모바일 기기에 입력할 필요 없이 "채혈하겠습니다"나 "투약하겠습니다"와 같이 환자에게 말로 설명하는 순간 자동으로 텍스트로 변환돼 시스템에 입력되어 기록으로 남는 것이다. 영상의학과나 핵의학과 의사가 X선, MRI, CT 검사 결과를 음성으로 판독하면 AI음성인식 솔루션을 통해 실시간으로 문서화되는 시스템을 갖춘 병원들도 늘어나고 있다. 진료실에서 의사가 환자에게 묻고 처방하고 전자차트에 입력해야 하는 등의 일을 대신하는 AI 기반의 음성 인식 솔루션[343]도 이미 미국에서는 널리 쓰이고 있고, 국내에서는 네이버 헬스케어연구소에서 비슷한 플랫폼을 개발 중이라고 한다.

그런데 의사가 진료실에서 작성하는 전자차트에까지 이런 AI 기반의 음성 인식 기술이 적용되기에는 몇 가지 넘어야 할 산이 있다. 우선 같은 음을 낸다 해도 그 소리가 사람에 따라 전혀 다르게 느껴지는 '소리 맵시'를 잘 구분해서 기록해야 한다. 의사의 목소리를 환자의 목소리로부터 구분해 기록해야 하고, 진료와 무관한 인사나 가벼운 농담은 걸러내고 진료와 직접적으로 관련이 있는 말만 기록해 넣어야 할 것이며, 영어를 많이 혼용하는 의학용어 특성상 한국어와 영어 모두 인식하는 데 어려움이 없어야 할 것이다. 또 근본적인 문제도 고려해야 한다. 미국에서는 내가 코넬대학에서 연구 강사를 했던 1990년

---

343 지난 2021년 마이크로소프트는 이 솔루션을 개발한 미국의 AI 음성기술 회사인 뉘앙스 커뮤니케이션을 약 18조 원에 인수했는데, 이는 회사 역사상 두 번째로 큰 규모의 인수합병이었다. 뉘앙스 커뮤니케이션은 애플의 음성인식 비서인 '시리' 개발에 참여한 기업으로 의료 분야에 특화한 AI 음성기술을 개발하고 있다.

대 후반 훨씬 이전부터 의사가 진료를 마친 뒤 녹음기에 그날 진료한 내용을 쭉 말로 녹음하면 전문 타이피스트가 녹음 파일을 듣고 문서로 기록해 놓는 시스템이 자리 잡고 있었다. 이는 우리나라 의료 상황처럼 한 명의 의사가 하루에 수십 명의 환자를 진료하지 않기 때문에 가능한 시스템이다. 실제 내가 재직 중인 병원의 정형외과에서도 전공의 의존도가 높은 과의 특성을 고려하여 진료 과정의 도우미로 이런 AI 기반의 음성 인식 전자차트 시스템을 시범적으로 도입해 써봤으나 결국 제대로 쓰지 못하고 있다고 한다.

다시 암을 예로 들면, 가까운 미래에는 기존 방사선치료의 틀을 넘어선 양성자·중입자치료가 좀 더 많은 병원에 도입될 것으로 본다. 우리나라에서는 2002년 국립암센터가 국내 최초로 양성자치료 시설 설계를 완료하고 2007년 첫 환자의 진료를 시작하면서 본격적인 양성자치료 시대를 개막했으며, 삼성서울병원이 2015년 12월 국립암센터에 이어 두 번째로 양성자치료기를 도입했다. 지금까지 국립암센터는 3000례 이상, 삼성서울병원은 5000례 이상의 양성자치료를 한 것으로 알려져 있으며, 세브란스병원은 2023년 5월에 중입자치료기를 도입했고, 서울아산병원과 서울성모병원도 양성자 또는 중입자치료기 도입을 준비하고 있다.

양성자치료와 중입자치료는 모두 방사선치료의 일종이다. 양성자치료는 수소 원자의 핵을 구성하는 양성자가 정상 조직은 보호하면서 암세포를 파괴하는 작용 원리를 이용한 치료법으로, 성장 지연 및 기능 장애, 이차암 발생 등의 부작용을 피할 수 있어 수십 년 이상 생존해야 하는 소아청소년 암 치료에 특히 효과적이라고 알려져 있다. 중입자치료는 양성자 6개와 중성자 6개로 이루어진 탄소핵을 이용하는 치료법으로, 양성자보다 무겁기 때문에 암세포를 죽이는 효과가 양성자치료에 비해 2~3배 높다.

하지만 정상세포에 대해서도 비례하여 영향을 미치기 때문에 정상세포에 대한 보호 효과는 양성자치료에 비해 떨어져 정상세포도 부분적으로 파괴되고 부작용도 나타날 수 있다.[344] 어쨌든 양성자와 중입자 모두 심부에 있는 암 덩어리에 입자를 전달하여, 효과는 극대화하면서 부작용은 줄일 수 있는 암 치료법이다.

수술에 있어서는 복강경, 로봇 수술과 같은 최소침습 수술이 좀 더 발전해나갈 것이다. 로봇 수술은 수술 시 시야에 있어서 절개술보다는 제한이 있으나 침습도가 덜하기 때문에 출혈이 적고 회복이 빠른 장점이 있다. 모든 수술의 경향이 그러했듯이 유방암 수술도 전절제에서 변형된 절제술, 유방은 보존하되 암과 암 주위 정상 조직의 일부만 제거하는 종양절제술(lumpectomy)로 수술 범위를 점차 최소화하는 쪽으로 진화해왔다. 폐암도 처음에는 개흉술을 했지만 점점 최소침습 방향으로 발전하여 비디오 흉강경 제거술로 암을 제거하고 있으며, 대장암 수술 또한 마찬가지로 최소침습 방향으로 발전하고 있다. 병

---

344 국가암정보센터 블로그, "암에 대한 바른 정보: 꿈의 암치료라는 '중입자치료', 정말 효과가 좋을까?", 2023.04.11., https://post.naver.com/viewer/postView.naver?volumeNo=35764732&memberNo=375893&vType=VERTICAL

원의 재원 일수를 줄이고 수술 후 합병증을 줄여주기 때문에, 기존의 수술법에 비해 높은 비용이 들더라도 환자에게 주는 이득이 커서 피할 수 없는 트렌드가 되고 있다. 앞으로는 여기에서 더 나아가 컴퓨터로 미리 시뮬레이션을 하고, 아주 정확한 부분만 도려낼 수 있는 수술 기술이 도입될 것으로 예상된다. 다시 말해 암 덩어리를 3차원적으로 이해하고, 모의 수술(시뮬레이션)을 통해 주위 구조물과의 관계 및 합병증 등을 수술 전에 파악함으로써 근치적 수술이 이루어지면서도 수술 이후의 합병증을 최소화하는 방향으로 발전될 것이다.

가장 혁신적으로 발전할 분야는 전신적 암 치료, 즉 항암제라고 생각한다. 기존에 세포독성항암제, 표적치료제, 면역항암제, 항체–약물 접합체, 이중항체, CAR-T세포 치료제, 백신까지 매우 다양한 치료제들이 있는데, 이 치료 방법들을 어떤 환자에게 어떤 시점에 적용할지가 매우 중요하다. 앞서 이야기한 양성자·중입자와 같은 첨단 방사선치료와 수술을 어떻게 연계하여 치료할지도 중요한데, 이는 다학제 협의체에서 논의되고 결정될 것이다. 결국 각 임상과의 전문가들이 모여서 최선의 통합적 암 치료 방법을 찾는 다학제 협의체는 지속될 것으로 본다. 다만, 건강보험에서 다학제 진료에 대한 추가 수가를 지급하기 때문에 형식적으로 운영하는 것이 아니라 치료 시작 전(pre-treatment clinic)에 좀 더 포괄적이고 심도 있는 본격적인 다학제 진료가 시행되어야 할 것이다. 다학제 진료는 다음 두 가지에 집중해야 한다. 우선, 다학제 진료에 참여하는 모든 의사는 자기가 맡은 전문 영역에서 최고가 되어 그들이 다학제 협의체라는 팀을 이루었을 때 환자 우선의 치료법이 결정될 수 있도록 최선의 노력을 기울여야 한다. 두 번째로 각 분야에서 최고의 전문성을 갖추되, 각 치료 영역에 대한 존중이 이루어져야 좋은 통합 및 좋은 치료가 이루어질 수 있다.

나의 지난 경험을 되살려보면, 암은 첫 번째 치료 방향이 승패를 좌우한다. 종양내과 의사들은 1차 치료를 어떻게 하면 가장 효과적으로 할 수 있을지, 혹시 1차 치료가 실패한다면 2차나 3차 치료는 어떻게 할지, 단독 또는 병용 치료 중 무엇이 더 환자에게 이득을 줄 것인지에 대해 바둑의 두 수나 세 수 앞을 내다보는 것과 같은 치료를 꿈꾸고 있다. 종양내과 의사가 보는 전이성 또는 진행성 암은 한 번의 치료로 완치하기 힘들기에, 1차 치료에서 가장 훌륭한 치료 성적을 얻어야 한다.

지금도 마찬가지이지만, 미래 병원에서는 앞에서 이야기한대로 환자의 생활환경, 임상, 유전자, 영상 데이터 등 모든 관련 데이터를 결합하고 해석하는 것이 치료 방향을 결정하는 데 가장 중요한 요소가 될 것이다. 특히, 국소진행성 암을 치료했는데도 안타깝게 암이 진행한 경우에는 수술이나 방사선치료를 더 이상 할 수 없는 경우가 대부분이기 때문에 다학제 협력 진료가 큰 의미를 가지지 못한다. 이렇게 근치적 국소 치료가 불가능한 암 환자에서 어떻게 전신적 치료를 할지는 정밀의료적 접근이 가장 유효할 것이다. 즉, 유전체 기반의 개인 맞춤형 치료가 각 병원 기반으로 이루어질 것으로 본다.

주목해야 할 또 다른 치료제는 mRNA 기반 약물이다. mRNA 기반의 코로나19 백신은 전례 없는 전 세계적인 감염병 대응에 큰 공을 세웠다. mRNA는 바이러스에 대항하는 항체를 만들도록 하는 일종의 '설계도'로, mRNA는 이러한 설계도를 단백질을 생성하는 '리보솜'으로 전달하고, 리보솜은 이를 바탕으로 항체가 될 단백질을 만들어낸다. mRNA 기술은 코로나19와 같은 감염병 백신에만 국한되지 않는다. 항체와 같은 단백질 기반의 의약품은 유전자 재조합 기술을 이용한다고 해도 매우 복잡한 과정과 긴 시간, 고가의 생산시설을 필요로 하고 이는 비싼 약값으로 이어진다. 이에 반해 mRNA 기반 약물은 코로나19 백신 개발과 생산에서 볼 수 있는 것과 같이 매우 단 시간 내에 만들어질 수 있으며, 고가의 생산시설을 필요로 하지 않아 유전자 재조합 기술이 적용된 항체(단백질) 의약품 대비 가격도 저렴한 장점이 있다.

물론, 코로나19 mRNA 백신의 경우와 마찬가지로 mRNA 기반 약물은 초저온 상태로 보관 및 운반되어야 한다. 또한 최근 영국 케임브리지대 연구진이 〈네이처(Nature)〉에 발표한 연구 결과에 따르면,[345], [346] 코로나19 mRNA 백신이 실험동물에 주입된 뒤 항체가 될 단백을 생성하는 과정에서 리보솜이 설계도를 잘못 읽는 '프레임시프트(frameshift)' 현상에 의해 때때로 의도치 않은 엉뚱한 단백질을 만들어내지만 안전성에는 문제가 없는 것으로 밝혀졌다.

---

345 Mulroney, T.E., Pöyry, T., Yam-Puc, J.C. *et al.*, "N^1-methylpseudouridylation of mRNA causes+1 ribosomal frameshifting", Nature, 2024;625:189-194.

346 황규락 기자, mRNA 백신, 때때로 '의도하지 않은 단백질' 생성…"안전성엔 문제없다", 〈조선일보〉, 2023.12.07.

감염병 백신 외에 다양한 분야에 여러 장점을 가진 mRNA 약물의 적용 가능성이 탐색되고 있다. 글로벌 시장조사기관 '그랜드뷰리서치'에 따르면 전 세계 mRNA 의약품 시장 규모는 2030년 377억 6000만 달러(50조 원)에 이를 것으로 전망된다. 코로나 팬데믹이 한창이던 2021년 기준으로 40여 개의 mRNA 기반 약물이 개발되고 있었는데, 이 중 고형암에 대한 mRNA 약물이 반 이상을 차지했고 그 외 대사질환, 심혈관질환, 호흡기질환에 대한 치료제도 개발되고 있다[그림 12-1].

암 환자에게 암세포 특유의 단백질 정보가 담긴 mRNA를 투여해 면역체계를 강화함으로써 건강한 세포는 파괴하지 않고 암세포만 공격하도록 하는 원리로 작용하는 mRNA 플랫폼 기반의 암 백신들이 빠르게 개발되고 있다. 즉, mRNA 암 백신은 감염병과 달리 질환을 예방하는 것이 아니라 암을 치료하는 약물로 작용한다.

mRNA 암 백신 또한 mRNA 코로나 백신의 선두 주자였던 바이오앤테크, 모더나, 화이자 등 미국과 유럽의 제약바이오 기업들이 이끌어가고 있다. 모더나가 MSD와 공동 개발 중인 mRNA 암 백신 후보물질인 mRNA-4157(V940)은 고형암과 흑색종에 대한 임상 2상시험에서 긍정적인 결과를 보였다.[347] 2023년 12월에 발표된 임상 2b 시험의 3년 추적관찰 결과, mRNA-4157은 면역항암제인 키트루다와 병용 시 키트루다 단일요법 대비 흑색종 환자의 재발 위험 또는

---

347 Sun H, Zhang Y, Wang G, Yang W & Xu Y, "mRNA-Based Therapeutics in Cancer Treatment", *Pharmaceutics*, 2023; 15(2):622.

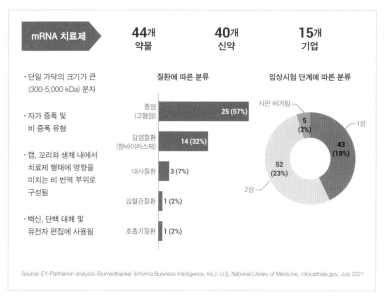

質患에 따른 분류

임상시험 단계에 따른 분류

〔그림 12-1〕 mRNA 기반 약물 개발 현황(2021년 기준)[348]

생존(relapse-free survival, RFS)은 49%, 원격전이 위험 또는 생존(distant metastasis-free survival, DMFS)은 62% 개선시켰으며, 부작용은 mRNA-4157&키트루다 병용군과 키트루다 단독군 사이에 유의한 차이를 보이지 않는 것으로 나타났다.[349] 이런 결과를 바탕으로 FDA와 EMA

348 Adapted from Isabelle Heiber, Elias Eckert, Miroslav Iacovlev, and Joey Wilson (EY Parthenon GmbH), "How mRNA medicines might change the drug landscape", 10 Sep 2021, https://www.ey.com/en_kr/strategy/how-mrna-medicines-might-change-drug-landscape

349 Moderna, "Moderna And Merck Announce mRNA-4157 (V940) In Combination with Keytruda(R) (Pembrolizumab) Demonstrated Continued Improvement in Recurrence-Free Survival and Distant Metastasis-Free Survival in Patients with High-Risk Stage III/IV Melanoma Following Complete Resection Versus Keytruda at Three Years", December 14, 2023.

는 mRNA-4157을 흑색종의 혁신치료제(Breakthrough Therapy Designation, BTD)와 PRIME(PRIority Medicine)으로 각각 지정했다.

바이오앤테크는 인체 내에서 흑색종과 관련된 4개의 서로 다른 항원을 만들 수 있는 mRNA 백신 BNT111을 면역관문 억제제에 반응하지 않거나 재발한 흑색종 환자들을 대상으로 항 PD-1 항체인 세미플리맙(cemiplimab)과 병용 투여하는 임상 2상시험을 진행 중이다.[350, 351] BNT-111은 새로운 항원에 특이적인 항종양 면역 반응을 유도하고 흑색종과 관련된 항원에 대한 기존의 면역 반응을 증가시키는 작용을 한다. 임상 1상시험의 중간 분석 결과가 세계적인 학술지인 〈네이처(Nature)〉에 게재되었으며,[352] 2021년 미국 FDA는 BNT-111을 신속심사 대상으로 지정했다.[353]

이러한 정밀의료 약물들을 평가하는 임상시험도 지금보다 더 발전된 모습으로 진화할 것이다. 임상시험 데이터를 종이에서 디지털 방식으로 수집하는 변화의 시초가 된 솔루션을 개발한 임상시험 솔루

---

350 Sun H, Zhang Y, Wang G, Yang W & Xu Y, "mRNA-Based Therapeutics in Cancer Treatment", *Pharmaceutics*, 2023; 15(2):622.

351 Cody Barnett, MPH, MRA Senior Director of Communications & Patient Engagement at Melanoma Research Alliance, "From COVID-19 to Melanoma? The Bright Future of mRNA Vaccines", 10 February 2023, https://www.curemelanoma.org/blog/article/from-covid-19-to-melanoma-the-bright-future-of-mrna-vaccines

352 Sahin, U., Oehm, P., Derhovanessian, E. *et al.*, "An RNA vaccine drives immunity in checkpoint-inhibitor-treated melanoma", *Nature*, 2020;585:107-112.

353 "BioNTech Receives FDA Fast Track Designation for its FixVac Candidate BNT111 in Advanced Melanoma", [Press Release], 19 November 2021, https://investors.biontech.de/news-releases/news-release-details/biontech-receives-fda-fast-track-designation-its-fixvac

션 IT 기업인 메디데이터의 창업자 글렌 드 브리스(Glen de Vries)가 그의 저서[354]에서 예견한 것처럼, 나 또한 임상시험이 지금과 같은 연구자 중심이 아닌 환자 중심으로 옮겨가 환자가 스스로 자신에게 적합한 임상시험을 검색해 등록하는 방식으로 변화해갈 것으로 생각한다.

ADAPTABLE은 죽상경화성 심혈관계 질환이 있는 환자 15,000여 명을 대상으로 아스피린 저용량과 고용량 투여의 이익과 장기 효과를 비교 평가한 환자 중심의 임상시험이다.[355] 연구자가 환자를 찾아가는 실생활 기반 임상시험(pragmatic clinical trial)으로, 참여 대상자인 환자 모집을 전통적인 방식과 완전히 달리했다. ADAPTABLE은 미국 전역에서 6800만 명 이상의 환자가 등록된 PCORnet 사이트를 활용한 최초의 임상시험으로, PCORnet의 코호트 선별쿼리(cohort identification query)를 통해 PCORnet에 등록된 환자들의 전자의무기록에서 죽상경화성 심혈관계 질환이 있는 환자들을 파악하고, 이 환자들에게 직접 연구 웹사이트에 로그인해 스스로 임상시험 참여 등록을 할 수 있는 초대 코드를 발행하는 방식의 혁신적인 환자 모집 방법을 채택한 바 있다.

우리나라에서는 2019년 환자·기업투자자 등의 알 권리 충족 및 환자의 능동적 임상 참여 기회 확대를 위해 '의약품 안전나라(https://

---

354 글렌 드 브리스, 제레미 블래치먼, 《리얼월드 데이터 활용의 정석》, 청년의사(2021)

355 Jones WS, Mulder H, Wruck LM, Pencina MJ *et al.*, "ADAPTABLE Team. Comparative Effectiveness of Aspirin Dosing in Cardiovascular Disease", *N Engl J Med*, 2021 May 27;384(21):1981-1990.

nedrug.mfds.go.kr)'를 통해 식품의약품안전처의 승인을 받은 임상시험 정보의 공개 범위가 확대되었다. 그러나 여전히 보다 신속하고 투명한 임상시험 정보 공개가 필요하다는 지적이 있으며, 환자들이 의약품 안전나라에서 관심 있는 분야의 임상시험을 검색하여 참여 여부를 판단하기는 너무나 어렵다.

한편, 코로나19를 계기로 식약처와 국가임상시험지원재단 (KoNECT)이 임상시험 현황과 정보를 지도 기반으로 시각화한 '환자 중심 임상시험포털(http://findtrial.or.kr)'을 2021년에 신설하여 코로나19, 치매, 파킨슨병, 폐암, 크론병, 샤르코-마리 투스, 백혈병 등 7대 질환에 대해 환자들의 국내 임상시험 참여의 편의성을 향상시키고자 노력하고 있으며, KoNECT는 2023년 2월에 모든 질환을 대상으로 참여자 중심 공공 연계 플랫폼 '한국임상시험참여포털(www.koreaclinicaltrials.org)'을 개시하였다. 앞으로 이런 사이트들을 통한 환자 중심 임상시험 참여 문화가 보편적으로 자리 잡기를 기대해 본다.

현재 ALK 융합 유전자 변이가 있는 환자들을 대상으로 (폐암을 제외한 고형암 환자들을 대상으로 함) 알렉티닙(alectinib)이라는 표적치료제의 효과와 안전성을 '가정에서 원격으로 평가하는(home-based remote clinical trial)' Alpha-T임상시험[356]이 진행 중이다[그림 12-2]. 이와 같이 가까운

---

356 Kurzrock R, MacKenzie AR, Jurdi AA, Goueli B, Bordogna W, Hilton M *et al.*, "Alpha-T: An innovative decentralized (home-based) phase 2 trial of alectinib in ALK-positive (ALK+) solid tumors in a histology-agnostic setting", *J Clin Oncol*, 2021;39(15_suppl):TPS3155-TPS.

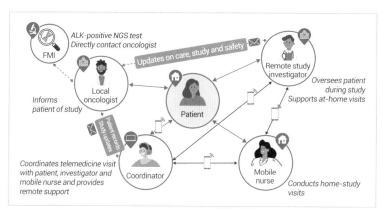

ALK-positive NGS test
Directly contact oncologist

FMI

Updates on care, study and safety

Remote study investigator

Oversees patient during study
Supports at-home visits

Local oncologist

Informs patient of study

Patient

Patient records
Study updates

Coordinates telemedicine visit with patient, investigator and mobile nurse and provides remote support

Coordinator

Mobile nurse

Conducts home-study visits

〔그림 12-2〕 Alpha-T 임상시험 운영 방식[357]

미래에는 임상시험에 참여하는 환자가 임상시험 약물을 투약하는 날이 아니더라도 부작용 파악이나 약물 반응 모니터링을 위해 임상시험 프로토콜에서 정한 일정에 맞춰 자주 내원해야 하는 불편함(특히, 거동이 힘든 상태에 있는 환자들에게는 더욱이)을 해소하고 의사 또는 간호사가 환자의 가정을 방문하거나 원격의료 방식으로 대체해 환자에게 윤리적이고 더욱더 환자 친화적인 평가가 가능해질 것으로 내다본다.

이를 위해 선결되어야 할 과제도 분명히 있다. 우선 병원 내 대면진료와 원거리 화상진료를 통한 환자 상태 평가 간에 큰 차이가 없다는 것이 검증되어야 한다. 지금도 기술적으로는 원거리 화상 진료가 충분히 가능하겠지만 대면 진료에서 직접 보고 평가하는 환자의 상

---

357   *ibid.*

태와 차이가 없음을 객관적으로 검증하고, 규제기관은 이를 기반으로 관련 가이드라인을 정비해야 한다. 그러면 임상시험 의뢰자인 제약사 입장에서는 이를 따르지 않을 이유가 없을 것이다. 또한 임상시험의 과학적·윤리적 타당성을 심의하고 연구대상자를 보호하는 역할을 하는 임상시험심사위원회(IRB)는 원격의료를 통한 환자 친화적 평가가 가능하도록 임상시험 의뢰자인 제약사와 절충안을 마련해야 한다. 현재 일부 환자들을 대상으로 한 가정간호서비스가 의사의 방문 진료로 확대될 수 있도록 법적인 검토도 고려되어야 할 것이다.

이 책의 7장에서 소개한 디지털 생체표지자처럼 웨어러블이나 모바일 기기를 통해 새로운 방식으로 수집되는 새로운 데이터도 임상시험에 더 적극적으로 도입될 것이다. 지금의 임상시험 데이터 수집은 참여 대상 환자의 전자의무기록에 있는 내용을 연구 간호사들이 일일이 e-CRF로 전송하는 수동적 방식을 취하고 있는데, 환자가 착용하고 있는 웨어러블이나 모바일 기기를 통해 실시간으로 데이터가 바로 e-CRF로 입력되는 방식이 보편화되는 날이 올 것이라 생각한다.

이 책의 7장에서 설명한 것처럼, 디지털 생체표지자는 병원에 내원한 특정 시점의 기록이 아닌 환자의 실생활에서 종적으로 모니터링을 통해 정량적으로 비뚤림 없이 자주 또는 지속적으로 수집될 수 있는 객관적인 데이터다. 이를 임상시험에 적용하면 표본 크기를 줄일 수 있고, 환자들의 내원 횟수를 줄여주고 임상시험 기간도 단축시킬 수 있으며, 실시간 피드백 전달을 통해 조기 의사결정이 가능해지는 등 여러 장점이 있다. 다만, 민감한 환자 개인정보의 보호와 측정기기 센서의 정확도 개선은 사전에 해결되어야 할 과제다. 또한 환자가 중간에 착용 기기를 임의로 또는 접촉 부위의 알레르기 반응 등으로 빼 버리는 상황을 방지하고, 조작 미숙이나 실수 없이 잘 착용하고 일상생활을 할 수 있도록 순응도 측면에서 신경을 써야 한다. 이는 궁극적으로 체내 이식형 기기로 발전해가면서 조금씩 해결되겠으나, 그전까지는 환자의 기기에 대한 순응도 문제도 해결되어야 할 것이다.

임상시험의 설계 측면에서는 이 책의 6장에서 소개한 '촉진형' 설계 기반의 임상시험을 넘어선, 보다 혁신적인 디자인의 임상시험이 탄생할 것으로 예측해본다. 지난 2020년 미국 FDA는 22,000건 이상의 임상시험 데이터를 기반으로 생성된 메디데이터의 합성 대조군 (synthetic control arm)을 Medicenna Therapeutics가 개발 중인 재발성 교모세포종에 대한 인터루킨-4 수용체 표적치료제의 3상 임상시험에 사용하는 것에 동의하고 지지한다고 발표한 바 있다.[358] 앞으로는 전통적인 임상시험에서와 같이 시험군이 있으면 반드시 대조군이 있어야만 하는 것이 아니라, 현재 표준치료제로 쓰이고 있는 약물들이 임상시험의 시험군으로 쓰였을 때의 과거 데이터들을 모아서 이를 가상의 합성 대조군으로 재사용하고 실제 임상시험에서는 시험군에 대해서만 약물을 투여하고 그 효과와 안전성을 평가하는 것이 더 합리적

---

358 Medidata, "Medicenna gains precedent-setting FDA approval to design a hybrid Synthetic Control Arm® for a Phase 3 registrational trial", https://www.medidata.com/en/medicenna-gains-precedent-setting-fda-approval-todesign-a-hybrid-synthetic-control-arm-for-a-phase-3registrational-trial/

이고 보편적인 방식이 될 것으로 생각한다.

합성 대조군의 사용은 전향적인 임상시험 대조군의 규모를 2/3 수준으로 줄일 수 있고, 더 많은 환자들에게 주로 신약인 시험 약물을 투여받을 수 있는 기회를 제공하며, 임상시험 전 과정에서 가장 오래 걸리는 환자 모집에 드는 시간을 매우 단축시켜 전체 임상시험 타임라인을 가속화할 수 있다.[359] 이는 정밀의료가 본격화되면서 점점 더 환자군이 세분화되어, 때로는 대조군 모집이 아예 불가능한 희귀질환을 대상으로 한 임상시험에 매우 도움이 될 것이다. 메디데이터의 글렌 드 브리스가 그의 저서에서 밝힌 바와 같이, 어떤 임상시험에서 기존의 표준치료 대비 우수한 효과를 보여 새로운 표준치료로 자리 잡은 신약이 있다면 이와 관련한 데이터는 앞으로 나올 신약에 대한 새로운 합성 대조군으로 쓰일 수 있어 임상시험 데이터와 합성 대조군 간의 선순환이 생겨나 영원히 지속될 데이터 자산이 확보될 것이다[그림 12-3].

이와 함께 약물 부작용과 관련된 데이터에도 변화가 있을 것으로 본다. 현재 어떤 약물의 독성 또는 부작용의 정도에 점수를 매기는 시스템은 있으나, 이를 표현하는 방법이 다 제각각이고 환자가 실제로 느끼는 부작용의 정도를 제대로 반영하지 못한다. 이 때문에 같은 또는 유사한 약물을 평가한 서로 다른 임상시험에서 나온 부작용 관련 데이터를 직접 비교하기 어렵다.

---

359 *ibid.*

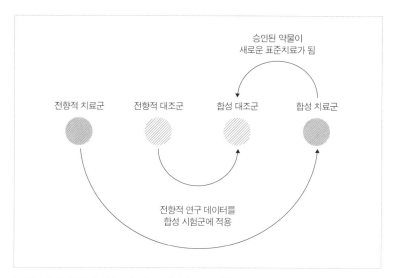

〔그림 12-3〕 합성 대조군, 표준치료, 신약의 선순환[360]

이를 보완하기 위해 나온 것이 '환자자기평가결과(PRO)'다. 예전에는 의사나 간호사가 종이 또는 태블릿PC를 통해 환자에게 질문하면서 약물 투여 중 경험한 부작용의 종류나 정도에 대한 데이터를 수집했다면, PRO를 도입하면서 환자가 스스로 자신의 휴대전화 등을 통해 부작용과 관련한 데이터를 임상시험 관련 앱에 기록하게 되었고 이 데이터는 자동으로 임상시험 시행기관으로 전송된다. 더 나아가 환자가 약물 투여 후 부작용에 대해 기록할 필요도 없이, 환자가 느끼는 이상소견, 혈압, 맥박수, 호흡수, 체온, 산소포화도 같은 활력징

360 글렌 드 브리스, 제레미 블래치먼, 《리얼월드 데이터 활용의 정석》, 청년의사(2021), 249p

후 등이 환자의 휴대전화나 웨어러블 기기를 통해 자동으로 전송되는 것이 가능하다. 이런 방식을 통해, 증상 발현 전 생체표지자(pre-signal biomarker)도 도입할 수 있다. 예를 들어, 피부 발진이 나타나기 전에 빨라진 심박수를 통해 피부 발진 부작용을 미리 찾아낼 수 있는 것이다.

환자 친화적 접근 방식은 임상시험뿐만 아니라 입원과 외래 진료에도 많은 변화를 가져올 것이다. 환자에게 항암치료를 시작해야 한다고 이야기하면 가장 먼저 하는 질문이 "저 입원해야 되나요?"였을 만큼, 이전에는 암을 비롯한 대부분이 질병이 입원 치료가 매우 보편적이었다. 그렇지만 현재는 병원에 오는 중증 질환자들조차 병원에 오래 입원하거나 오래 머무르는 것을 점점 더 꺼려한다.

입원과 병원 진료에 대한 큰 인식 변화를 가져온 계기는 2015년 메르스 대유행이었다. 최첨단 시설을 갖춘 대학병원이라도 감염병의 안전지대가 아니라는 것을 전 국민이 인식하게 되었고, 이를 계기로 병원 내 감염에 대한 전반적인 대응책도 재정비하게 되었다. 이는 지난 3년여간 코로나19 대유행을 겪으며 더욱 단단해졌다.

입원이 요구되는 검사나 치료에 대한 계획을 최적화하여 입원 기간을 최단으로 하고, 원내 감염 가능성을 줄이기 위해서 외부인 출입과 환자 간 접촉을 최소화한다. 현재 간호간병 통합병동 운영을 통해 간병인이나 보호자 출입을 제한하고 입원 환자의 면회도 매우 제한적으로 허용하고 있는데, 앞으로는 일부 선별된 질환에만 해당되지 않고 간호간병 통합병동이 모든 질환과 모든 병원에 보편적으로 자리잡을 것으로 생각된다. 또한 입원실 내 밀집도를 더 줄이기 위해 앞으로는 다인실보다 1인실이나 2인실이 주가 될 것으로 예상한다.

그렇지만 외부인 출입을 전면 제한할 수 없고, 병원에서 근무하는 인력들도 출퇴근을 해야 하기 때문에 병원 전체를 무균화하기란 불가능에 가깝다. 현재는 입원 기간 동안의 감염 여부 모니터링은 혈액 검사에서의 지표인 CRP와 ESR, 혈액 배양 검사를 통한 균 검출 또는 흉부 X선 촬영을 통해 할 수밖에 없는데, 입원 환자들에게 시계나 반지, 팔찌 형태의 웨어러블 기기를 착용하게 하고 병원 중앙 모니터링 시스템을 통해 실시간 활력징후 데이터를 수집하여 원내 감염을 조기 진단하는 방법도 고려해봐야 한다. 이런 방법을 통해 원내 감염 외에도 패혈증, 예기치 않은 사고, 낙상, 욕창 등에 대한 선제적 대응이 가능하며 환자의 안전을 제고할 수 있으리라 생각한다. 점점 더 면역 기능이 떨어진 위중한 상태의 환자나 고령 환자 위주로 입원 치료를 받는 경향이 늘어나는 것을 고려하면, 병원 내 실시간 중앙 모니터링을 통해 환자들의 감염이나 사고 위험을 예측하도록 하는 것은 당연하다고 생각한다.

본격적인 고령사회에 접어들면서 자연스레 병원을 찾는 환자들도 고령층이 많아졌다. 예전보다는 진료 전 접수나 대기에 소요되는 시간이 많이 줄었고, 진료 후에 처방전 발행이나 수납도 키오스크를 통해서 진행되는 경우가 많아져 예전보다는 빨리 귀가할 수 있게 된 것 같다. 의약분업 이전처럼 원내 약국에서 처방받은 약을 타기 위해 긴 시간 기다려야 했던 시절은 지나갔지만, 여전히 환자들은 외래 진료 후 병원 근처의 약국을 거쳐 약을 타가야 하기에 집에 도착하기까지의 동선이 결코 짧지 않다. 또한 고령 환자들은 키오스크 사용에 익숙하지 않아 여전히 원무과 창구에서 대기 시간을 거쳐 진료비 계산을 하고 처방전을 발급받는 경우가 종종 있다.

우리는 코로나19를 통해 예전이라면 불가능하다고 했던 많은 혁신을 미리 경험했다. 코로나 확진자에 대한 원격진료와 처방약 무료 배달이 가장 대표적인 예시일 것이다. 지금 당장은 여러 가지 풀어야 할 규제들이 남아 있지만 '환자'를 위해 이런 혁신의 전면 도입을 고려해 봐야 한다. 외래 환자의 진료 예약 시간을 충분히 지켜주면서 진료 예약 환자 수를 줄여 환자 한 사람 한 사람에게 적정 진료를 받을 수 있도록 해야 한다. 환자가 병원 반경 200~300미터 안에 도착하면 GPS 인식 시스템을 통해 자동적으로 당일 진료 접수가 이루어지고, 의사와의 대면 진료를 마치고 진료실 문턱을 밟는 순간 병원 앱이나 전산 시스템에 미리 등록해둔 결제 정보를 통해 진료비가 자동 계산되며, 처방전도 미리 지정한 약국에 바로 전송되어 처방이 완료된 후 환자의 집으로 배달되도록 하면 어떨까. 병원 안에서 이리저리 헤맬 필요 없이 딱 진료실과 검사실에서만 필요한 의사의 진료와 검사를 받고 집으로 돌아갈 수 있다면, 그것이 진정한 환자 중심 의료가 아닐까 생각한다.

이렇게 된다면 병원 내에서 진료나 검사에 필요한 공간 외에 환자들이 머무를 수 있는 곳들은 필요치 않게 될 것이다. 진료비 계산이나 처방전 발행도 앱이나 클라우드 기반 시스템을 통해 이루어지므로 원무과 데스크도 점점 줄어들지 않을까 싶다. 자연스럽게 환자와 환자

간, 환자와 병원 내 인력 간의 공기 접촉이 줄어들어 원내 감염 위험도 현저히 줄어들 것이다.

가까운 미래를 내다보면, 상급종합병원은 지금의 추세대로 고가 치료제나 치료기기에 집중할 것이다. 2022년 4월부터 CAR-T세포 치료제 킴리아가 보험급여의 적용을 받으면서 환자들의 본인부담금이 약 4억 원에서 600만 원 이하로 내려갔지만, 장기 입원 치료를 요하는 CAR-T세포 치료제의 특성상 이와 관련된 많은 의료행위가 발생하나 이에 대한 수가 책정은 되지 않았기 때문에 병원 입장에서는 치료를 하면 할수록 적자가 커지는 구조가 되어 적정 진료가 어려운 것이 현실이다. 앞으로 암 정밀치료에 반드시 포함되는 것이 CAR-T나 NK 세포 같은 세포치료제이고 앞으로는 혈액암뿐만 아니라 고형암에도 이런 치료가 적용되어 더 많은 세포치료제가 나올 텐데, 지금처럼 환자의 혈액을 미국에 보내 FDA의 허가를 받은 공정을 통해 다시 우리나라로 공수 받아 환자에게 주입하는 것이 적절한 방법일지에 대한 고민도 필요하다.

이와 관련하여 병원의 하드웨어는 어떻게 바뀔까? 분명히 더 많은 데이터가 컴퓨터 안으로 들어와, 한 눈에 환자의 과거와 현재에 대한 모든 상황을 진료실 컴퓨터 화면에 보여주는 전자차트로 발전할 것이다. 그뿐만 아니라, 진료를 받는 환자도 모바일이나 태블릿으로 의사가 보는 데이터의 상당 부분을 볼 수 있을 것이다. 지금은 진료실에서 의사가 화면을 보면서 이야기하는 것을 환자가 듣기만 하는데, 가까운 미래에는 의사와 환자가 같이 보면서 대화를 나누게 될 것이다. 그

래픽이나 형상화된 그림, 짤막하고 빠르게 자기 의사를 표현할 수 있
는 이모티콘 등 환자가 이해하기 쉬운 형태로 데이터가 제공될 것이
다. 환자는 이러한 이를 통해 자신의 상태를 더 잘 이해하고, 의사와
의 소통도 더욱 원활해질 것으로 기대된다.

영상 검사 결과나 조직 검사 결과 등도 AI나 그보다 더 발전된 기
술을 통해 환자가 알아보기 쉬운 형태로 가공되어 아주 커다란 모니
터를 통해 환자가 보기 쉽게 구현될 것이다. 혈액 검사에서 자신의 콜
레스테롤 수치가 어떻게 나왔는지 궁금해하는 환자에게 모니터를 환
자 쪽으로 돌려서 보여주며 설명하는 지금과는 완전히 달라질 것이
다. 어쩌면 기술이 발전해 의사와 환자가 양면 모니터를 보며 진료하
는 날도 오지 않을까 상상해본다. 지금의 진료실에서 의사는 주로 환
자에게 질문하고 화면에 보이는 검사 결과나 치료 경과를 보고 타이
핑을 치면서 진료하지만, 미래에는 환자와 의사가 마주 앉아 양면 모
니터를 보며 상호작용이 더욱 활발한 진료를 할 수 있을 것이다. 환자
중심의 정확한 의과학적 지식을 환자와 보호자에게 전달하고, 나쁜
소식을 효과적으로 전달하는 등의 소통 기술이 더욱 중요해질 것이
다. 이런 부분은 절대 AI가 대체할 수 없기 때문에 대화와 소통의 기
술이 의과대학 교육과 전문의 트레이닝 과정에서 더 강조될 것이다.

먼 미래:
메타버스 병원과 의료관광 그 너머

조금 더 먼 미래를 내다본다면, 지금의 병원이라는 공간은 대부분 가상공간(메타버스) 안으로 들어가게 될 것이다. 그래서 진료는 집에서 대기 없이 편안하게 컴퓨터 화면 속 메타버스 병원에 입장하여 받고, 꼭 필요한 수술이나 시술 및 투약만 병원을 방문해서 받는 날이 오지 않을까 예상한다. 그뿐만 아니라 (물론 보험과 비용의 문제가 고려되어야 하겠지만) 메타버스 병원이 현실화되면 그야말로 국경과 시차도 넘어, 내가 원한다면 미국 메이요 클리닉(Mayo Clinic)이나 메모리얼-슬로언 케터링 암센터(Memorial-Sloan Kettering Cancer Center)의 진료를 집에서 받는 것도 충분히 가능할 것이다. 현재도 일부 환자들은 국내에서 가능하지 않은 세포치료나 중입자치료를 받기 위해 해외 원정길에 오르기도 하고 반대로 외국의 환자들이 우리나라 의료진의 치료를 받기 위해 우리나라를 찾는, 이른바 '의료 관광'이 이루어지고 있다. 하지만 병원 방문이 반드시 필요한 수술이나 시술 외에 투약 전의 과정은 내 집에서 편안하게 할 수 있는 그날이 멀지 않았다고 전망한다.

현재는 종합병원에서 모든 검사가 다 이루어지고 있지만, 미래의 병원에서는 상황이 달라질 것이다. 앞 장에서 설명했듯이 조직이 아닌 혈액으로 유전체를 분석하는 액체생검의 저변이 점점 넓어지고 있다. 첫 진단은 조직을 가지고 집에서 가까운 영상 전문 진료센터나 검사기관에서 AI를 활용해 조직 검사와 영상 검사를 하고, 치료에 대한 모니터링은 혈액을 이용한 액체생검을 종적으로 활용하면 영상 검사보다 먼저 재발을 확인하거나 치료에 대한 반응 정도도 확인할 수 있다. 검사를 받는 방식도 드라이브 스루처럼 센터 도착과 함께 원스톱 서비스로 이루어질 수 있도록 하고 (표준화는 이미 전제된) 검사 결과 데이터들이 한 군데로 모이도록 하면, 굳이 검사를 위해 병원에 입원할 필요가 없어질 것이다. 액체생검이 임상 현장에 본격 도입되는 것은 비용의 문제이기 때문에 시간이 지나면서 자연스레 임상 현장에 도입될 것으로 본다. 의료 재원의 효율적 사용이라는 측면에서 보면, 모든 병원에 고가의 양성자 치료기, MRI, CT 장비가 다 있어야 될 필요는 없다. 의료 또한 공공서비스이므로 공유할 수 있는 자원과 재원은 효율화하는 것이 당연할 것이다.

이 책을 통해 꼭 하고 싶은 이야기가 있다. 휴대전화에는 상상할 수 없이 많은 전자기 칩과 회로가 있어 많은 용량의 데이터를 저장할 수 있는데, 그런 복잡함이 휴대전화의 외관에서는 보이지 않는다. 이보다 복잡하게 얽혀 있는 데이터들이 환자에게는 훨씬 간소화되어 읽기 쉽게 제공되고, 의사는 환자와의 커뮤니케이션에 더 주력함으로써 치료에 있어 데이터를 기반으로 한 환자 중심의 의사결정이 이루어질 것이다. 현재도 여러 질환의 치료에 대한 가이드라인과 지침서가 수도 없이 존재하지만, 과연 우리가 그 지침서를 다 들여다보고 진료에 임할 수 있을까 싶을 정도로 지침서가 남발되고 있는 것은 아닌가 생각이 들 때도 있다. 이 점에서 내가 지적하고 싶은 것은, 지침서는 참고일 뿐 진료실에서 나와 마주하고 있는 환자에게 꼭 적용되는 것은 아닐 수도 있다는 것이다. 환자는 고정된 사물이 아니라 본인이 가진 유전자, 신체조건, 수행 능력 그리고 회사나 가정에서 부여된 의무나 상황에 따라 변화하는 생물체이기 때문이다.

정부에서 추진하고 있는 '국가 통합 바이오 빅데이터 구축사업'이 자리를 잡고 민간 의료기관에 잠들어 있는 데이터들도 공유가 가능해지면, 진료실에 의사와 환자가 마주 앉아 다른 병원에서의 진료나 검사 결과가 담긴 데이터를 복사할 필요 없이 휴대전화나 진료실 컴퓨터 화면에서 환자의 모든 데이터를 같이 검토하면서 치료의 경과나 계획에 대해 논의할 수 있을 것이다. 또한 의사와 환자의 대화는 자동 녹음되고 텍스트로 자동 변환되어 전자차트에 자동으로 기입되면, 복잡하고 많은 양의 데이터는 표준화되고 단순화될 수밖에 없다.

데이터 중심의 의사결정을 기반으로 한 정밀의료가 지금보다 더 활발히 행해지더라도, 환자의 아픈 몸뿐만 아니라 마음까지도 보듬는 치료는 데이터나 AI, 딥러닝 등 기술이 대신해 줄 수 없는 부분이다. 그렇기 때문에 미래 병원의 의사는 친절한 것은 물론, 신뢰받는 의사가 되어야 한다. 환자에게 신뢰받는 것은 지식의 깊이, 카리스마, 친절에 더해 환자의 정서까지도 보듬어 줄 수 있을 때 가능할 것이다. 신뢰를 얻기 위해 의사는 어떤 노력과 자질을 갖추어야 할지에 대한 깊은 성찰이 필요하다. AI가 많은 직업을 대체할 수 있다는 예측이 있었지만, 진료실에서 이루어지는 환자와 의사 간의 상호작용은 절대 대신할 수 없다. 그에 더해 병원의 인테리어는 지금의 병원을 생각하면 딱 떠오르는 모습이 아니라, 레스토랑이나 극장처럼 편안한 분위기의 상당히 간소화된 공간에서 진료를 받을 수 있는 그런 모습이 되지 않을까 생각해본다. 의과대학의 교육 과정도 데이터를 기반으로 한 정밀의료의 발전을 반영하는 방향으로 진화할 것으로 예상한다.

미국의 로체스터라는 작은 마을이 최고의 의료진을 모집하여 환자를 최고로 위하는 시스템을 만들어 세계적인 병원이 된 '메이요 클리닉'으로 인해 세계적인 의료 도시로 거듭나게 된 것처럼, 우리나라도 스마트 시티를 선도하는 창의적인 혁신과 도전을 모토로 지금까지 이 세상에 등장하지 않았던 병원이 나온다면 세계인들이 찾지 않을까 하는 꿈을 꿔본다.

이 책을 통해 이야기한 정밀의료가 지향하는 것이 과연 무엇인가를 다시 떠올려보면, 미래 병원의 모습은 저절로 그려지지 않을까.

이 책을 마무리할 무렵, 안식월을 맞아 가족들과 함께 독일을 여행했
다. 가족들이 계획한 여행 테마는 '독일 음악 여행'으로 옛 동독 지역
이었던 베를린, 드레스덴, 라이프치히, 할레, 쾰른, 함부르크, 서독의
수도였던 본을 둘러보는 일정이었다. 그러나 출발 전부터 내 머릿속
을 가득 채운 것은 독일을 대표하는 4대 산업인 자동차, 기계공학, 전
자장비와 화학·제약[361]이 왜 세계적으로 앞서가는지, 그리고 그 이유
가 무엇인지를 알고 싶다는 것이었다.

　세계적인 자동차 회사인 메르세데스-벤츠(Mercedes-Benz), BMW, 폭
스바겐(Volkswagen), 아우디(Audi), 포르쉐(Porche)를 필두로, 아스피린으
로 남녀노소가 기억하는 세계적인 제약·화학 기업인 바이엘(Bayer)을

361　Martin Orth, "Germany as an industrialised country - the main facts", July 24, 2023, https://
　　www.deutschland.de/en/topic/business/germanys-industry-the-most-important-facts-and-figures

비롯하여 화학 분야의 전통적 선도 기업인 바스프(BASF), 머크(Merck), 헨켈(Henkel), 의료계에서는 X선, CT, MRI 등 영상진단 장비로 잘 알려진 전기·전자 장비 기업인 지멘스(Siemens), 다양한 광학/ 전자, 이온빔 및 엑스레이 현미경으로 잘 알려진 자이스(Zeiss) 모두 독일 기업이다. 또한 2023년 노벨 생리의학상은 코로나19 mRNA 백신 개발에 기여한 헝가리 출신의 커털린 커리코(Katalin Karikó) 바이오앤테크 수석 부사장과 미국 펜실베니아대 의대의 드루 와이스먼(Drew Weissman) 교수가 공동 수상하였는데, 바이오엔테크(BioNTech)는 독일의 작은 생명공학 기업이다. 이 회사의 mRNA 관련 원천 기술의 가능성을 높게 산 미국의 대형 제약사 화이자가 바이오엔테크와 파트너십을 체결하여 코로나19 mRNA 백신을 상용화함으로써 전 세계 인류가 전례 없는 팬데믹을 극복하는 데 크게 기여한 바 있다.

각 기업이 해당 분야를 선도하는 이유는 세부적으로 다르겠지만, 내가 생각하는 공통분모는 독일의 네 가지 대표 산업 모두 '디테일에 강하다'는 점이다. 이번 독일 여행을 통해 그 이유를 어느 정도 파악할 수 있었는데, 독일인들은 모든 것을 정확히 '기록'해왔기 때문으로 생각한다. 독일에서 첫 방문지는 베를린의 한 전쟁사 박물관이었다. 어두운 전시실 안에 유럽 전역뿐만 아니라 북아프리카와 서남아시아 일부까지 나치 독일이 전 세계 어느 지역에서 몇 명의 유대인들을 찾아내 어느 수용소에 보내고, 그들이 어떤 최후를 맞이했는지를 표시한 세계 지도가 매우 인상적이었다. 가스실에서 희생된 유대인들의 숫자는 각 나라별로 1단위까지 정확하게 기록되어 있었으며, 전시실 유리

바닥 아래에는 가스실에 보내지기 3일 전에 한 유대인 어머니가 아들에게 쓴 손 편지가 그대로 놓여 있었다. 또한 베를린 시내의 여러 집 앞 도로에는 금박으로 과거에 그 집에 살다 수용소로 끌려간 유대인의 이름이 새겨져 있어 그때의 일을 오랫동안 상기하도록 하고 있다.

심지어 서독의 수도였던 본에서 방문한 베토벤 하우스(Beethoven-Haus Bonn)에는 베토벤의 친필 악보뿐만 아니라, 그가 직접 손으로 써서 집안일을 하는 하인에게 전달했던 메모까지 보존되어 있었다. 이 메모에는 오늘은 어떤 음식을 먹을 테니 어떤 재료 몇 개를 시장에서 구입하여 요리할 것까지 세세히 기록되어 있었다. 여담이지만, 깐깐한 성미의 베토벤을 견디지 못해 하인이 자주 바뀌었다고 한다.

이렇게 보니, 처절할 정도로 정확한 기록이라는 것이 게르만 민족의 DNA에 새겨져 내려온 것이 아닐까 하는 생각조차 들 정도였다. 독일이 과거 산업혁명을 주도하며 발전했던 나라가 아니었기에, 지금 세계적으로 앞서가는 독일의 4대 대표 산업은 '마이스터(장인)' 정신에 기반해 모든 것을 정확하게 기록하고 이를 통해 하나의 표준절차(standard operating procedure, SOP)를 수립해 그 원칙을 철저히 따르면서 발전해온 것이 아닌가 생각되었다. 그래서 오래전부터 해왔던 분야에서의 혁신을 주도하지만, 해보지 않았던 분야에 대한 도전은 쉽게 하지 않는 것 같다는 인상도 받았다.

애초에 음악 여행으로 계획되었지만 나에게는 '기록, 정확성, SOP'로 요약할 수 있는 이번 독일 여행을 통해 다시 한번 기록과 데이터의 중요성을 상기할 수 있었다. 잘 갖추어진 SOP에 기반하여 정확하게 기록한 것이 쌓이면 곧 데이터가 되는데, 이런 데이터로 쌓은 튼튼한 기초 덕분에 독일의 4대 대표 산업이 세계를 선도하는 것이 아닌가 싶다.

또 바이오앤테크의 사례에서 알 수 있듯이, 코로나19 이전에 큰 주목을 받지 못했던 바이오기업이 꾸준히 mRNA 백신 기술을 발전시킬 수 있었던 것은 실패를 마다하지 않고 지속적인 지원을 아끼지 않은 독일 정부와 결과를 꾸준히 기다려주는 독일만의 과학기술 환경도 중요한 밑거름이 되었다고 생각한다.

정밀의료가 태동하고 발전하는 근간이 '데이터'라는 것은 여러 번 강조해도 지나치지 않을 것이다. 기록 강자인 독일이나 기원전에 상형문자나 그림으로 남겨 놓은 미라 제조법을 오늘날 연구할 수 있도록 한 기록의 근원인 이집트처럼, 개별 환자와 각 병원에서 쌓이는 각종 진료 기록이나 검사 결과와 같은 보건의료 데이터들을 체계적으로 수집하고 적절하게 활용할 수 있도록 해야만 정밀의료가 제대로 자리 잡고 환자들을 위한 치료법으로 더욱 발전할 수 있을 것이다.

이 책에서 소개한 것처럼 유전자/세포치료제나 AI, 머신러닝과 같은 분야들은 하루가 다르게 발전하고 있지만 급진적인 발전 속도를 따라가는 것만이 능사가 아니다. 가장 기본이 되는 의료 현장에서의 기록과 그것이 쌓여 생기는 데이터 수집과 관리를 차근차근히 해야 한다. 기초 공사가 튼튼한 건물은 수십, 수백 년이 지나도 흔들림이 없다는 진리를 기억해야, 앞으로 더 가속화될 파괴적 의료혁신의 소용돌이 속에 굳건히 자리할 것이다.

이 책을 준비하면서 저에게 가르침을 주셨던 수많은 교수님들과 동료 교수들, 열심히 치료를 받으셨던, 그리고 현재까지 치료를 받고 계시는 저의 소중한 모든 환자들을 생각하면서 그동안 제가 받은 많은 관심과 사랑에 대해 진심으로 감사를 드립니다.

종양내과 전문의로서 지금의 저를 있게 해주신 스승이자 멘토이신 김동집 교수님과 김훈교 교수님에게 이 책을 통해 특별한 감사의 말씀을 전하고 싶습니다. 이 책의 기획부터 출간까지 의학전문 작가로서 지식과 재능을 아낌없이 공유해주신 박혜성 실장님의 헌신과 노력에 대해서도 감사의 말씀을 전합니다. 지금까지 임상연구실에서 묵묵히 저를 도와 일해주신 박소희 매니저와 연구간호사들, 실험실 김정오 박사님, 신정영 박사님과 연구원들에게도 감사를 드립니다. 또한 귀중한 자료와 의견을 나누어주신 분당 서울대학병원 김지현 교수님, 한국노바티스 강예림 이사님, 한국아스트라제네카 방혜련 전무

님에게도 감사를 드립니다. 이 책의 기획 단계부터 책이 출간될 때까지 방향을 잡아주시고 조언을 아끼지 않으셨던 청년의사 박재영 주간님과 편집에 많은 애를 써주신 지은정 팀장님께도 감사의 말씀을 드립니다.

마지막으로 오늘이 있기까지 가정이라는 울타리를 통해 저에게 굳건한 버팀목이 되어준 아내 은영의 변함없는 지지와 이해에 대해 그 어떤 말로도 표현할 수 없는 고마움을 표합니다. 제가 지금까지 열심히 살아올 수 있었던 동력을 제공해준 사랑하는 딸 미선과 현선, 그리고 사위 동현에게도 고마움과 제 마음을 전하고 싶습니다. 항상 저를 아껴주시고 이 책을 읽어주시는 모든 분들에게 다시 한번 감사의 마음과 저의 진심 어린 사랑을 전합니다.

정밀의료 시대가 온다

지은이 | 강진형

펴낸날 | 1판1쇄 2024년 7월 22일

대표이사 | 양경철
편집주간 | 박재영
편집 | 지은정
디자인 | 박찬희

발행처 | ㈜청년의사
발행인 | 양경철
출판신고 | 제313-2003-305(1999년 9월 13일)
주소 | (04074) 서울시 마포구 독막로 76-1(상수동, 한주빌딩 4층)
전화 | 02-3141-9326
팩스 | 02-703-3916
전자우편 | books@docdocdoc.co.kr
홈페이지 | www.docbooks.co.kr

ISBN 979-11-93135-24-2 (93510)

- 책값은 뒤표지에 있습니다.
- 잘못 만들어진 책은 서점에서 바꿔드립니다.